D1930486

**E-BOOK INSIDE + ARBEITSMATERIAL**

Mit diesem Buch erhalten Sie einen Download-Code für die PDF-Version dieses Buches inklusive aller Arbeitsmaterialien.

So laden Sie Ihr E-Book inside herunter:

1. Öffnen Sie die Website: http://www.beltz.de/ebookinside
2. Geben Sie den untenstehenden Download-Code ein und füllen Sie das Formular aus.
3. Mit dem Klick auf den Button am Ende des Formulars erhalten Sie Ihren persönlichen Download-Link.
4. Beachten Sie bitte, dass der Code nur einmal gültig ist. Bitte speichern Sie die Datei auf Ihrem Computer.

Download-Code

VMHLZTQ2

Reiss • Vogel

**Empathische Konfrontation in der Schematherapie**

Neele Reiss • Friederike Vogel

# Empathische Konfrontation in der Schematherapie

Mit E-Book inside und Arbeitsmaterial

BELTZ

*Anschrift der Autorinnen:*

Dr. phil. nat. Neele Reiss
Goethe-Universität Frankfurt
Abteilung für Diffentielle Psychologie und Psychologische Diagnostik
Postfach 65 PEG, Grüneburgplatz 1
60629 Frankfurt am Main

Dr. med. Friederike Vogel
Institut für Psychotherapie Mainz (IPSTI-MZ)
Kaiserstr. 18
55116 Mainz

E-Book ISBN 978-3-621-28167-6



1. Auflage 2014


Programm PVU Psychologie Verlags Union
http://www.beltz.de

Lektorat: Andrea Schrameyer
Herstellung: Sonja Frank
Reihengestaltung: Federico Luci, Odenthal
Umschlagbild: veer/2312827
Satz: Beltz Bad Langensalza GmbH, Bad Langensalza
Gesamtherstellung: Beltz Bad Langensalza GmbH, Bad Langensalza

Printed in Germany

ISBN 978-3-621-28137-9

# Inhaltsübersicht

# Inhalt

# Geleitwort

Einige der herausfordernsten Momente in der Psychotherapie entstehen, wenn Therapeuten durch ihre (durch eigene Schemata ausgelösten) emotionalen Reaktionen aus dem Konzept gebracht werden, weil Patienten in maladaptive Bewältigungsmodi wechseln. In meiner Arbeit mit narzisstischen Patienten beispielsweise bin ich häufig mit Patienten konfrontiert, dir von einem distanzierten, emotional abgetrennten Zustand in einem emotional erregten (häufig ärgerlichen) Zustand wechseln – einen Zustand, der Elemente von Zynismus, Schikane, Kritik oder Ansprüchlichkeit beinhaltet. In diesen Momenten merke ich, wie ich selbst die (nicht hilfreiche) Wut des inneren kleinen Mädchens, das »nie wieder unterworfen werden möchte«, abwehren muss.

Unsere Schemata und Modi werden häufig früh in der Entwicklung angelegt, wenn wichtige emotionale Bedürfnisse nicht erfüllt wurden. Gemeinsam mit unserem Temperament können diese in unser emotionales Überlebenssystem integriert und zur Handlungsanweisung werden, wie wir auf wahrgenommene Bedrohungen reagieren. Unter bestimmten Bedingungen werden aus der Vergangenheit bekannte, nicht auszuhaltende Gefühle der Einsamkeit, Scham, Unzulänglichkeit, Verlassenheit, Ablehnung, Kontrolle oder sogar des Missbrauchs ausgelöst, die die Ausgangsbasis für unbewusste maladaptive Modusaktivierungen sind.

Der Parallelprozess des Patienten und des Therapeuten, wenn beide in ihren maladaptiven Modi gefangen sind, kann zu negativen Behandlungsergebnissen führen, insbesondere wenn der Therapeut die ausgeformten, selbstzerstörerischen Muster des Patienten zulässt, indem er selbst vermeidet, aufgibt, zurückschlägt, bestraft oder den Patienten überprotegiert und ihm somit die Möglichkeit des notwendigen »Wachsens« entzieht.

Im Schema-Modus-Modell wird die Notwendigkeit eines sicheren, flexiblen und gleichzeitig empathisch auf den Patienten eingestellten Therapeuten klar gefordert. Dieser sollte seine persönlichen Modusauslöser kennen und regulieren können, um dem Patienten die Konsequenzen dieser selbstzerstörerischen Muster und ihrer Auswirkung auf andere zu bewusst zu machen – ohne den Charakter des Patienten zu zerstören. Ein Schematherapeut kommt als »echte« Person in das Behandlungszimmer: eine Person, die zufällig auch ein Experte ist – nicht andersherum. Diese Sichtweise ist notwendig, um in der Rolle eines »begrenzten Elternteils« wirksam zu sein und dem Patienten zu helfen, frühe Wunden zu heilen und seine Bedürfnisse adäquat erfüllt zu bekommen.

Eine der wichtigsten Strategien der Schematherapie zur Behandlung schwieriger Patienten (einschließlich narzisstischer Patienten) ist die *empathische Konfrontation.* Das Wort »empathisch« ist die verständnisvolle Seite der Strategie – zu verstehen, einen Sinn zu erkennen, eine sensorische Bewusstheit der mentalen, emotionalen und erlebten Erfahrung des anderen zu kultivieren. »Konfrontation« ist das Ansprechen, das Zur-Rechenschaft-Ziehen oder die grenzsetzende Seite der Strategie.

Die Kombination aus beiden Konstrukten ist das strategische Beleuchten eines maladaptiven Modus. Im folgenden Beispiel wird die Anwendung dieser Strategie bei einem narzisstischen Patienten illustriert.

**Beispiel**

»Ich verstehe (empathischer Teil), dass das Herumkommandieren anderer Leute und das Durchsetzen Ihres Willens etwas ist, was Ihnen als Kind und als junger Mann erlaubt wurde. Es wurde Ihnen vermittelt, dass es Ihnen zusteht, sich so zu verhalten und dass es Teil Ihrer Männlichkeit und ein Weg zum Erfolg sei. Ihr Vater war hierfür ein Rollenmodell. Aber (Konfrontationsteil) diese Erziehung und das Modelllernen haben Sie nicht auf die Wirklichkeit vorbereitet, in der die Gefühle von Menschen verletzt werden, insbesondere der Menschen, die Sie lieben. Sie verhalten sich Ihren Mitmenschen gegenüber nicht fair, wenn Sie in diesem kontrollierend-ansprüchlichen Modus sind, in dem Sie Ihren Willen durchzusetzen versuchen und andere kritisieren … Ich kann einiges davon genau hier und jetzt fühlen, es passiert in diesem Moment zwischen uns. Und obwohl ich Psychotherapeutin bin, Ihre Geschichte verstehen kann und auch den Schmerz des kleinen verlorenen Jungen kennengelernt habe, fühle ich mich durch Ihre Worte und Ihren Tons angegriffen … ein Gefühl, das andere, die vielleicht keine Ausbildung zum Psychotherapeuten haben, als überwältigend, abschreckend oder inakzeptabel erleben.«

Ich bin wirklich hocherfreut, dass meine Freunde und Kollegen Dr. Neele Reiss und Dr. Friederike Vogel gemeinsam mit den internationalen Expertinnen der Gruppenschematherapie, Dr. Joan Farrell und Ida Shaw, die ein wunderbares Kapitel beigetragen haben, dieses hervorragende Werk zu empathischer Konfrontation in der Schematherapie geschrieben haben.

Dr. Vogel und Dr. Reiss, ebenso wie Dr. Farrell und Ms. Shaw, haben viele Jahre ihrer klinischen und wissenschaftlichen Arbeit der Schematherapie (als evidenzbasiertem Modell) gewidmet. Jetzt bieten sie mit diesem hilfreichen Buch einen umsichtigen und zugänglichen Leitfaden für den Einsatz der Strategie der empathischen Konfrontation (die von Dr. Jeffrey Young, dem Gründer der Schematherapie, entwickelt wurde) bei einigen der komplexesten und herausforderndsten Störungsbilder mit rigide eingebetteten Bewältigungsmodi an.

Die Autorinnen sind herausragend in der klaren Beschreibung spezifischer Fallbeispiele mit individuellen Patienten sowie im Gruppensetting. Sie werden sicherlich viele der Szenarien als charakteristisch für die besonderen Herausforderungen erkennen, die wir in unseren eigenen Behandlungssettings antreffen … und möglicherweise auch in unseren persönlichen Erfahrungen.

Ich empfehle dieses außergewöhnliche Buch jedem, der sich in der Umgebung von aufsässigen Vermeidern, Schikanierern und Selbsterhöhern, distanzierten Beschützern und sich unterwerfenden Modi bewegt und im Umgang mit diesen Modi sicherer werden möchte. Zudem erhalten Sie einen kurzen Einblick in die Kunst des schematherapeutischen Gruppendesigns und der einzigartigen Kultivierung von Empathie und Verantwortlichkeit in diesem Setting.

Springfield, New Jersey, im Herbst 2013

*Wendy T. Behary*
President of the International Society of Schema Therapy (ISST)
(Expert and author for issues of narcissm)

# Vorwort

Die Schematherapie ist eine Weiterentwicklung der Kognitiven Verhaltenstherapie, die von Therapeuten und Patienten mit zunehmendem Interesse verfolgt wird. Während ursprünglich die Arbeit mit maladaptiven Schemata im Vordergrund stand, wird in den letzten Jahren verstärkt mit dem Moduskonzept gearbeitet (Young et al., 2003; Jacob & Arntz, 2011; Jacob & Seebauer, 2013). Alle vorliegenden Wirksamkeitsstudien arbeiten mit diesem Ansatz (Jacob & Arntz, 2013).

In unseren Workshops, Fortbildungen und Supervisionen arbeiten wir ebenfalls mit dem Modus-Modell, wobei Anwendungsbeispiele und Fälle für Teilnehmer von größtem Interesse sind. Wir haben die Erfahrung gemacht, dass gerade die empathische Konfrontation eine Technik in der Schematherapie ist, die zwar in Workshops gelehrt, bisher aber nur auszugsweise in der Literatur beschrieben ist. Gerade deswegen haben wir uns über die Möglichkeit gefreut, mit dem Beltz Verlag das vorliegende Buch zu dieser Technik zu realisieren.

Nach einer kurzen Einführung in die Schematherapie folgen die Kapitel einem vergleichbaren Aufbau. Zunächst erfolgt eine Vorstellung des maladaptiven Bewältigungsmodus, auf den in dem betreffenden Kapitel fokussiert wird. Es folgt eine Falldarstellung mit dem entsprechenden Modus-Modell. Im Anschluss werden die Besonderheiten in der empathischen Konfrontation des betreffenden Bewältigungsmodus in einzelnen Schritten dargestellt, bevor schließlich Fallstricke in den beschriebenen Schritten dargestellt werden. Abschließend finden sich in jedem Kapitel Materialien, die im Rahmen der empathischen Konfrontation der unterschiedlichen Bewältigungsmodi eingesetzt werden können.

Zusätzlich findet sich ein Kapitel zur empathischen Konfrontation in Gruppen von Joan Farrell und Ida Shaw. Die schematherapeutische Gruppentherapie (vgl. Farrell & Shaw, 2013) ist eine neue und interessante Entwicklung der vergangenen Jahre mit dem Potential, die Schematherapie einer größeren Anzahl an Patienten zugänglich zu machen. Nach ersten Wirksamkeitsnachweisen (Farrell et al., 2009) wird das Konzept aktuell in einer multizentrischen Studie unter Leitung von Arnoud Arntz und Joan Farrell weiter evaluiert. Wir freuen uns deswegen besonders darüber, dass Joan Farrell und Ida Shaw sich bereit erklärt haben, ihr hervorragendes therapeutisches Wissen und Können zu den Möglichkeiten der empathischen Konfrontation in der Gruppe mit uns und den Lesern dieses Buches zu teilen. Wir möchten uns hierfür herzlich bei Joan Farrell und Ida Shaw bedanken.

Wir haben uns entschieden, Patienten in den in diesem Buch beschriebenen Fallbeispielen mit den Vornamen und mit der Anrede »Sie« anzusprechen, um Einheitlichkeit zwischen den Kapiteln zu gewährleisten. Wir möchten unsere Leser bitten, dies den in ihrem Kulturkreis üblichen Formen der Anrede, dem Alter der Patienten u. Ä. anzupassen.

Unser Dank gilt außerdem Frau Schrameyer vom Beltz Verlag für ihre unterstützende und kompetente Begleitung und Revision dieses Buchprojekts. Wir hatten stets das Gefühl, uns mit allen Fragen und Anliegen an sie wenden zu können.

Unser besonderer Dank gilt selbstverständlich unseren Patientinnen und Patienten. Mit ihnen durften wir Schematherapie lernen und neue Techniken ausprobieren. Sie haben uns Fehler verziehen und uns gleichzeitig gelehrt, »es in Zukunft besser zu machen«. Alle Fälle in diesem Buch sind so stark verfremdet, dass die Personen dahinter nicht erkannt werden können. Eventuelle Ähnlichkeiten sind zufällig.

Wir danken auch unseren schematherapeutischen Supervisoren, Joan Farrell, Ida Shaw und Gitta Jacob für die Begleitung, Unterstützung und immer wieder hilfreichen Tipps – sie haben uns als Therapeuten geprägt.

Abschließend danken wir unseren Freunden und Familien für ihre Geduld mit uns und unserer »Leidenschaft« – der Schematherapie.

Mainz, im Herbst 2013

*Neele Reiss*
*Friederike Vogel*

# 1 Einführung in die Schematherapie

## 1.1 Hintergrund

Die Schematherapie wurde von Jeffrey Young et al. (2003) speziell für die Behandlung von Non-Respondern auf klassische Kognitive Verhaltenstherapie (KVT) entwickelt. Diese Gruppe von Patienten ist charakterisiert durch schwierige zwischenmenschliche Verhaltens- und Erlebensmuster, wie z. B. Persönlichkeitsstörungen oder andere chronische psychische Störungen. Durch die Entwicklung bestimmter Lebensmuster – der Schemata – und aktueller emotionaler Zustände – der Schema-Modi (kurz: Modi) – können Verhalten und Erleben der Patienten gut erklärt werden. Symptome aktueller psychischer Störungen und Symptome von Persönlichkeitsstörungen werden gleichermaßen in ein Störungsmodell integriert.

Bei der Schematherapie handelt es sich um eine Weiterentwicklung der Kognitiven Verhaltenstherapie, in die tiefenpsychologische Elemente, Elemente aus der Bindungstheorie, der Gestalttherapie und emotionsorientierte Interventionsstrategien eingebunden sind. Bei einem dysfunktionalen Schema handelt es sich um ein breites, übergeordnetes Lebensmuster bzw. -thema, das ein Konglomerat aus Gedanken, Gefühlen, Körperwahrnehmungen und Erinnerungen darstellt. Da in diesem Buch die Arbeit mit dem Modus-Modell im Vordergrund steht, verzichten wir auf eine ausführliche Darstellung des Schema-Modells. Durch die Arbeit an den Modi, emotional aufgeladenen aktuell vorherrschenden Zuständen, die durch zu einem bestimmten Zeitpunkt dominierende Gedanken, Gefühle, Erinnerungen und Verhaltensweisen charakterisiert sind, wird die therapeutische Arbeit im »Hier und Jetzt« erleichtert. Es kann gezielt darauf hingearbeitet werden, dass der Patient in der Therapiesitzung in einem emotionalen Zustand ist, in dem eine emotionale Verarbeitung möglich ist.

Zentrale Ziele in der Schematherapie sind die Erarbeitung und angemessene Erfüllung sogenannter Kernbedürfnisse des Patienten, um damit langfristig eine Heilung dysfunktionaler Schemata und Modi zu erreichen. Young et al. (2003) haben fünf Kernbedürfnisse definiert, die in Kindheit und Jugend von engen Bezugspersonen erfüllt werden sollten:

(1) Sicherheit/Vorhersagbarkeit/Liebe/Bindung
(2) Autonomie/Kompetenzgefühl
(3) Freiheit, eigene Gefühle auszudrücken und diese validiert zu bekommen
(4) Spiel/Spontanität
(5) Das Erleben realistischer Grenzen

Die angemessene Erfüllung dieser Kernbedürfnisse in Kindheit und Jugend, so die Theorie der Schematherapie, ermöglicht ein gesundes Reifen der Persönlichkeit und eine stabile psychische Gesundheit im Erwachsenenalter. Gerade Patienten mit Persönlichkeitsstörungen und anderen chronischen psychischen Erkrankungen haben in vielen Fällen erlebt, dass diese Kernbedürfnisse in Kindheit und Jugend aus verschiedenen Gründen (z. B. Krankheit oder Tod von wichtigen Bezugspersonen, Vernachlässigung, Missbrauch etc.) nicht oder nicht ausreichend erfüllt wurden. Dementsprechend haben sie auch nicht gelernt, diese Bedürfnisse im Erwachsenenalter wahrzunehmen und selbst Sorge dafür zu tragen, dass sie angemessen erfüllt werden.

In diesem Kontext spielt die besondere Therapiebeziehung in der Schematherapie, das sogenannte Limited Reparenting (übersetzt mit »begrenzte Nachbeelterung« oder »begrenzte elterliche Fürsorge«) eine wichtige Rolle. Im Rahmen des Limited Reparenting stellt der Therapeut ein Modell einer Bezugsperson dar, die dem Patienten als Kind gefehlt hat, und ist damit gleichzeitig ein Modell für den Modus des gesunden Erwachsenen des Patienten. Das heißt, der Therapeut verhält sich begrenzt wie ein »guter Elternteil«, der dem Patienten hilft, seine Bedürfnisse wahrnehmen zu lernen und sie sich entsprechend in adaptiver und angemessener Weise erfüllen zu können. Im Gegensatz zur behavioral-verbalen Erarbeitung von Fertigkeiten zur Bedürfniserfüllung erlebt der Patient seinen Therapeuten folglich als Rollenmodell, das er internalisieren kann. Dieses wichtige Kernprinzip der Schematherapie stellt eine eigene Interventionsebene dar, die im Weiteren noch ausführlicher erläutert werden wird.

Die Schematherapie zielt auf langfristige und stabile Veränderung in der Symptomatik eines Patienten und die Verbesserung seiner Lebensqualität. In den bisher durchgeführten randomisierten kontrollierten Studien zur Schematherapie (Giesen-Bloo et al., 2006; Farrell et al., 2009; Nadort et al., 2009) zeigten sich umfassende Verbesserungen der Symptomatik in verschiedenen Problembereichen bei Patienten mit Borderline-Persönlichkeitsstörung. Zudem konnte eine Verbesserung im Bereich der Lebensqualität nachgewiesen werden (Giesen-Bloo et al., 2006).

## 1.2 Das Modus-Modell

In der Schematherapie wird zusehends stärker mit dem Modus-Modell gearbeitet.

Bei einem Modus handelt es sich um einen Zustand oder »state«, der zu einem bestimmten Zeitpunkt vorherrscht und vorübergehend Gedanken, Gefühle, Erleben und Verhalten bestimmt. Das in Abschnitt 1.1 erläuterte übergeordnete Ziel der Schematherapie, die Kernbedürfnisse des Patienten angemessen zu erfüllen, wird nach dem Modus-Modell stets unter Berücksichtigung der aktuell vorherrschenden Zustände, d. h. der Modi, erarbeitet. Bei bestimmten Störungsbildern, z. B. bei der Borderline-Persönlichkeitsstörung, können die Modi, durch interne oder externe Stimuli ausgelöst, sehr rasch wechseln. Modi werden als nicht oder nicht ausreichend integrierte Anteile der Persönlichkeit angesehen, die in Abhängigkeit von der Schwere der Störung auch unverbunden nebeneinander stehen können. Somit kann auch die Integration der verschiedenen Selbstanteile in die Persönlichkeit des Patienten als ein Ziel der Schematherapie angesehen werden.

Ein wichtiger Vorteil des Modus-Modells ist, dass Änderungen in Kognition, Emotion und Verhalten im »Hier und Jetzt« bearbeitet werden können. Befindet sich ein Patient zu Beginn einer Sitzung in einem dysfunktionalen Modus (z. B. dem Modus des strafenden Elternteils), wird dies direkt vom Therapeuten angesprochen und eine entsprechende Intervention durchgeführt. Es gibt dementsprechend »modusspezifische« Interventionen, die es dem Therapeuten erlauben, gezielt an dem aktuell vorherrschenden Modus zu arbeiten (z. B. Stühletechnik zur Bekämpfung des strafenden Elternmodus).

Darüber hinaus erlaubt das Modus-Konzept Patienten und Therapeuten eine funktionale Distanzierung von emotional belastenden Verhaltensweisen (z. B. Degradierung des Therapeuten durch einen Patienten mit einer Narzisstischen Persönlichkeitsstörung in einem narzisstischen Selbstüberhöhungsmodus). Weiterhin erlaubt eine systematische Beobachtung bzw. ein Monitoring der Modi (z. B. im Rahmen eines Modus-Tagebuchs) einen Überblick darüber, wie häufig sich ein Patient in einem bestimmten Modus befindet und welche Auslöser Moduswechsel verursachen.

Im Folgenden werden einzelne Modi und das Modus-Konzept kurz vorgestellt.

### 1.2.1 Kindmodi

Befindet sich ein Patient in einem Kindmodus, dann wird vor allem die Gefühlskomponente eines Modus deutlich spürbar, d. h., Gefühle von Ärger, Traurigkeit etc. sind sowohl vom Patienten als auch vom Therapeuten wahrnehmbar. Die Kindmodi werden so genannt, weil sich das Gefühl, in dem sich der Patient in einem Kindmodus befindet, ähnlich anfühlt wie in Situationen, in denen sich der Patient als Kind befunden hat. Die Gefühle werden überwiegend sehr intensiv und überwältigend empfunden. Die Gedanken und Verhaltensweisen eines Patienten in einem kindlichen Modus passen zu den jeweils vorherrschenden Gefühlen.

#### Der vulnerable Kindmodus

Wenn sich ein Patient in einem vulnerablen oder verletzlichen Kindmodus befindet, kann er sich genauso hilflos, verlassen und traurig fühlen, wie er sich schon als Kind (z. B. in einer realen Verlassenheitssituation) gefühlt hat. Das dominierende Gefühl in diesem Modus kann individuell stark variieren (einsam, missbraucht, ignoriert, ängstlich, im Stich gelassen etc.) und wird mit dem jeweiligen Patienten erarbeitet. Gedanken eines Patienten in einem vulnerablen Kindmodus können sein: »Lass mich nicht im Stich«, »Ich habe Angst« oder auch »Warum ist niemand da?«. Im Verhalten sind Patienten häufig zurückhaltend, weinen oder zeigen ihre Angst. Besonders charakteristisch ist das »kindlich-hilflose« Gefühl dabei, d. h., dem Patienten fehlen gesunde, erwachsene Strategien, um sich aus diesem Modus herauszuhelfen, indem er seine Bedürfnisse wahrnehmen und entsprechend handeln kann. Durch Stärkung des gesunden Erwachsenenmodus im Lauf der Therapie soll ein Patient lernen, Zugang zu seinem vulnerablen Kindmodus zu bekommen und mit den damit verbundenen Gefühlen funktional umzugehen.

### Der wütende Kindmodus

Im ärgerlichen oder wütenden Kindmodus fühlen und verhalten sich Patienten wie ein Kind, das sich ungerecht behandelt fühlt, weil ein wichtiges Kernbedürfnis nicht erfüllt wurde. Meist steht der Modus des vulnerablen Kindes direkt dahinter, d. h., eine Verletzung ist Auslöser, um in diesen Modus zu geraten. Bei bestimmten Störungsbildern, wie z. B. der Borderline- oder der Antisozialen Persönlichkeitsstörung, kann es auch zu einem wütenden Kindmodus kommen, in dem sich ein Patient wie ein »außer Rand und Band« geratenes Kind verhält (schreit, beißt, Türen knallt etc.). Häufige Gedanken in diesem Modus sind »Das ist unfair« oder »Das ist gemein«. Der Patient fühlt meist »heiße Wut«, gestikuliert oft stark, will aber niemanden gezielt verletzen, sondern lediglich »Dampf ablassen«.

### Die undisziplinierten Kindmodi

Hierbei wird der Modus des impulsiven Kindes von dem des undisziplinierten Kindes unterschieden. Bei beiden steht der Lustgewinn bzw. die Unlustvermeidung im Vordergrund. Im Modus des impulsiven Kindes handelt ein Patient unüberlegt, rücksichtslos und impulsiv, ohne an die Konsequenzen für sich und andere zu denken. Die Gedanken sind auf die Erfüllung des aktuellen Wunsches gerichtet (»Ich will …«). Patienten in diesem Modus wirken oft verwöhnt und haben Schwierigkeiten mit Belohnungsaufschub.

Patienten im undisziplinierten Kindmodus empfinden Routinearbeiten als anstrengend (»Dazu habe ich aber keine Lust …«) und brechen diese infolgedessen oft frühzeitig ab. Sie haben ebenfalls Schwierigkeiten mit Belohnungsaufschub.

## 1.2.2 Dysfunktionale Elternmodi

Auch in den sogenannten Elternmodi ist die Gefühlskomponente eines Modus für Patient und Therapeut deutlich spürbar. Der Begriff der »dysfunktionalen Elternmodi« ist nicht unumstritten. Es handelt sich um einen internalisierten Anteil früherer Bezugspersonen, die mit dem Patienten nicht gut umgegangen sind. Da dies bei weitem nicht immer die Eltern waren (sondern Lehrer, Geschwister, Mitschüler, Großeltern bzw. häufig eine Mischung aus mehreren Bezugspersonen), sollte gemeinsam mit den Patienten ein passender Name ausgewählt werden.

### Der strafende Elternmodus

Im strafenden Elternmodus fühlen sich die Patienten wie in früheren Situationen, in denen sie von einer Bezugsperson gedemütigt, gestraft, beleidigt oder in anderer Art und Weise schlecht behandelt wurden oder in denen ihnen die Schuld an bestimmten Ereignissen gegeben wurde. In diesem Modus sind Patienten davon überzeugt, dass dieser internalisierte Anteil, der sie jetzt genauso behandelt wie die Bezugspersonen früher, Recht hat. Wichtige Emotionen in diesem Modus können Schuld, Scham, Selbsthass sein. Typische Gedanken und Äußerungen von Patienten in diesem Modus sind: »Du bist ein schlechter Mensch, fett und hässlich!«, »Du gehst allen nur auf die Nerven, kein Wunder, dass dich keiner mag«, »Du bist schuld daran, dass es XY so schlecht geht!«, »Du bist eine Belastung«. Manche Patienten verstummen aber auch vollständig, wenn sie sich in diesem Modus befinden, ziehen sich zurück oder bestrafen sich, z. B. durch Selbstverletzung.

**Der fordernde Elternmodus**

Der fordernde Elternmodus repräsentiert die Internalisierung früherer Bezugspersonen, die den Patienten in Kindheit und Jugend regelmäßig in Überforderungssituationen gebracht haben oder modellhaft überhöhte Normen vorgelebt haben. Wie beim strafenden Elternmodus hat auch hier der Patient das Gefühl, dass dieser Modus Recht hat und kann kaum eine andere Perspektive einnehmen. Die Patienten beschreiben, einen starken Druck zu spüren und berichten vom Gefühl, »etwas zu müssen« oder »etwas nicht zu dürfen«. Typische Gedanken und Äußerungen eines Patienten in diesem Modus sind: »Du musst das schaffen, sonst …«, »Du darfst deine Gefühle nicht zeigen, heul nicht rum, reiß dich zusammen«. Die Patienten stellen überhöhte Forderungen an sich selbst, die typischerweise nicht zu schaffen sind. Dies kann sich im Leistungsbereich (»nur Arbeit und gute Leistung zählen«), aber auch in moralischen Belangen (»die eigenen Bedürfnisse sind immer unwichtiger als die der anderen Menschen«) zeigen. Viele Patienten versuchen dann auf der Verhaltensebene den Anforderungen entsprechende Leistungen zu zeigen.

### 1.2.3 Maladaptive Bewältigungsmodi

Wenn Patienten schwierigen, für sie kaum bewältigbaren Situationen in Kindheit und Jugend ausgesetzt waren und ihnen kein angemessenes Modell zum Erlernen gesunder Erwachsenen-Strategien zur Verfügung stand, entstehen Bewältigungsmodi. Diese »schützen« vor schmerzhaften Situationen und Gefühlen in Kindheit und Jugend und helfen dabei, schwierige Situationen oder Gefühle zu bewältigen. Charakteristischerweise waren diese Modi mit ihren Kognitions-, Emotions- und Verhaltensmustern in der Kindheit und der jeweiligen früheren Umwelt »adaptiv«, d. h., sie haben häufig das Überleben des Patienten auf irgendeine Art und Weise gesichert. Allerdings sind diese Bewältigungsmodi heute, in einer veränderten Umwelt, meist nicht mehr oder nur noch sehr kurzzeitig oder in sehr ausgewählten situativen Kontexten adaptiv und bereiten den Patienten in ihrem allgemeinen Alltag eher Schwierigkeiten, da sie zeitweise vollständig die Kontrolle und somit die Funktion des gesunden Erwachsenenmodus übernehmen.

In den maladaptiven Bewältigungsmodi gelingt es zwar, schmerzhafte Gefühle kurzfristig zu bewältigen, langfristig bleiben wichtige Bedürfnisse jedoch unerfüllt.

Dementsprechend sind sie maladaptiv und müssen, um ein gesundes, selbstbestimmtes Leben führen zu können, im Verlauf der Therapie reduziert werden, da sie die Lebensqualität beeinträchtigen. Jeder maladaptive Bewältigungsmodus hat mindestens eine, meist jedoch mehrere maladaptive Verhaltensweisen oder -strategien. Diese maladaptiven Strategien in Verhalten und Aufmerksamkeitslenkung sind Patienten häufig nicht bewusst. Die übergeordnete Funktion der maladaptiven

Bewältigungsmodi ist es, mit den schmerzhaften Kind- und Elternmodi »umzugehen« und damit schmerzhafte Gefühle besser aushalten zu können. Daher ist den maladaptiven Bewältigungsmodi gemeinsam, dass Gefühle nicht mehr oder nicht mehr so stark wahrgenommen werden. Ein Problem dabei ist, dass entsprechend auch positive Gefühle oder auch andere Signale aus der Umwelt von einem Patienten in diesem Modus nicht mehr ausreichend gut wahrgenommen werden können, sodass die Flexibilität in der Verhaltensanpassung beeinträchtigt wird. Eine weitere Besonderheit der Bewältigungsmodi ist ihre begrenzte zeitliche Wirkung. Meist kommen nach »Zusammenbruch« eines Bewältigungsmodus die »ausgeschalteten« Gefühle, Gedanken, Verhaltensweisen oder Modi umso heftiger zurück.

Die maladaptiven Bewältigungsmodi werden in drei Unterkategorien eingeteilt:

- den sich unterwerfenden,
- den vermeidenden und
- den überkompensierenden Bewältigungsmodi.

#### Der Compliant-Surrender-Modus (Bewältigungsstrategie: Unterwerfung)

Im Modus des Compliant Surrender richten Patienten Ihre Aufmerksamkeit auf die Bedürfnisse anderer aus und ordnen sich den tatsächlichen oder vermeintlichen Bedürfnissen anderer unter, um Konflikte oder das Auftreten negativer Gefühle zu vermeiden. Dabei werden eigene Bedürfnisse ignoriert, eigene Grenzen nicht verteidigt und für eigene Rechte nicht eingestanden. Patienten in diesem Modus verhalten sich oft passiv unterwürfig und angepasst und suchen Rückversicherung beim Gegenüber.

#### Der Modus des distanzierten Beschützers (Bewältigungsstrategie: Vermeidung)

Im Modus des distanzierten Beschützers stellen Patienten »ihre Gefühle ab«, sie wirken distanziert, unbeteiligt und unverbindlich. Sie lenken ihre Aufmerksamkeit weg von anderen Personen oder bedrohlichen Gefühlen. Der Beziehungsaufbau ist in diesem Modus deutlich erschwert, oft sogar unmöglich. Angebote der Unterstützung werden abgewiesen. Häufig berichten Patienten, sich in diesem Modus innerlich leer, gelangweilt und unbeteiligt zu fühlen (»alles egal«). Dieser Modus kann mit Essanfällen, Hungern, PC-Spielen, Workaholismus, Konsum von Suchtstoffen, Dissoziation etc. assoziiert sein.

Varianten des distanzierten Beschützermodus können ein ärgerlicher oder aggressiver Beschützermodus sein, der durch aggressives, zynisches oder feindseliges Verhalten das Gegenüber »auf Abstand hält« (Bewältigungsstrategien dieses Modus sind im Grenzbereich Vermeidung und Überkompensation), oder ein Modus des vermeidenden Beschützers. Im Modus des vermeidenden Beschützers steht die situative Vermeidung negativer Emotionen und Konflikte im Vordergrund.

#### Der Selbstüberhöher-Modus (engl. Self-Aggrandizer) (Bewältigungsstrategie: Überkompensation)

In diesem Modus stellen sich Patienten gegenüber ihren Mitmenschen als überlegen dar und/oder degradieren andere Menschen. Sie verhalten sich unempathisch, kompetitiv und rücksichtslos, z. T. sogar missbrauchend, um eigene Bedürfnisse zu erfüllen und negative eigene Gefühle nicht spüren zu müssen.

**Der Bully & Attack-Modus (dt. Schikane- und Angriff) (Bewältigungsstrategie: Überkompensation)**
In diesem Modus sind Patienten aggressiv, es besteht ein intensives Gefühl von Ärger, Hass und Wut, der sich in gefährlicher Weise gegen andere richtet. Patienten in diesem Modus wirken bedrohlich, treten entweder massiv verbal oder körperlich aggressiv auf, um andere gezielt zu schädigen oder sogar zu vernichten. Dieser Modus tritt auf, wenn sich ein Patient subjektiv bedroht fühlt und »präventiv« das bedrohliche Gegenüber ausschalten will, um sich zu schützen.

Neben den oben beschriebenen sind weitere maladaptive Bewältigungsmodi beschrieben worden (vgl. van Vreeswijck et al., 2012).

### 1.2.4 Funktionale Modi

Zusätzlich zu den Kind-, den dysfunktionalen Eltern- und den maladaptiven Bewältigungsmodi sind mit dem Modus des gesunden Erwachsenen und dem Modus des glücklichen Kindes zwei funktionale Modi etabliert worden. Es ist wichtig, bei der Erarbeitung des Modus-Modells mit dem Patienten nicht zu vergessen, dass jeder Patient auch einen gesunden Erwachsenenmodus hat – der sich bereits äußert, indem der Patient eigeninitiativ eine Therapie aufsucht.

**Der Modus des gesunden Erwachsenen**
In diesem Modus kann ein Patient für seine eigenen Rechte einstehen, kann sich adäquat um seine Pflichten kümmern und ausreichende Selbstfürsorge betreiben. Er berücksichtigt in angemessener Art und Weise eigene Grenzen und verteidigt diese gegebenenfalls, er berücksichtigt aber gleichzeitig die Grenzen anderer in angemessener Art und Weise. Es besteht eine gesunde Balance zwischen Arbeit und Freizeit. Charakteristischerweise ist das Denken und Handeln in diesem Modus durch Flexibilität gekennzeichnet. Typische Gedanken können sein: »Das wird schon«, »Das ist eine neue Herausforderung. Wenn ich es nicht schaffe, geht die Welt nicht unter.« Das Risiko, an einer psychischen Störung zu erkranken, ist geringer für Menschen, die sich häufig im gesunden Erwachsenenmodus befinden.

**Der Modus des glücklichen Kindes**
In diesem Modus sind die Kernbedürfnisse eines Menschen erfüllt, er fühlt sich unbeschwert, sorglos und leicht. Das kann interindividuell ein »alberner«, aber auch ein »versonnener« Zustand sein. In diesem Modus ist ein Mensch mit sich selbst und seinen Gefühlen im Einklang. Häufig steht in diesem Modus, wie bei anderen kindlichen Modi auch, die Gefühlskomponente im Vordergrund.

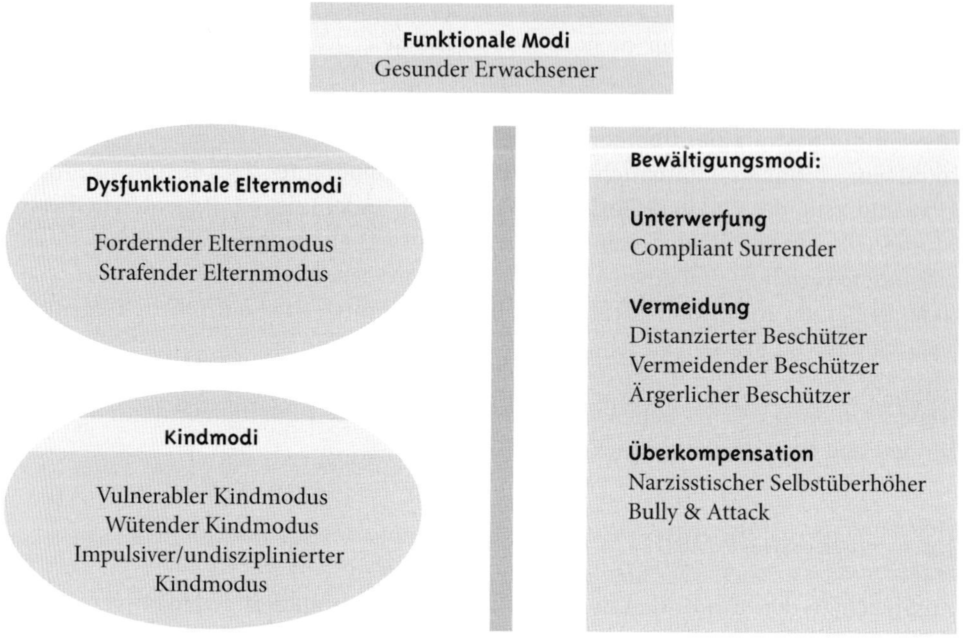


**Abbildung 1.1** Übersicht Modus-Modell

Das Schema-Modus-Inventar (SMI) stellt ein in verschiedenen Sprachen gut evaluiertes Messinstrument zur Erfassung der Ausprägung der einzelnen Modi dar. Es handelt sich um einen Fragebogen mit 118 Items (Lobbestael et al., 2010; Reiss et al., 2012). Dieser kurze Fragebogen kann zu Beginn einer Schematherapie hilfreich sein, um einen ersten Eindruck zu den verschiedenen Modi eines Patienten zu erhalten.

## 1.3 Die vier Interventionsebenen in der Schematherapie

In der Schematherapie werden vier Interventionsebenen unterschieden, die im Folgenden kurz vorgestellt werden.

(1) Eine erste Interventionsebene beinhaltet alle **kognitiven Methoden** wie sie auch in der KVT angewendet werden. Das können in der Schematherapie z. B. die Erarbeitung der Vor- und Nachteile des Beibehaltens eines Bewältigungsmodus oder das gemeinsame Erarbeiten einer Modus- oder Schema-Memo-Karte sein.
(2) Eine zweite Interventionsebene stellen die **behavioralen Methoden** dar, z. B. der Aufbau angenehmer Aktivitäten, Rollenspiele oder das Erlernen von Strategien zur Selbstfürsorge, die z. T. gemeinsam mit dem Patienten durchgeführt werden.
(3) Eine dritte Interventionsebene besteht aus den in der Schematherapie besonders im Vordergrund stehenden **emotionsfokussierten** oder **erlebensbasierten Methoden.** Dies sind z. B. Übungen zum imaginativen Überschreiben oder Stuhldialoge.

(4) Als vierte Interventionsebene wird die **Therapiebeziehung des Limited Reparenting** bezeichnet. In der Therapiebeziehung soll ein Patient korrektive emotionale Erfahrungen machen können. Young (1990) konzeptualisiert Limited Reparenting« als eine Intervention, um frühe Bindungsdefizite, wie sie vor allem Patienten mit Persönlichkeitsstörungen erfahren haben, zu korrigieren und damit zu »heilen«. Schematherapeutisch erscheint es relevant, dem Patienten auf der einen Seite eine gesunde, respektvolle und gleichberechtigte Beziehung anzubieten und auf der anderen Seite die Erfüllung der Bedürfnisse der Kindmodi im Sinne eines »guten Elternteils« zu unterstützen, also eine heilende therapeutische Beziehung zu den Kindmodi aufzubauen. Hierfür ist es zu Beginn der Therapie oft notwendig, dass der Therapeut modellhaft die kindlichen Kernbedürfnisse erfüllt (z. B. Fürsorge, Begrenzung), so lange der gesunde Erwachsenenmodus des Patienten noch nicht so gestärkt ist, dass dieser Anteil die Funktion selbst übernehmen kann. Das bedeutet, dass der Therapeut in Bezug auf Selbstfürsorge sowie angemessene und adaptive Erfüllung von Bedürfnissen, der Einhaltung seiner Grenzen und dem Vertreten seiner Rechte ein Modell für den Patienten ist. Dies sollte jedoch nur im Rahmen einer professionellen psychotherapeutischen Beziehung mit klar definierten und dem Patienten transparenten Grenzen stattfinden. Wichtig ist, dass ein Patient im Rahmen der Therapiebeziehung des Limited Reparenting eine emotionale Erfahrung machen kann, die seinen früheren Beziehungserfahrungen widerspricht. Indem sich der Therapeut wie ein »guter Elternteil« verhält (z. B. Fertigkeiten und Bedürfniserfüllung modelliert), kann ein Patient lernen, unter Berücksichtigung eigener Bedürfnisse funktionale Beziehungen zu gestalten. Hierbei ist es wichtig, dass sich ein Schematherapeut stets authentisch und im Rahmen seines eigenen gesunden Erwachsenenmodus verhält (z. B. Fürsorge nur im Rahmen eigener Grenzen und Möglichkeiten anzubieten). Darüber hinaus kann eine korrektive emotionale Erfahrung nur dann stattfinden, wenn das beim Patienten nicht oder nicht ausreichend erfüllte Kernbedürfnis oder die nicht erfüllten Kernbedürfnisse zuvor herausgearbeitet werden. Es kann z. B. für einen Patienten, der emotional depriviert und in unsicheren Umgebungsbedingungen aufgewachsen ist (d. h. einen Mangel am Kernbedürfnis Sicherheit/Liebe/Nähe erfahren hat), sehr wichtig sein, dass er durch seinen Therapeuten sehr viel Sicherheit und Fürsorge erhält (etwa durch den Einsatz kurzer E-Mail-Kontakte zwischen den regulären Sitzungen). Für einen anderen Patienten, dessen Kernbedürfnis nach Grenzen nicht oder nicht ausreichend erfüllt worden ist, kann ein solcher E-Mail-Kontakt zwischen den Sitzungen und die sofortige Antwort auf jede Frage eher kontraindiziert sein, da der Patient keine Frustrationstoleranz aufbauen kann und unangemessen forderndes Verhalten verstärken würde.

Die empathische Konfrontation umfasst Elemente aus allen vier Interventionsebenen. Es handelt sich um eine emotionsfokussierte oder erlebensbasierte Methode, in die auch das Limited Reparenting integriert ist, da der Patient im Rahmen dieser Technik korrektive emotionale Beziehungserfahrungen sammeln kann (z. B. indem er spüren kann, wie sein narzisstischer Selbstüberhöhungsmodus auf ein Gegenüber wirkt, aber er dennoch keine Ablehnung seiner Person als Ganzes erleben muss). Weiterhin spielen, z. B. mit der Pro- und Contra-Auflistung bezüglich der Beibehaltung des Modus kognitive Elemente eine Rolle und in der konkreten Umsetzung der alternativen Verhaltensstrategien wird die behaviorale Ebene integriert.

## 1.4 Der Verlauf einer Schematherapie

Der Verlauf einer Schematherapie kann in drei Phasen unterteilt werden, die eine individuell sehr unterschiedlich lange Therapiedauer beanspruchen können.

(1) In der ersten Phase, der Bindungsphase, wird Anamnese und Psychoedukation (inklusive der Erarbeitung des Modus-Modells) durchgeführt, es wird versucht, eine therapeutische Bindung aufzubauen und die Therapieziele werden gemeinsam erarbeitet. In der Regel befinden sich Patienten in dieser Phase noch überwiegend in ihren Bewältigungsmodi, sodass die Überwindung dieser (z. B. durch empathische Konfrontation) im Vordergrund steht.

(2) In der zweiten Phase, nach weitgehender Überwindung der Bewältigungsmodi, steht dann die Arbeit an den schmerzhaften Modi im Vordergrund, z. B. Bekämpfen eines strafenden Elternmodus oder Trösten eines vulnerablen Kindmodus. In dieser Phase müssen zum Teil Grenzen gesetzt (z. B. einem wütenden Kindmodus) und Krisen bewältigt werden.

(3) In der dritten Phase stehen die Veränderung der Schemata sowie die Autonomieentwicklung im Vordergrund. Dies beinhaltet eine weitere Stärkung und zur Persönlichkeit des Patienten passende Individualisierung der funktionalen Modi. Wichtig ist gerade in der Schematherapie und in der Behandlung von Patienten mit Persönlichkeitsstörungen eine sehr langfristige und stufenweise Beendigung der Therapie.

Selbstverständlich stellen diese drei Phasen nur einen »Leitfaden« durch eine Schematherapie dar. Im Therapiealltag kommt es häufig zu Wechseln und »Rückschritten« in vorherige Therapiephasen, z. B. treten Bewältigungsmodi durch Veränderung von Lebensumständen auch in späteren Therapiephasen immer wieder verstärkt auf.

## 1.5 Die empathische Konfrontation

Die empathische Konfrontation ist eine wichtige Technik im Umgang mit maladaptiven Bewältigungsmodi. Sie kann immer dann eingesetzt werden, wenn sich ein Patient in einem maladaptiven Bewältigungsmodus befindet und sich aus diesem Modus heraus Schwierigkeiten in der Behandlungs- und Veränderungsmotivation sowie Schwierigkeiten im emotionalen Zugang zum Patienten ergeben. Insofern ist die beschriebene Technik sowohl im Einzel- als auch im Gruppensetting sowie im ambulanten und stationären oder teilstationären Kontext hilfreich.

Ziel der empathischen Konfrontation ist die Überwindung eines aktuell vorherrschenden maladaptiven Bewältigungsmodus, in dem ein Patient sich zu einem Zeitpunkt in der Therapiesituation befindet. Hauptproblem dabei ist, dass ein Patient in einem Bewältigungsmodus seine Probleme nicht emotional verarbeiten kann, d. h., er ist »emotional blockiert«. Er kann zwar dem besprochenen Therapieinhalt folgen, diesen aber nicht so verinnerlichen, dass eine Umsetzung bzw. Verhaltensänderung wahrscheinlich wird. Darüber hinaus können, vor allem in den überkompensierenden Bewältigungsmodi, Rechte und Grenzen des Gegenübers, in der Behandlung also des Therapeuten, verletzt werden.

**Der Verlauf einer empathischen Konfrontation**

Der Verlauf einer empathischen Konfrontation kann in sechs Unterpunkte aufgeteilt werden, die in dieser Reihenfolge und vollständig abgearbeitet werden sollten, um eine erfolgreiche Intervention durchzuführen (mit Ausnahme von Schritt 1 und 2, die auch umgekehrt eingesetzt werden können). Dabei variiert aber die Dauer der gesamten Intervention sowie auch die Dauer ihrer Unterpunkte, je nachdem, ob sie erstmals oder zum wiederholten Male mit dem Patienten angewendet wird.

(1) Im ersten Schritt sollte der Therapeut den maladaptiven Bewältigungsmodus und das maladaptive Verhalten klar erkennen und benennen. Dabei ist es wichtig, dass der Therapeut zugleich klar und bestimmt, aber auch freundlich zugewandt bleibt.
Konkrete Handlungsvorschläge für Schritt 1:
- Klare und deutliche Sprache sprechen.
- Hilfreiche Sätze des Therapeuten können sein:
  »Ich denke, wenn Sie … (konkretes Verhalten) nicht tun, dann ist das Ihr Modus des vermeidenden Beschützers und nicht Ihr gesunder Erwachsenenmodus.«
  »Auch wenn es sich für Sie gesund und gut anfühlt, fühle ich mich von Ihnen nicht respektvoll behandelt, wenn Sie … (konkretes Verhalten). Ich denke, das ist Ihr ›Dozier-Modus‹ (Selbstüberhöher).«

(2) Im zweiten Schritt steht im Fokus, erneut die Bindung zum Patienten zu stärken. Gleichzeitig sollte der Therapeut seine Absicht erklären. Hierfür sollte er einerseits betonen, wie wichtig ihm der Patient ist und andererseits, dass er ihn durch die Intervention nicht verletzen möchte, sondern er ihn nur so dabei unterstützen kann, die Therapieziele zu erreichen. Hilfreich ist auch, zu betonen, dass der Bewältigungsmodus ja nur EINEN Anteil des Patienten repräsentiert, und dass der Patient andere angenehme Seiten hat.
Konkrete Handlungsvorschläge für Schritt 2:
- Stärken der Beziehung durch Körpersprache: zugewandtes Vorlehnen des Therapeuten im Stuhl, (falls Erlaubnis vom Patienten vorher eingeholt) kurzer Köperkontakt durch das Auflegen der Hand des Therapeuten auf den Oberarm des Patienten, Blickkontakt, freundlich zugewandte Mimik, warme Stimme.
- Hilfreiche Sätze des Therapeuten können sein:
  »Ich möchte das klären, weil Sie mir wichtig sind.«
  »Ich möchte Sie nicht verletzen, indem ich …«, »Ich möchte Ihnen wirklich helfen und dafür muss ich das ansprechen.«

(3) Der dritte Schritt, die biographische Validierung, ist, zumindest in dieser Ausführlichkeit, besonders charakteristisch für die empathische Konfrontation im Rahmen der Schematherapie. Dieser Schritt, die Entstehungsbedingungen des Modus klar zu benennen und die frühere Funktionalität und Adaptivität herauszuarbeiten, ist unerlässlich, um einerseits als Therapeut echte Empathie für den Patienten in seinem (z. T. unangenehmen) Bewältigungsmodus empfinden zu können und andererseits, um dem Patienten die Scham über sein Verhalten zu nehmen. Gleichzeitig sollte der Therapeut seiner Sorge Ausdruck verleihen, dass die Bedürfnisse des Patienten in seinem maladaptiven Bewältigungsmodus heute nicht erfüllt werden können.

- Hilfreiche Sätze des Therapeuten für Schritt 3 können sein:
  »Ich kann sehr gut verstehen, dass Sie im Moment in Ihrem Modus des ärgerlichen Beschützers sind. Können Sie sich noch erinnern, wie es Ihnen damals in Ihrer Familie geholfen hat, andere feinselig zu behandeln und sich damit ›vom Leib‹ zu halten?«
  »So wie sie sich gerade in Ihrem ›Dozier-Modus‹ (Selbstüberhöher-Modus) mir gegenüber verhalten haben, indem Sie mich abgewertet haben – haben Sie sich früher auch schon so verhalten? Ich glaube, es hat Ihnen genutzt, um die Aufmerksamkeit Ihres Vaters zu erhalten, die Sie anders nicht bekommen haben, nicht wahr?«

(4) Im vierten Schritt sollte der Therapeut gemeinsam mit dem Patienten die Vor- und Nachteile des Bewältigungsmodus im aktuellen Alltag des Patienten erarbeiten. Hierfür ist es sehr wichtig, mit der Pro-Seite zu beginnen (»Was spricht dafür, Ihren Modus des distanzierten Beschützers, so stark wie er heute ist, beizubehalten?«), um dem Patienten nicht das Gefühl zu vermitteln, ihn zu einer Veränderung überreden zu wollen. Es kann hilfreich sein, die Pro-/Contra-Liste schriftlich zu erarbeiten (z. B. am Flipchart), um sie dem Patienten als Vorbereitung einer Entscheidungsfindung oder für spätere Zweifel an einer bereits getroffenen Entscheidung mitgeben zu können (Handouts in den verschiedenen Kapiteln). Häufig ist es sinnvoll, die beiden Seiten (Pro/Contra) mit »und« oder »und gleichzeitig« zu verknüpfen statt mit »aber« (»Ich kann wirklich nachvollziehen, dass es früher viel Sinn für Sie ergeben hat, sich in Ihrem Zimmer einzuschließen und nicht rauszukommen, wenn Ihre Eltern sich wieder mal gefetzt haben. Und ich kann verstehen, dass es sich noch heute richtig anfühlt, einige Tage nicht in Ihre gemeinsame Wohnung mit Ihrer Freundin zurückzukehren, wenn Sie Ärger befürchten. Und gleichzeitig denke ich, dass das Ihr vermeidender Beschützer ist, der mit diesem tagelangen Verschwinden die Beziehung zu Ihrer Freundin gefährdet, die Ihnen wirklich wichtig ist.«).

- Hilfreiche Sätze des Therapeuten für Schritt 4 können sein:
  »Lassen Sie uns zusammen überlegen, welche Punkte dafür sprechen, Ihren distanzierten Beschützermodus so stark beizubehalten, wie er im Moment ist und lassen Sie uns anschließend alle Punkte sammeln, die Ihnen Schwierigkeiten machen, wenn Sie ihn so beibehalten. Einverstanden?«

»Mir hilft es manchmal, wenn ich eine schwierige Entscheidung treffen muss, mir vorher die Vor- und Nachteile der Entscheidung zu überlegen und diese schriftlich aufzulisten. Das könnten wir doch auch in Ihrem Fall tun, damit Sie für sich zu einer guten Entscheidung kommen können, ob Sie Ihren Vermeidermodus so beibehalten möchten, wie er im Moment ist. Lassen Sie uns mit der Pro-Seite beginnen.«

(5) Der fünfte Schritt beinhaltet die Entscheidungsfindung des Patienten. Hierbei ist wichtig, dass der Therapeut auf der einen Seite seine volle Unterstützung für einen Veränderungswunsch zusichert, andererseits dem Patienten vermittelt, dass es seine alleinige Entscheidung ist. Hilfreich kann auch sein zu erklären, dass es Gründe für die Beibehaltung des Bewältigungsmodus geben kann und der Therapeut eine solche Entscheidung respektiert. Gleichzeitig muss aber klar werden, dass eine Fortsetzung der Therapie unter diesen Umständen nicht sinnvoll ist.

- Hilfreiche Sätze des Therapeuten für Schritt 5 können sein:
  »Nun haben wir uns ausführlich mit den Vor- und Nachteilen Ihres Unterordnungsmodus auseinandergesetzt. Ich denke, dass nur Sie allein die Entscheidung treffen können, ob Sie mit meiner Unterstützung daran arbeiten möchten oder nicht.«
  »Ich möchte, dass Sie wissen, dass ich Ihre Entscheidung in jedem Fall respektiere. Ich kann Ihnen aber nur helfen, wenn wir an Ihrem Modus des ärgerlichen Beschützers arbeiten!«

(6) Im letzten Schritt bietet der Therapeut dem Patienten eine konkrete Verhaltensänderung als Vorschlag an und sichert ihm erneut seine Unterstützung zu, diese umsetzen zu können. Anschließend lädt der Therapeut den Patienten ein, die konkrete Veränderung auszuprobieren. Wenn möglich ist es hilfreich, das Ausprobieren eines alternativen Verhaltens das erste Mal gemeinsam in der Therapie durchzuführen (z. B. im Rollenspiel).

- Hilfreiche Sätze des Therapeuten für Schritt 6 können sein:
  (Warme, empathische Stimme): »Wenn Sie Angst vor einer Reduzierung Ihres distanzierten Beschützermodus haben, kann ich das sehr gut verstehen. Ich finde es aber sehr gut, dass Sie sich entschieden haben, daran zu arbeiten. Lassen Sie uns so kleine Veränderungsschritte erarbeiten, damit Sie keine Angst davor haben müssen, o. k.?«
  »Ich bin auf jeden Fall für Sie da und lasse Sie mit den Konsequenzen der Verhaltensänderung nicht allein!«
  »Wie wäre es, wenn wir im Rollenspiel ausprobieren, was Sie beim Arbeitsamt sagen könnten?«

In den folgenden Kapiteln werden die Besonderheiten der empathischen Konfrontation in Bezug auf einzelne Modi herausgearbeitet und mit zahlreichen Fallbeispielen illustriert.

## 1.6 Materialien

**Handout 1: Kurz-Leitfaden durch eine empathische Konfrontation**

Sollten Sie noch wenig Erfahrung in der Durchführung der empathischen Konfrontation haben, legen Sie eventuell zur Unterstützung den Kurz-Leitfaden neben sich. Notieren Sie in den dafür vorgesehenen Zeilen Punkte, auf die Sie in Zukunft besonders achten möchten, persönliche Schwierigkeiten oder Hinweise, die Sie in der Supervision erhalten haben.

## Handout 1 Kurz-Leitfaden durch eine empathische Konfrontation

**Schritt 1:** Benennen des maladaptiven Bewältigungsmodus und seiner Verhaltensweisen.

Punkte, auf die ich besonders achten möchte:

....................................................................................................

....................................................................................................

....................................................................................................

**Schritt 2:** Bindung – Stärken Sie die Beziehung zu Ihrem Patienten, erklären Sie Ihre Absicht.

Punkte, auf die ich besonders achten möchte:

....................................................................................................

....................................................................................................

....................................................................................................

**Schritt 3:** Biographische Validierung – Empathie.

Punkte, auf die ich besonders achten möchte:

....................................................................................................

....................................................................................................

....................................................................................................

**Schritt 4:** Pro- und Contra-Liste erstellen bezüglich der Beibehaltung des Modus. Mit der Pro-Seite beginnen.

Punkte, auf die ich besonders achten möchte:

....................................................................................................

....................................................................................................

....................................................................................................

**Schritt 5:** Entscheidungsfindung. Unterstützung für Veränderungswunsch zusichern, aber nicht die Entscheidung abnehmen.

Punkte, auf die ich besonders achten möchte:

....................................................................................................

....................................................................................................

....................................................................................................

**Schritt 6:** Verhaltensänderung vorschlagen und ggf. ausprobieren/demonstrieren.

Punkte, auf die ich besonders achten möchte:

....................................................................................................

....................................................................................................

....................................................................................................

# 2 Empathische Konfrontation des distanzierten Beschützermodus

## 2.1 Beschreibung des distanzierten Beschützermodus

Der Modus des distanzierten Beschützers ist ein maladaptiver Bewältigungsmodus, in dem Patienten bemüht sind, Leid durch emotionale Distanzierungsstrategien (z. B. Dissoziation, Substanzkonsum, Aufmerksamkeitslenkung nach außen) zu mindern. Aus Angst vor einer Überwältigung durch intensive, meist negative, Gefühle (z. B. Trauer, Scham) versuchen Patienten im Modus des distanzierten Beschützers alle Gefühle von sich fern zu halten. Sie wirken, als seien ihre Gefühle abgestellt, sie handeln roboterhaft und automatisiert. Dementsprechend kann es zu schweren Selbstverletzungen und Suizidversuchen kommen, beides mit dem Ziel, aktuelles emotionales Leiden von sich fern zu halten oder zu beenden. Da eine selektive Distanzierung von Gefühlen kaum gelingt, blenden Patienten im Modus des distanzierten Beschützers häufig alle Gefühle aus, was zu Gefühlen innerer Leere oder auch Schwierigkeiten im Bereich der Identität führen kann.

**Beispiel**

T: Cindy, der Dienstarzt hat mir berichtet, dass Sie letzte Nacht in die Notaufnahme mussten, weil Sie versucht hatten, sich mit Tabletten das Leben zu nehmen. Wollen Sie mir erzählen, wie es dazu gekommen ist?

P: Mein Freund hat Schluss gemacht.

T: Das tut mir leid.

P: Ach, eigentlich ist es mir egal.

T: Wie geht es Ihnen denn gerade jetzt?

P: *(Schulterzucken.)* Weiß nicht.

T: Sind Sie traurig?

P: Nein, eigentlich ist mir alles egal.

Im Modus des distanzierten Beschützers ist die Fähigkeit der Emotionsverarbeitung des Patienten, ebenso wie in allen anderen maladaptiven Bewältigungsmodi, gestört. Gerade in der Psychotherapie ist es aber notwendig, emotionale Verarbeitungsprozesse zu initiieren. Wenn Patienten folglich Therapiestunden im Modus des distanzierten Beschützers oder auch in einem der anderen Bewältigungsmodi verbringen, wird das Ziel einer Veränderung von Emotionen verfehlt. Dementsprechend muss es Ziel einer schematherapeutischen Behandlung sein, dem Patienten möglichst schnell dazu zu verhelfen, von einem maladaptiven Bewältigungsmodus in einen anderen Modus, mit dem der Therapeut im Rahmen der Therapie an einer Emotionsveränderung arbeiten kann, zu wechseln.

Eine weitere maladaptive Verhaltensstrategie des distanzierten Beschützermodus ist es, andere Menschen von sich fern zu halten und Hilfe zurückzuweisen mit dem Ziel, sich selbst vor Verletzungen durch andere Menschen zu schützen. Hier werden Bezüge zu den Schemata (z. B. Misstrauen/Missbrauch) deutlich. Im Kontakt mit einem Patienten im Modus des distanzierten Beschützers fühlt sich sein Gegenüber zurückgewiesen oder erlebt den Patienten als passiv, negativistisch oder desinteressiert. Folglich werden im Modus des distanzierten Beschützers soziale Kontakte manchmal zwar aufgesucht, aber distanziert-emotionslos geführt, sodass sie schließlich eingeschränkt oder abgebrochen werden, was bei häufigem Auftreten dieses Modus zu sozialer Isolation der betroffenen Patienten führen kann.

**Beispiel**

T: Häufig fällt es Patienten sehr schwer, einen ersten ambulanten Psychotherapietermin zu vereinbaren, da sie oft nur die Anrufbeantworter der ambulant arbeitenden Psychotherapeuten erwischen.

P: *(Nickt.)*

T: Vielleicht könnten wir im Rollenspiel üben, was Sie in einem solchen Fall auf den Anrufbeantworter sprechen könnten?

P: Nein, ich glaube, das wird mir nicht helfen.

T: Wieso nicht?

P: Weil das nichts bringt, wenn Sie mir dabei auch noch zuhören.

T: Wir könnten genau erarbeiten, was Sie sagen könnten.

P: Nein, das vergesse ich sowieso wieder.

T: Wir könnten es aufschreiben.

P: Nein, das hilft nichts. Machen Sie sich keine Mühe, ich würde das Blatt doch nur verlieren.

Im Beispiel wird deutlich, wie die Patientin jede Hilfestellung des Therapeuten von sich weist. Dabei wird sie weder feindselig noch aggressiv, sondern bleibt in der Beziehung zum Therapeuten distanziert und unverbindlich.

Im Modus des distanzierten Beschützers beschreiben Patienten Gefühle der Langeweile (»Ich weiß dann gar nichts mit mir anzufangen«), aber auch dissoziative Zustände wie Derealisation oder Depersonalisation. Auch Strategien der Selbstberuhigung oder Selbststimulation können einer Variante des distanzierten Beschützermodus, dem distanzierten Selbstberuhiger oder -stimulierer, zugeordnet werden. Eine Unterscheidung dieser Modi kann im Rahmen der schematherapeutischen Fallkonzeptualisierung vorgenommen werden, falls dies im individuellen Behandlungsfall sinnvoll erscheint (z. B. bei Patienten mit Abhängigkeitsproblematiken). Vor allem kann Alkohol- und Drogenkonsum als distanzierte Selbstberuhigungsstrategie angeführt werden, jedoch finden sich auch Essanfälle, pathologisches Spielen, exzessiver Sport, Workaholismus, Selbstverletzungen und exzessiver Internet- oder auch Pornokonsum. Auch Suizidgedanken können eine Strategie des Auftretens eines distanzierten Beschützers sein. Insofern ist therapeutisch relevant, stets die Funktion eines bestimmten Verhaltens (z. B. Selbstverletzungen) zu erfragen, um diese dem passenden Modus zuordnen zu können.

Im Modus des distanzierten Beschützers nutzen Patienten häufig unterschiedliche maladaptive Distanzierungsstrategien, sodass es wichtig ist, die unterschiedlichen Strategien des distanzierten Beschützermodus im Rahmen des schematherapeutischen Fallkonzepts gemeinsam mit dem Patienten zu besprechen. Gleichzeitig sollte die Möglichkeit bestehen, das Fallkonzept um weitere maladaptive Strategien des Modus zu erweitern, falls diese im Verlauf der Therapie auftauchen sollten.

**Beispiel**

**Modus-Konzept Annemarie**

Annemarie stellt sich mit einer chronifizierten Depression zur Behandlung vor und bittet um therapeutische Unterstützung bei der Bewältigung ihrer langjährigen Schwierigkeiten. Sie empfinde an nichts mehr Freude und auch zahlreiche frühere Psychotherapien und psychopharmakologische Behandlungen hätten ihr nicht geholfen. Sie sei manchmal traurig, meist aber leer. Sie fühle sich nicht in der Lage, etwas zu verändern, sondern grüble über das Leben nach und sehne sich nach dem Tod. Sie rauche täglich ein Päckchen Zigaretten und tue sonst eigentlich nichts, da es ihr immer so schlecht gehe. Manchmal nehme sie die Benzodiazepine, die der Arzt ihr verschrieben habe, dies mache es ihr leichter. Ihre Söhne seien alt genug und könnten sich nun selbst versorgen, ihr Mann arbeite täglich.

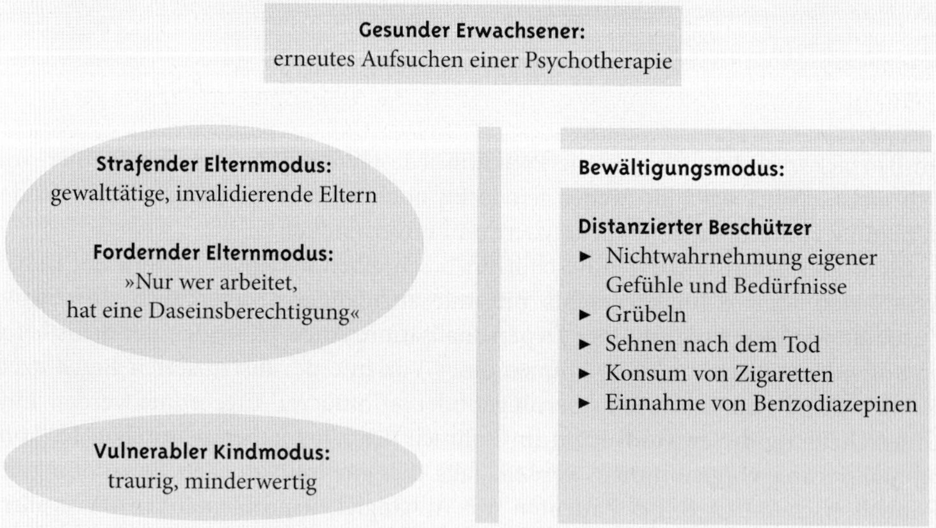


**Abbildung 2.1** Modus-Modell von Annemarie

►

Sie sei in einer Familie mit vier jüngeren Schwestern auf dem Land aufgewachsen. Im landwirtschaftlichen Betrieb der Eltern habe sie früh mit anpacken müssen. Nur wer mitgearbeitet habe, habe eine Daseinsberechtigung gehabt. Häusliche Gewalt sei an der Tagesordnung gewesen und ihre Mutter habe ihr immer gesagt, dass der Mensch nur im Tod von den täglichen Qualen erlöst werde.

Vor Beginn jeder Intervention in der Schematherapie ist es notwendig, den Modus des Patienten zu erkennen. Hierfür können verschiedene Analyseebenen herangezogen werden.

Modusanalyse:

(1) Welches vorherrschende Gefühl können Sie als Therapeut bei Ihrem Patienten wahrnehmen?
(2) Welche Gedanken verbalisiert der Patient?
(3) Welches Verhalten zeigt der Patient?
(4) Welches Ziel verfolgt der Patient (bewusst oder unbewusst)? Was ist die Absicht des Patienten?

## 2.2 Besonderheiten der empathischen Konfrontation beim Modus des distanzierten Beschützers

### 2.2.1 Benennen des maladaptiven Bewältigungsmodus und des maladaptiven Verhaltens

Zu Beginn einer empathischen Konfrontation des distanzierten Beschützermodus ist es hilfreich, dem Patienten zu helfen, den Modus zu erkennen und ihn zu benennen. Wenn möglich, kann der Therapeut hier auf die oben beschriebenen Analyseebenen zurückgreifen und dem Patienten somit die Möglichkeit geben, zu lernen, den Modus anhand der beschriebenen Kriterien selbstständig zu erkennen.

**Beispiel**

T: Hallo Pia, wieso sitzen Sie denn auf dem Boden vor Ihrem Zimmer?
P: *(Zuckt die Schultern.)* Weiß nicht. Musste mal raus.
T: *(Geht in die Hocke.)* Ist alles in Ordnung?
P: *(Dreht sich weg.)* Passt schon.
T: Ich habe das Gefühl, es ist nicht alles in Ordnung. Kann ich irgendetwas für Sie tun?
P: *(Schaut auf den Boden.)* Nein, ich komme schon alleine klar. Gehen Sie mal, Sie haben sicherlich auch noch was anderes zu tun.

Im Fallbeispiel könnte der Therapeut auf der Verhaltensebene feststellen, dass Pia »die Schultern zuckt«, »sich wegdreht« und »auf den Boden schaut«. Sie versucht, die

Verbindung zwischen ihr und dem Therapeuten auf ein Minimum zu beschränken. Pia antwortet kurz und nichtssagend, am Ende des Beispiels weist sie den Therapeuten direkt von sich. Pia möchte den Therapeuten wegschicken. Auf der Gefühlsebene wird deutlich, dass es für den Therapeuten schwierig sein dürfte, ein vorherrschendes Gefühl auszumachen. Alle Anzeichen sprechen dafür, dass sich Pia im Modus des distanzierten Beschützers befindet. Im Rahmen des ersten Schrittes einer empathischen Konfrontation ist es nun Aufgabe des Therapeuten, der Patientin dabei zu helfen zu erkennen, dass sie sich gerade im Modus des distanzierten Beschützers befindet.

**Beispiel**

P: *(Schaut auf den Boden.)* Nein, ich komme schon alleine klar. Gehen Sie mal, Sie haben sicherlich auch noch was anderes zu tun.

T: Nein, im Moment möchte ich gerne bei Ihnen bleiben. Pia, wie geht es Ihnen denn jetzt gerade?

P: Wie gesagt, es passt schon.

T: Versuchen Sie mal zu spüren, ob Sie irgendein Gefühl oder ein Bedürfnis bei sich wahrnehmen können.

P: *(Zögert kurz.)* Hm, ich weiß nicht, nicht so richtig.

T: O. k., woran haben Sie denn gerade gedacht, als wir uns unterhalten haben?

P: Ich habe an gar nichts gedacht. Ich wollte bloß irgendwie allein gelassen werden.

T: Aha. Ist Ihnen aufgefallen, was Sie gesagt und getan haben?

P: Nein.

T: Ah, o. k. Sie haben sich von mir abgewandt und ich habe das Gefühl bekommen, dass Sie mich ganz weit auf Abstand gehalten haben. Kann das sein?

P: Ja, das kann sein.

T: Wenn Sie also keine Gefühle oder Bedürfnisse wahrnehmen und auch nichts so wirklich denken, sich von mir abwenden und mir signalisieren, dass ich Sie allein lassen soll – haben Sie eine Idee, welcher Modus das sein könnte?

### 2.2.2 Verstärken der Bindung

Bereits bei der Benennung des Modus sollte der Fokus des Therapeuten auf der Gestaltung der Therapiebeziehung im Sinne des Limited Reparenting (begrenzte elterliche Fürsorge) liegen. Der Modus des distanzierten Beschützers erfüllt u. a. die Funktion, Distanz zwischen dem Therapeuten und dem Patienten herzustellen, da der Patient fürchtet, verletzt oder von Gefühlen überwältigt zu werden. Aufgabe des Therapeuten ist, dem Patienten Sicherheit zu geben, ihm gegenüber Verständnis für das Aufkommen des Modus entgegenzubringen und seine Absicht zu erklären (z. B.: »Ich kann verstehen, dass es im Moment wirklich schwierig für Sie ist und ich möchte Ihnen versichern, dass ich Sie nicht verletzen will«). Es ist wichtig, dem Patienten im Modus des distanzierten Beschützers Fürsorge, Schutz und Interesse zu vermitteln, um ihn zu beruhigen (»Es ist verständlich, dass Ihr distanzierter Beschützer gerade jetzt da ist, damit Sie nicht überrannt werden, aber ich möchte wirklich für Sie da sein und Ihnen helfen«). Es ist hilfreich, die Aussagen sehr persönlich und in Ich-Form zu formulieren und kongruent zu bleiben. Gleichzeitig ist es notwendig, der eigenen Besorgnis um die kindlichen Anteile und die Erfüllung der Bedürfnisse des Patienten Ausdruck zu verleihen und die Veränderung des distanzierten Beschützermodus zu einem Therapieziel zu machen. Zwischen dem Verständnis für den Modus des distanzierten Beschützers und seiner Funktion und der Kommunikation der Notwendigkeit einer Veränderung dieses Modus sollte eine Balance entstehen.

**Beispiel**

P: Es stimmt, dass ich gestern wieder den ganzen Tag damit verbracht habe, Videos zu schauen. Aber heute ist das nicht mehr wichtig, lassen Sie uns am Aktivitätenaufbau weiterarbeiten.

T: Karl, ich kann gut verstehen, dass Sie sich jetzt lieber nicht mit dem Videokonsum von gestern auseinandersetzen möchten. Ich habe den Eindruck, es könnte Ihr distanzierter Beschützer sein, der jetzt die Kontrolle übernimmt, kann das sein?

P: Weiß nicht, kann sein.

T: Ich kann verstehen, dass Ihr distanzierter Beschützer gerade jetzt auftaucht, weil ich den Videokonsum angesprochen habe. Er versucht vermutlich, den kleinen Karl zu beschützen, weil Ihr strafender Elternteil Sie im Hintergrund schon wieder runtermacht, weil Sie gestern Videos geschaut haben. Und ich kann mir vorstellen, dass Sie befürchten, dass ich auch so reagieren werde. Das ist aber gar nicht meine Absicht. Es ist nicht o. k., Sie runterzumachen, wie es Ihr strafender Elternteil tut, und ich möchte das ganz sicher nicht. Ich möchte wirklich für Sie da sein und Ihnen helfen, aber das kann ich eben nur dann wirklich gut, wenn ich auch mitbekomme, was Sie belastet.

### 2.2.3 Biographische Validierung

Im folgenden Teil der empathischen Konfrontation werden die Vorteile und die Nachteile des distanzierten Beschützermodus abgewogen. Dafür werden sowohl die Vergangenheit als auch die aktuelle Situation des Patienten herangezogen. Im Schritt »Biographische Validierung« werden zunächst die Vorteile des distanzierten Beschützers in Bezug auf die Kindheit und Jugend sowie die damals vorherrschenden Umweltbedingungen erarbeitet. Zunächst soll also die Funktion des Modus in der Biographie des Patienten validiert werden. Hierfür ist es notwendig, die Biographie des Patienten zu kennen und sich darüber klar zu werden, welche Ereignisse und Personen im Verlauf des Lebens des Patienten zur Entstehung und Verfestigung dieses Modus beigetragen haben sowie in welchen Situationen sich der Modus als nützlich erwiesen hat. Die Kenntnis der einzelnen Schemata des Patienten, insbesondere des Schemas »Misstrauen/Missbrauch«, ist hilfreich. Häufig können Patienten im Verlauf der Therapie von weiteren aktuellen Ereignissen berichten, die die Kernaussagen ihres distanzierten Modus bestätigen. Diese werden dann im Schritt »Pro & Contra im aktuellen Leben« eingearbeitet. Im Rahmen der empathischen Konfrontation können

Therapeuten auf das Wissen über aktuelle und vergangene Ereignisse im Zusammenhang mit dem Modus des distanzierten Beschützers zurückgreifen.

**Beispiel**

T: Ich möchte wirklich für Sie da sein, gerade jetzt, da es offensichtlich schwierig für Sie ist, über den Termin heute zu berichten.

P: *(Schaut weg.)* Hm.

T: Ich finde es nachvollziehbar, dass Ihr distanzierter Beschützer jetzt auftaucht, wenn wir versuchen herauszufinden, warum Sie den Termin beim Arbeitsamt nicht wahrgenommen haben. Mir ist klar, dass es für Sie ganz und gar nicht einfach war, diesen Termin zu vereinbaren und sicherlich schon gar nicht, dann auch hinzugehen. Ich weiß, dass Sie große Angst vor solchen Terminen haben. Und ich kann mir vorstellen, dass es nicht einfach für Sie ist, mir zu erzählen, warum es nicht geklappt hat.

P: *(Schaut weg.)* Ich will einfach nicht mehr darüber nachdenken.

T: Also hilft Ihnen der distanzierte Beschützer dabei, dieses Ereignis gedanklich wegzuschieben, sodass Sie nicht mehr darüber nachdenken müssen.

P: *(Nickt.)*

T: Das spricht natürlich dafür, diesen Modus beizubehalten. Ich erinnere mich, dass Sie mir mal erzählt haben, dass es früher schon so war, dass es einige Situationen gab, in denen es gut war, alles einfach wegzuschieben, um nicht mehr davon belastet zu sein.

P: *(Schaut den Therapeuten an und dann wieder weg.)*

T: Zum Beispiel, als sich Ihre Eltern immer wieder getrennt haben und dann wieder zusammengekommen sind. Da haben Sie mir mal von einer Situation erzählt, als Ihr Vater einmal für mehrere Wochen verschwunden war und Sie das ausgeblendet haben. Erinnern Sie sich?

P: *(Nickt.)*

T: Sie haben gesagt, Ihre Mutter war ganz traurig damals und weinte und konnte sich gar nicht um Sie kümmern. Das war eine der Situationen, die Sie mir berichtet hatten, in denen der distanzierte Beschützer hilfreich war. Vermutlich hatten Sie selbst damals große Angst, denn es ist ja schwierig für ein Kind, wenn der Vater ganz plötzlich weg ist. Und Sie hätten jemanden gebraucht, der Sie bei der Bewältigung dieser Angst unterstützt hätte. Aber Ihre einzige andere Bezugsperson, Ihre Mutter, war nicht verfügbar, weil sie selbst so belastet war. Um nicht von der Angst oder auch anderen Gefühlen überrannt zu werden, haben Sie versucht, es wegzuschieben und nicht mehr daran zu denken.

P: Stimmt. Damals hat das auch funktioniert, zumindest ein bisschen.

T: Und gerade deswegen, weil das damals funktioniert hat, hat Ihr distanzierter Beschützer heute so viel Kraft und bestimmt oft Ihr Leben. Und gleichzeitig bereitet Ihnen genau dieser Modus heute auch manchmal Schwierigkeiten, z. B. eben gerade.

Im Fallbeispiel wird die biographische Validierung in Bezug auf die Kindheitserlebnisse des Patienten vorgenommen. Um für den Patienten zu verdeutlichen, in welchen Situationen der distanzierte Beschützer im Verlauf seines Lebens eine hilfreiche Rolle gespielt hat, kann mit dem Patienten das Handout 2 »Erinnerungen an Situationen, in denen mein distanzierter Beschützer mir geholfen hat« bearbeitet werden.

### 2.2.4 Pro und Contra im aktuellen Leben des Patienten

Gleichzeitig zur Validierung wird die Funktionalität des distanzierten Beschützermodus im aktuellen Leben des Patienten hinterfragt. Hierbei kann das Handout »Pro und Contra distanzierter Beschützer« zu Hilfe gezogen werden. Dabei werden auch Gefühle und Modi erarbeitet, die hinter dem Modus stehen. Prinzipiell kommen hierfür alle schmerzhaften Modi infrage, d. h. die kindlichen Modi und die dysfunktionalen Elternmodi. Ziel ist, dass der Patient in die Lage versetzt wird, seine eigenen Bedürfnisse, die sich vor allem in den kindlichen Modi widerspiegeln, emotional fassen zu können.

**Beispiel**

T: Und gerade deswegen, weil das damals funktioniert hat, hat Ihr distanzierter Beschützer heute so viel Kraft und bestimmt oft Ihr Leben. Und gleichzeitig bereitet Ihnen genau dieser Modus heute auch manchmal Schwierigkeiten, z. B. eben gerade. Heute kommen Sie ja in die Therapie, um gemeinsam mit mir zu schauen, wie Sie mit solchen Situationen wie heute Morgen besser umgehen können, aber ich kann Ihnen nicht gut helfen, wenn ich gar nicht weiß, was genau passiert ist.

P: Hm.

T: Früher war Ihr distanzierter Beschützer wichtig, aber heute übernimmt er oft die Kontrolle, wenn das nicht hilfreich ist, z. B. hier in der Therapie, aber auch in der Beziehung zu Ihrer Frau.

P: Ja, stimmt, da stelle ich meine Ohren auch so auf Durchzug, wenn sie ärgerlich ist.

T: Und gleichzeitig geht es Ihnen dabei nicht gut.

P: Nein, eigentlich fühle ich mich überfordert und habe Angst, noch mehr falsch zu machen.

T: Und in diesen Momenten hindert Ihr distanzierter Beschützer Sie daran, sich mit dem zu beschäftigen, was wirklich wichtig ist, so wie heute am Anfang der Therapie.

P: Ich merke das manchmal gar nicht. Und ich weiß auch nicht, wie ich das ändern kann.

Am Ende dieses Schrittes der empathischen Konfrontation besteht die Möglichkeit, die erarbeiteten Vor- und Nachteile des distanzierten Beschützers sowie das Fazit aus der empathischen Konfrontation schriftlich festzuhalten und dem Patienten die erarbeiteten Punkte mit nach Hause zu geben.

### 2.2.5 Entscheidungsfindung

Im folgenden Abschnitt der empathischen Konfrontation findet die Entscheidungsfindung statt. Nachdem Patient und Therapeut die Vor- und Nachteile des distanzierten Beschützermodus gemeinsam erarbeitet haben und der Patient einen Bezug zu seinen eigenen Bedürfnissen herstellen konnte, stellt sich die Frage, ob der Patient seinen distanzierten Beschützermodus in der Form beibehalten möchte, die er aktuell erlebt oder ob er diesen Modus reduzieren möchte. Es ist möglich, dass ein Patient sich dafür entscheidet, seinen Bewältigungsmodus nicht zu reduzieren. Insbesondere in einer weiterhin gefährdenden Umgebung (z. B. missbrauchende Beziehungen, Leben auf der Straße, Arbeit in der Prostitution etc.) ist diese Entscheidung nachvollziehbar. Aufgabe des Therapeuten ist es in diesem Fall, sowohl an einer Veränderung der Umgebungsbedingungen zu arbeiten (z. B. an einer Entscheidung des Patienten, aus einer Wohnung auszuziehen, die mit einem misshandelnden Partner geteilt wird), als auch den Bewältigungsmodus weiterhin empathisch zu konfrontieren. Es muss klar sein, dass es wenig sinnvoll ist, einzig an Bewältigungsmodi zu arbeiten, wenn die Umgebungsvariablen aus unterschiedlichen Gründen nicht verändert werden. In diesem Fall würde der Bewältigungsmodus im täglichen Erleben des Patienten andauernd bestätigt werden (z. B. »Du kannst anderen nicht vertrauen«, »Andere werden dich verletzen«, »Du kannst Gefühle/Situationen nicht aushalten«).

Die Entscheidung, den Bewältigungsmodus zu reduzieren, muss der Patient selbst treffen, auch wenn der Therapeut ihn bei der Entscheidungsfindung unterstützt. Kann ein Patient nach wiederholten empathischen Konfrontationen eines Bewältigungsmodus nicht die Entscheidung treffen, diesen zu reduzieren und behindert der betreffende Bewältigungsmodus die Veränderung des Patienten hinsichtlich des Erreichens der Therapieziele, ist es für den Therapeuten notwendig, sich die Frage zu stellen, ob die gewählte Therapie zu diesem Zeitpunkt für den Patienten hilfreich und sinnvoll ist. In der Schematherapie wird davon ausgegangen, dass die Entscheidung eines Patienten zur Reduktion eines Bewältigungsmodus sehr schwierig und häufig langwierig ist. Dementsprechend wird die Grenze einer Therapiebeendigung sehr spät gesetzt. Dennoch besteht die Möglichkeit, dass von Seiten des Therapeuten die Entscheidung getroffen werden kann, dass das aktuelle Therapieangebot zum aktuellen Zeitpunkt für einen Patienten nicht mehr sinnvoll ist, da der Patient sich zur Beibehaltung eines bestimmten maladaptiven Bewältigungsmodus entschieden hat und die Therapie folgerichtig beendet werden muss. In einem solchen Fall ist es wichtig, dem Patienten das Gefühl zu vermitteln, dass die Therapie wieder aufgenommen werden kann, wenn sich die Ausgangsbedingungen bzw. die Entscheidung des Patienten hinsichtlich seines Bewältigungsmodus verändern.

Während der Therapeut im Rahmen der empathischen Konfrontation auf der einen Seite mit der rigiden Unveränderbarkeit eines Bewältigungsmodus konfrontiert werden kann, ist es auf der anderen Seite auch möglich, dass Patienten sich wünschen, den Bewältigungsmodus völlig aufzugeben. In diesem Zusammenhang ist es wichtig, im Schritt »Biographische Validierung« noch einmal herauszuarbeiten, aus welchen Gründen der Bewältigungsmodus entstanden ist und in welchen Situationen er sich als hilfreich erwiesen hat. Daraufhin wird im Schritt »Pro und Contra im aktuellen Leben« gemeinsam mit dem Patienten erarbeitet, ob es im heutigen Leben des Patienten theoretisch Situationen geben könnte, in denen der Bewältigungsmodus hilfreich sein könnte. In manchen Situationen kann der Einsatz bestimmter Bewältigungsmodi sinnvoll und nicht schädlich sein. Therapeutische Selbstöffnung kann an dieser Stelle die Entscheidung des Patienten unterstützen. Wichtig ist, dem Patienten zu verdeutlichen, dass der Modus des gesunden Erwachsenen die Kontrolle übernimmt, dieser jedoch die Möglichkeit hat, den Modus des distanzierten Beschützers an- und wieder auszuschalten, sollte dieser in einer Notfallsituation vonnöten sein. D. h., während im aktuellen Leben der Bewältigungsmodus des Patienten die Kontrolle übernimmt und automatisiert Handlungen nach Vorgaben des Bewältigungsmodus vorgenommen werden, soll der Patient lernen, dem Modus des gesunden Erwachsenen die Kontrolle zu übergeben, sodass dieser nur in klar definierten Notfallsituationen Bewältigungsmodi zur Unterstützung rufen und diese nach Ende der Situation auch wieder wegschicken kann.

**Beispiel**

P: Also, dann bringt mir mein distanzierter Beschützer doch ganz schön viele Nachteile. Das ist wirklich ganz schön blöd von mir, dass ich den immer noch habe.

T: Das finde ich nicht. Wenn Sie noch einmal überlegen, in wie vielen Situationen in Ihrem Leben er Ihnen geholfen hat, dann ergibt das für mich sehr viel Sinn, dass Sie den noch haben.

P: Das stimmt, aber jetzt ist ja doch vieles anders.

T: Das ist sicher richtig, aber es ist auch nicht so leicht, das zu verändern.

P: Nein, also ich will den nicht mehr, diesen distanzierten Beschützer.

T: Gibt es vielleicht auch Situationen in Ihrem jetzigen Leben, in denen er immer noch hilfreich sein könnte?

P: Das kann ich mir nicht vorstellen.

T: Also ich habe ja auch einen distanzierten Beschützer. Manchmal hilft mir das, wenn mein gesunder Erwachsener den distanzierten Beschützer zur Hilfe ruft, wenn ich z. B. in der Klinik von meinem Oberarzt vor dem gesamten Stationsteam in der Besprechung angemotzt werde. Es ist allerdings auch gut, dass mein gesunder Erwachsener die Kontrolle hat und ich den distanzierten Beschützer gleich wieder ablegen kann, sobald ich mit meiner Lieblingskollegin alleine bin und ihr erzählen kann, was da gerade los war. Denn so kann ich dann von ihr Trost und gute Ratschläge bekommen, was ich jetzt machen kann, um die Situation zu klären.

P: Ach so. Ja, dann wäre es vielleicht gut, wenn mein gesunder Erwachsener auch meinen distanzierten Beschützer im Notfall rufen könnte, denn manchmal schreit mich meine Chefin auch ganz schön an und dann merke ich immer schon, wie ich am liebsten auf sie losgehen würde. Aber ich habe keine Kollegin, die mir dann helfen könnte.

T: O. k., aber wenn Ihr gesunder Erwachsener da ist, könnten Sie ja entweder mich kurz kontaktieren und wir überlegen uns, was Sie machen könnten oder aber Sie könnten es ja auch nach der Arbeit mit Ihrer Betreuerin besprechen, wenn die sie abholt. Und da wäre es wichtig, dass wir es schaffen, Ihren distanzierten Beschützer zu reduzieren, denn genau dann fällt es Ihnen ja schwer, aus dem Modus rauszukommen und zu erzählen, was passiert ist.

P: O. k., also muss der distanzierte Beschützer nicht ganz weg, sondern kleiner werden und der gesunde Erwachsene größer.

T: *(Nickt.)*

Am Ende des Schrittes »Entscheidungsfindung« kann das Handout »Pro und Contra des distanzierten Beschützers im aktuellen Leben« erneut genutzt werden, um die Entscheidung des Patienten unter dem Punkt »Fazit« festzuhalten.

## 2.2.6 Konkrete Veränderungsvorschläge

Im letzten Schritt der empathischen Konfrontation erarbeitet der Therapeut gemeinsam mit dem Patienten konkrete Verhaltensveränderungsschritte, sodass das hinter dem Modus des distanzierten Beschützers versteckte Bedürfnis erfüllt werden kann. Zusätzlich können die Verhaltensveränderungsschritte, z. B. in einem Rollenspiel, eingeübt werden.

**Beispiel**

P: Ich möchte schon, dass meine Mauer *(Name, der dem Modus des distanzierten Beschützers zuvor gegeben wurde)* niedriger wird und ich anderen zeigen kann, wie es mir wirklich geht. Ich weiß aber nicht, wie.

T: Das Bedürfnis hinter dem distanzierten Beschützer könnte also sein, dass Ihr verletzlicher Teil gesehen und diesem Teil geholfen wird, ja? Ich habe da vielleicht ein paar Ideen. Lassen Sie uns doch noch mal die Situation von eben ganz genau anschauen, o. k.?

P: O. k.

T: Mir ist als erstes aufgefallen, dass Sie von mir abgewandt saßen und wie durch mich hindurch gesehen haben. Wissen Sie, was ich meine?

P: Ja, schon.

T: Gut. Vielleicht wäre es eine Möglichkeit, sich zu mir umzudrehen und Blickkontakt herzustellen. Geht das?

P: Ja, das geht.

T: *(Lächelt.)* Können Sie mein Lächeln erwidern?

P: *(Lächelt leicht.)* Ja.

T: Wie fühlt sich das an?

P: Ganz gut.

T: Schön, das freut mich. Wenn Sie also etwas an Ihrer Sitzposition, an Blickkontakt und Mimik verändern, dann verändert sich etwas an Ihrem distanzierten Beschützer, richtig?

P: Komisch, aber das könnte stimmen.

T: Sollen wir noch mal schauen, ob es noch andere mimische Veränderungen geben kann, mit denen Sie mir gegenüber Gefühle zeigen können, wenn Sie möchten?

P: Ja, gerne. Aber ich weiß nicht, ob ich es gleich schaffe, meine Mimik zu verändern.

T: Das ist nicht schlimm. Wir können ja die Mimik üben und für jedes Gesicht auch eine kleine Karte mit dem Gesichtsausdruck malen und immer dann, wenn Sie es nicht schaffen, den Gesichtsausdruck selbst zu zeigen, können Sie erstmal auf die Karte zeigen. Wie wäre das?

Im Fallbeispiel erarbeitet der Therapeut ganz konkrete Veränderungsschritte in der Sitzposition und der Mimik der Patientin und lässt die Patientin diese Veränderungsschritte in der Sitzung ausprobieren. Die Patientin kann somit unterschiedliche Intensitäten im Auftreten ihres distanzierten Beschützers erleben, je nachdem, welche Veränderungsschritte sie in verschiedenen Situationen umsetzt.

## 2.3 Fallstricke und typische Schwierigkeiten in der Umsetzung

### 2.3.1 Benennen des maladaptiven Bewältigungsmodus und des maladaptiven Verhaltens

Bereits zu Beginn der Intervention können Schwierigkeiten dadurch entstehen, dass der Therapeut den Modus des Patienten nicht erkennt oder sich durch den Modus des distanzierten Beschützers in theoretische Überlegungen verstricken lässt, die nicht zur Veränderung des Patienten im Sinne der Therapieziele beitragen.

**Beispiel**

T: Hallo Ralf, schön, dass Sie da sind. Wie hat es mit den Hausaufgaben geklappt?

P: Ganz gut.

T: Super, das freut mich. Erzählen Sie mal.

P: *(Schaut verträumt.)* Ach wissen Sie, es war wirklich nicht schwierig, vielleicht sollten wir die Therapiezeit für etwas anderes nutzen.

T: Hm, ist etwas passiert, was wir dringlich besprechen sollten? Ich möchte schon hören, was bei der Hausaufgabe passiert ist, aber ich möchte natürlich auch wissen, wenn etwas Dringendes anliegt.

P: *(Schaut ins Leere.)* Ich finde es sehr dringlich. Tatsächlich habe ich mich gefragt, ob Hausaufgaben ein sinnvoller Weg sind, meine Schwierigkeiten zu bewältigen. Ich fühle mich dann sehr unter Druck und das kann ja nicht gut sein. Das ist wohl mein fordernder Elternmodus. Ich muss das wirklich noch mal überdenken. Ich denke, es ist wirklich wichtiger, dass ich meine Schwierigkeiten gedanklich fassen kann.

T: Das kann ich verstehen. Vielleicht müssen wir an Ihrem fordernden Elternmodus arbeiten.

P: Das habe ich auch gedacht. Erklären Sie mir doch nochmal, wie man das genau macht.

Im Fallbeispiel achtet der Therapeut stark auf den Modus des fordernden Elternteils, von dem der Patient berichtet. Hierbei übersieht er den Modus des distanzierten Beschützers, der aktuell in der Situation präsent ist und der nun erkannt und benannt werden sollte. In diesem Fall ist es wichtig, sich die Absicht des Modus des Patienten zu verdeutlichen – im Modus des distanzierten Beschützers ist das Ziel eine Distanzierung von vermeintlich belastenden Gefühlen, Situationen oder Personen. Bei Patienten mit depressiven Störungen ist insbesondere auf Grübelgedanken zu achten, die eine häufige Distanzierungsstrategie darstellen. Patienten mit dieser Form eines distanzierten Beschützers berichten in der Therapiesitzung häufig, dass sie sich »viele Gedanken über« das betreffende Veränderungsthema gemacht haben, jedoch erscheint die Umsetzung einer Verhaltensänderung im Vergleich zu den Grübelgedanken im Hintergrund. Wichtig ist, diese Wahrnehmung mit dem Patienten zu besprechen und die langfristigen Konsequenzen dieser maladaptiven Verhaltensstrategie des distanzierten Beschützers zu verdeutlichen.

## 2.3.2 Verstärken der Bindung

Im Rahmen des Limited Reparenting bzw. dem Verstärken der Bindung können weitere Schwierigkeiten entstehen. Einerseits kann es passieren, dass der Therapeut dem Patienten zu wenig Sicherheit gibt. Dies ist dann häufig der Fall, wenn Suizidgedanken als Facette des distanzierten Beschützers auftreten (vgl. Abschn. 2.4). Das Sicherheitsgefühl des Patienten wird insbesondere dann gefährdet, wenn der Therapeut zu stark oder zu schnell auf Veränderung drängt.

**Beispiel**

T: Hallo Nina, wie geht es Ihnen?

P: Hm, weiß nicht. Heute ist mir alles egal.

T: Wie kommt denn das?

P: Ich habe heute Morgen meine Ratte tot in ihrem Käfig gefunden. Erst war ich ganz traurig und habe geweint, aber dann habe ich mir gedacht, die hat es jetzt eh besser da, wo sie ist jetzt ist. Jedenfalls besser als bei mir. Und seither ist mir alles egal.

T: Nina, ich glaube, das ist Ihr distanzierter Beschützer, der heute wieder die Kontrolle übernommen hat. Aber *Sie* wissen ja, dass der distanzierte Beschützer in der Therapie nicht sinnvoll ist. Ich denke, Sie sollten sich die Situation von heute Morgen mal ganz genau anschauen und analysieren, warum Sie so reagiert haben.

Im Fallbeispiel wird der Modus des distanzierten Beschützers durch den Therapeuten zu stark konfrontiert, indem der Patientin geraten wird, sich alleine mit der Situation vom Morgen auseinanderzusetzen. Die Patientin hat jedoch im Verlauf ihres Lebens die Erfahrung gemacht, dass sie von Gefühlen überrollt wird, wenn sie sich alleine mit gefühlsintensiven Situationen auseinandersetzt. Gerade deswegen ist ja ihr distanzierter Beschützer entstanden. Hilfreich wäre es in der betreffenden Situation gewesen, der Patientin Verständnis für diesen Modus entgegenzubringen und ihr die Sicherheit zu bieten, gemeinsam mit dem Therapeuten die Ereignisse vom Morgen zu bearbeiten. Hierbei kann der Therapeut z. B. vorschlagen, dass die Patientin ihm ein Zeichen geben kann, wenn es zu viel für sie wird oder auch einen vorgegebenen Zeitraum vereinbaren (z. B. 15 Minuten), in dem über das gefühlsintensive Thema gesprochen wird. Wichtig ist hierbei, die Absprache genau einzuhalten, um eine Vertrauensbasis zu schaffen. Auch kann der Therapeut der Patientin versichern, dass die gegenseitige Bindung stabil ist, indem er ihr z. B. sagt: »Ich bin da. Intensive Gefühle sind nichts Schlimmes. Sie sind nicht allein, wir können das gemeinsam durchstehen.« Es ist hilfreich, in Formulierungen auf die »Wir«-Form zu achten und den Patienten aktiv zu unterstützen. Zudem helfen erlebensbasierte Techniken, um dem Patienten zu verdeutlichen, dass die gegenseitige Bindung weiter besteht. So kann der Therapeut beispielsweise einen Schal nehmen, dem Patienten das eine Ende des Schals geben und selbst das andere Ende in die Hand nehmen. Immer dann, wenn der Patient wieder stärker in den Modus des distanzierten Beschützers rutscht, kann der Therapeut sanft am Schal ziehen und den Patienten anlächeln, um ihm zu verdeutlichen, dass die Verbindung noch besteht.

Eine weitere Schwierigkeit kann dann entstehen, wenn der Therapeut zu wenig konfrontativ vorgeht und dem Modus des distanzierten Beschützers zu stark gewähren lässt. In diesem Fall wird der Modus zu wenig begrenzt und die damit einhergehenden Überzeugungen nicht ausreichend hinterfragt. Diese Schwierigkeit entsteht insbesondere dann, wenn Therapeuten Angst haben, den Patienten durch ihre Intervention zu »destabilisieren«. Diese Angst ist berechtigt, denn tatsächlich dient die Technik der empathischen Konfrontation einer gewissen Destabilisierung des Bewältigungsmodus. Aber nur durch diese kann Veränderung entstehen. Dementsprechend ist es notwendig, rechtzeitig Notfallpläne zum Umgang mit verschiedenen Modi (z. B. dem strafenden Elternmodus; vgl. Farrell et al., 2013) zu entwickeln. Insgesamt ist jedoch zu bedenken, dass Bewältigungsmodi bei Patienten mit Persönlichkeitsstörungen meist stark verankert sind und die Wahrscheinlichkeit einer vollständigen Destabilisierung durch eine empathische Konfrontation sehr gering ist. Viel wahrscheinlicher ist es, dass der Bewältigungsmodus schon kurze Zeit nach einer empathischen Konfrontation wieder die Kontrolle über den Patienten übernimmt und der Therapeut erneut an einer Reduktion des Modus ansetzen muss.

Zudem kann es im Rahmen des Limited Reparenting dann zu Schwierigkeiten kommen, wenn der Therapeut selbst sehr distanziert ist und einen wenig persönlichen Therapiestil pflegt. Eine Distanzierung von Seiten des Therapeuten führt ebenso zu einem Bruch in der therapeutischen Beziehung wie eine Distanzierung von Seiten des Patienten. Ein Patient im Modus des distanzierten Beschützers kann seine maladaptiven Überzeugungen (»Du kannst niemandem wirklich vertrauen«, »Niemand ist wirklich für dich da, wenn du ihn/sie brauchst«, »Du bist eine zu große Belastung für andere, halt dich zurück« etc.) bestätigt sehen, wenn sich der Therapeut in der Therapiesituation distanziert, wenig direktiv oder sehr passiv-zurückhaltend verhält. Insbesondere ist in diesem Zusammenhang auch auf Gestik und Mimik des Therapeuten zu achten. Zudem erscheint es wenig hilfreich, den Patienten durch einen stark durch Fragen gekennzeichneten Stil zur Erkenntnis möglicher Verhaltensänderungen zu leiten (z. B. »Was könnten Sie jetzt tun?« im Vergleich zu »Ich kann mir vorstellen, dass es jetzt hilfreich sein könnte, … zu tun. Wäre das eine Möglichkeit für Sie?«); bei Patienten mit chronischen Störungen oder Persönlichkeitsstörungen scheint dieser Stil das Misstrauen, das für Bewältigungsmodi typisch ist, zu verstärken.

**Beispiel**

P: Ja, dann war ich da beim Amt und die haben gesagt, sie können auch nichts für mich tun. Und dann habe ich gedacht, dass doch eh alles egal ist.

T: Aha. Was könnten Sie jetzt tun?

P: Ich weiß nicht. Ich schaffe das nicht.

T: Na ja, was könnten Sie denn noch machen?

P: Ich habe alles versucht, jetzt ist es auch egal.

T: Fred, vielleicht überlegen wir mal gemeinsam. *(Schweigt, es entsteht Stille im Raum.)*

P: Es ist egal, belassen wir es dabei.

▶

T: Überlegen Sie sich doch noch einmal, was für und was gegen den Modus des distanzierten Beschützers spricht.

P: *(Verärgert:)* Es ist mir egal. Lassen Sie mich in Ruhe.

Obwohl der Therapeut den Modus des Patienten offensichtlich erkannt hat, hält er an einem zurückhaltenden Therapiestil, der durch viele Fragen geprägt ist, fest. Um jedoch dem Modus des distanzierten Beschützers Sicherheit und Klarheit zu vermitteln, erscheint ein aktiver Therapiestil, der teilweise auch direktiv sein kann, hilfreich. Gleichzeitig bleibt es wichtig, dem Patienten Fürsorge zu vermitteln (z. B. »Nein, Fred. Mir ist es nicht egal. Ich habe den Eindruck, dass es Sie belastet und ich möchte nicht, dass es Ihnen so schlecht geht.«). Daraufhin könnte der Therapeut dem Patienten Vorschläge machen, was er noch ausprobieren könnte oder vorschlagen, selbst initiativ zu werden, z. B.: »Ich möchte Ihnen wirklich helfen. Wäre es für Sie in Ordnung, wenn ich mal dort anrufe und mir die Situation schildern lasse, während Sie hier sind? Sie sind dann nicht immer alleine dort und vielleicht kann ich ja dann irgendetwas tun.« In diesem Beispiel versucht der Therapeut Zugang zum vulnerablen Kindmodus des Patienten zu gewinnen (»... nicht allein ...«) und diesem konkrete Unterstützung zukommen zu lassen (»... ich mal dort anrufe ...«). Im Verlauf der Schematherapie kann der Therapeut zusehends mehr zu einem weniger direktiven und stärker durch Fragen gekennzeichneten Stil übergehen, wenn der gesunde Erwachsenenmodus des Patienten stärker und die Unsicherheit des Patienten geringer wird – d. h., der Kommunikationsstil wird den Modi des Patienten angepasst. Dies entspricht einem Shaping-Prozess.

### 2.3.3 Biographische Validierung und Empathie sowie Pro und Contra im aktuellen Leben des Patienten

In diesem Teil der empathischen Konfrontation ist die Balance zwischen den Argumenten für und gegen den distanzierten Beschützer zu finden. Schwierigkeiten entstehen vor allem durch die Überbetonung einer der beiden Seiten. Zudem kann es schwierig sein, Elemente der Biographie des Patienten in die empathische Konfrontation einzuarbeiten, ohne sich dabei in diesen zu verlieren. Meist gibt es eine Vielzahl von Erlebnissen in der Vergangenheit eines Patienten, die einen bestimmten Bewältigungsmodus stützen. Es geht nicht darum, alle diese Ereignisse aufzulisten, sondern ein bis zwei einzelne Ereignisse herauszugreifen, um an diesen beispielhaft die Funktion des Bewältigungsmodus in diesem Kontext aufzuzeigen. In diesem Zusammenhang ist erneut Aktivität und Direktivität von Seiten des Therapeuten gefragt; vielen Patienten im Modus des distanzierten Beschützers fällt es schwer, selbstständig Argumente für beide Seiten zu finden. Es ist hilfreich, den Patienten Stichworte zu geben, um an diesen Vor- und Nachteile des Modus zu erarbeiten oder als Therapeut selbst Argumente zu nennen.

**Beispiel**

T: Früher war es sinnvoll, im Modus des distanzierten Beschützers zu bleiben, denn die Umgebung war ja auch tatsächlich gefährlich.

P: *(Nickt.)*

T: Ihr Vater hat Sie nicht beschützt, als Ihre Stiefmutter Sie geschlagen und gedemütigt hat, aber Ihr distanzierter Beschützer hat dafür gesorgt, dass Sie weniger gespürt haben, ist das richtig?

P: Ja, das stimmt, damals hat mir das geholfen.

T: Und als Sie dann Ihren ersten Freund hatten, wurde es ja nicht besser. Wenn er Drogen genommen hatte, war Ihr distanzierter Beschützer wieder hilfreich.

P: *(Nickt.)*

T: Und als Sie dann im Milieu gearbeitet haben, war es auch gut, den anderen nicht zu vertrauen – und auch da war Ihr distanzierter Beschützer gut. Da war die Umgebung ja auch gefährlich.

P: *(Nickt.)*

T: Und im Moment haben Sie keine Arbeit. Da fühlen Sie sich sicher auch oft schlecht.

P: *(Nickt.)*

T: Und so lange Sie in Ihrem distanzierten Beschützer sind, spüren Sie dieses schlechte Gefühl wahrscheinlich auch weniger.

Im Fallbeispiel verliert sich der Therapeut in den Vorzügen des distanzierten Beschützers in der Vergangenheit des Patienten. Hingegen werden die Nachteile, die durch diesen Modus entstanden sind, nicht erwähnt. Durch die unbalancierte Darstellung kann es dazu kommen, dass der Patient nur die Vorteile des Bewältigungsmodus sieht und sich dementsprechend nicht dafür entscheiden kann, den Modus zu verändern. Alternativ kann es dazu kommen, dass der Patient sich zu einer Entscheidung gedrängt fühlt und mit Reaktanz und Ablehnung reagiert.

### 2.3.4 Entscheidungsfindung

Auch im Rahmen der Entscheidungsfindung können Schwierigkeiten auftreten. Der Therapeut hat selbstverständlich ein Interesse an der Reduktion des distanzierten Beschützers. Dennoch darf er den Patienten zwar bei der Entscheidungsfindung unterstützen, dem Patienten die Entscheidung selbst jedoch nicht abnehmen. Es ist ein schmaler Grat zwischen der schematherapeutisch notwendigen Selbstöffnung, der Äußerung der eigenen Meinung und der Überredung eines Patienten, seinen Bewältigungsmodus aufzugeben. Während Pro- und Contra-Argumente gemeinsam mit dem Patienten abgewogen werden sollen, kann die letztendliche Entscheidung einer Veränderung des distanzierten Beschützers nur vom Patienten selbst getroffen werden.

**Beispiel**

T: Wir haben jetzt gemeinsam geschaut, was dafür spricht, dass Sie Ihren distanzierten Beschützer so beibehalten und auch, was dagegen spricht.

P: *(Nickt.)*

T: Wir sind jetzt an dem Punkt angelangt, an dem es wichtig ist, dass wir eine Entscheidung treffen, ob Sie den Modus so beibehalten oder nicht. Sie sehen ja, dass viele Argumente dagegen sprechen.

P: Ja, obwohl auch einige Punkte für den distanzierten Beschützer sprechen.

T: Das stimmt natürlich. Dennoch wissen Sie ja jetzt, was Sie dieser Modus im täglichen Leben kostet. Ich kann Ihnen die Entscheidung nicht abnehmen, aber ich denke wirklich, dass dieser Modus Sie mehr behindert als dass er Ihnen hilft.

Im Fallbeispiel ist es für den Patienten schwierig, eine eigene, ausgewogene Entscheidung zu treffen, da der Therapeut so klar Position gegen den distanzierten Beschützer bezieht und somit das Misstrauensschema verstärkt.

Schwierig ist weiterhin die Frage, wie viel Zeit in die empathische Konfrontation eines Bewältigungsmodus investiert werden darf, bevor eine Therapiebeendigung überlegt werden muss. Hierfür gibt es keine klare Regel, es handelt sich um eine Einzelfallentscheidung, die abhängig ist von den Bewältigungsmodi des Patienten, dem Verlauf von Interaktionen zwischen den Bewältigungsmodi und dem Therapeuten und den individuellen Grenzen des Therapeuten. Während der distanzierte Beschützer meist erst nach häufigem invariantem Auftreten die Grenzen des Therapeuten verletzt, geschieht dies bei anderen Bewältigungsmodi (z. B. Self-Aggrandizer, Bully & Attack Modus) sehr schnell, sodass eine frühe und konsequente Grenzsetzung sinnvoll und notwendig ist. Bei einer Grenzsetzung ist es wichtig zu klären, dass einem bestimmten Modus eine Grenze gesetzt wird und dass es sich tatsächlich um eine Grenze, nicht um eine Strafe handelt. Bei einer Grenze für den Modus des distanzierten Beschützers ist es hilfreich mit dem Patienten zu besprechen, unter welchen Bedingungen eine Weiterführung oder Neuaufnahme der Therapie sinnvoll erscheint. Einerseits soll dem Patienten Verständnis für die Entscheidung, den Modus des distanzierten Beschützers beizubehalten, vermittelt werden, während andererseits gleichzeitig die Notwendigkeit der Veränderung des Bewältigungsmodus zur Erreichung der Therapieziele thematisiert wird. Insbesondere, wenn die Entscheidung des Patienten für seinen distanzierten Beschützer durch den Therapeuten nicht verstanden oder nicht akzeptiert wird, kann Reaktanz und somit eine Verfestigung des distanzierten Beschützers entstehen. Eine zu schwache Konfrontation kann andererseits zu Enttäuschung oder Frustration auf Seiten des Therapeuten führen, da das Gefühl entstehen kann, dass sich im Rahmen der Therapie bei diesem Patienten »nichts verändert«.

Eine weitere Schwierigkeit kann sein, dass Patienten vergleichsweise früh in der Therapie zu der Entscheidung kommen, dass der Modus des distanzierten Beschützers sinnlos ist und dementsprechend aufgegeben werden muss. Eine fehlende Validierung des Modus kann dazu führen, dass Patienten zwar bereit sind, diesen Modus zu reduzieren oder ihn gar aufzugeben, dass aber gleichzeitig der Modus des strafenden Elternteils verstärkt wirkt (z. B. durch Gedanken wie »Ich bin wirklich zu dumm, dass ich das nicht selbst bemerkt habe. So etwas nicht selbst verändern zu können, zeigt nur wieder mal, wie unfähig ich bin.«). Ziel einer empathischen Konfrontation ist es aber, mit dem Patienten zu erarbeiten, warum der Bewältigungsmodus in der individuellen Biographie des Patienten hilfreich oder sogar eine notwendige Überlebensstrategie war.

### 2.3.5 Konkrete Veränderungsvorschläge

Im letzten Schritt der empathischen Konfrontation kommt es vor allem dann zu Schwierigkeiten, wenn die konkreten Veränderungsschritte so schwierig sind, dass sie vom Patienten nicht umgesetzt werden können. Hier ist es wichtig sich zu verdeutlichen, dass den Verhaltensweisen maladaptiver Bewältigungsmodi bei Patienten mit chronischen psychischen Störungen oder Persönlichkeitsstörungen ein langer Lernprozess zugrunde liegt und diese Patienten ihre Verhaltensweisen und Modi häufig nur sehr kleinschrittig verändern können. Dementsprechend wichtig ist es, kleinste Schritte in Richtung der Reduktion eines Bewältigungsmodus zu verstärken (»Ich finde es wirklich toll, dass Sie heute zum ersten Mal die Stirn gerunzelt haben, als ich eben ... erklärt habe. Dadurch habe ich merken können, dass ich ... nicht gut erklärt habe und kann es jetzt nochmal verdeutlichen. Mit dem Stirnrunzeln haben Sie es heute kurz geschafft, Ihren distanzierten Beschützer zu überwinden.«).

## 2.4 Umgang mit Suizidalität

Da das Thema Suizidalität bei Patienten mit Persönlichkeitsstörungen und anderen chronischen psychischen Erkrankungen in vielen Fällen eine große Rolle spielt, ist dessen Einordnung und Bearbeitung auch in der Schematherapie von zentraler Bedeutung. Aus verschiedenen Modi heraus kann ein Patient Suizidgedanken entwickeln bzw. in eine suizidale Krise geraten. Häufig stellen jedoch chronische und auch phasenweise drängender werdende Suizidgedanken bis hin zur suizidalen Krise eine von verschiedenen dysfunktionalen Strategien des distanzierten Beschützers zur Bewältigung schwieriger Emotionen dar, z. B. für Patienten mit Borderline-Persönlichkeitsstörung.

Viele Therapeuten machen die Erfahrung, dass wiederkehrend auftretende Suizidalität und deren Abklärung viel Raum innerhalb der Behandlung einnimmt.

Dies kann zu unterschiedlichen Emotionen auf Seiten des Therapeuten führen (z. B. Angst, Hilflosigkeit, Überforderung, Ärger), die unter Umständen dazu führen, dass eine Behandlung entsprechender Störungsbilder als unangenehm und erschöpfend erlebt wird. Folgen können entweder eine grundsätzliche Vermeidung der Behandlung entsprechender Patientengruppen oder ein übereiltes Überweisen des Patienten in ein stationäres Setting (oft geschützte Station) sein. In manchen Fällen besteht die Gefahr, damit Hospitalisierungstendenzen und den sogenannten »Drehtüreffekt« (Patient wird in kurzer Zeit immer wieder stationär aufgenommen und stellt sich kurz nach Entlassung direkt wieder vor) zu unterstützen. Viele Patienten fühlen sich dadurch von ihrem Therapeuten im Stich gelassen, gerade in Situationen, in denen sie keinen Ausweg mehr sehen (»Wenn es hart auf hart kommt, schicken Sie mich weg und sind nicht für mich da«). Dadurch werden oft der strafende Elternmodus (»Du bist nicht einmal deinem Therapeuten wichtig, das hast du jetzt davon«) oder der vulnerable Kindmodus (»Und wieder bin ich ganz allein«) ausgelöst und bestimmte Schemata aktiviert bzw. aufrechterhalten (z. B. Verlassenheit, Unzulänglichkeit/Scham). Die durch den Klinikaufenthalt entstehenden längeren »Zwangspausen« in der Therapie können einen Teufelskreis in Gang setzen, der einer Modifikation bzw. Reduktion des distanzierten Beschützers eher entgegenwirkt.

Daher ist eine sehr sorgfältige Abklärung der vorliegenden Suizidalitätssymptomatik durch den Therapeuten der wichtigste erste Schritt. Selbstverständlich gibt es immer wieder Situationen akuter suizidaler Krisen, in denen sich Patienten nicht mehr an Absprachen halten können. In solchen Fällen ist ein kurzer stationärer Aufenthalt zur Krisenintervention tatsächlich unumgänglich. In Fällen akuter Suizidalität, in denen sich ein Patient nicht mehr von Suizidalität distanzieren kann, ist somit in jedem Fall eine Klinikaufnahme aufgrund akuter Eigengefährdung indiziert.

Häufiger sind jedoch die Situationen, in denen der Patient zumindest für den Zeitraum der angesetzten einzeltherapeutischen Sitzung versprechen kann, diese nicht frühzeitig zu beenden, sodass dem Therapeut die Möglichkeit der unten beschriebenen empathischen Konfrontation der Suizidalität im Rahmen des distanzierten Beschützermodus bleibt.

Patienten nehmen ebenfalls sich wiederholende zeitintensive Abklärungen von Suizidalität zu Recht als »Stillstand« in der Behandlung wahr. Hinter dem distanzierten Beschützer stehende Probleme, Bedürfnisse und Gefühle (z. B. im Modus des vulnerablen oder wütenden Kindes, strafenden oder fordernden Elternteils), die Einfluss auf Lebensqualität und Minderung des Leidens haben, können nicht thematisiert werden. Das führt zu Frustration auf Seiten des Patienten und, wie oben beschrieben, des Therapeuten.

Sind Patienten in ihrem Modus des distanzierten Beschützers, beschreiben und erleben sie die Möglichkeit eines Suizids manchmal als »letzten möglichen Ausweg« oder »Rettungsanker«. Schematherapeutisch kann Suizidalität daher oft dem Modus des distanzierten Beschützers zugeordnet werden und erfüllt eine ähnliche Funktion wie andere Distanzierungsstrategien (z. B. Leeregefühl, Alkohol, Drogen, Essanfälle), nämlich unangenehme Gefühle und Leid zu mindern. Daher wird Suizidalität in der Schematherapie oft als »ultimative Distanzierungsstrategie« bezeichnet. Suizidgedanken treten häufig in Situationen auf, in denen Patienten von schmerzhaften Gefühlen überwältigt werden (z. B. starke Hoffnungslosigkeit oder Einsamkeit im vulnerablen Kindmodus oder übermäßiges Schamgefühl im Modus des strafenden Elternteils). Patienten erleben die Vorstellung, ihr Leid durch den Tod für immer beenden zu können, als sinnvollen und meist auch als einzigen Ausweg (typische Formulierungen sind hier: »Wenn ich mich umbringe, muss ich das alles nie wieder aushalten«, »Ich kann das nicht mehr aushalten«, »Ich sehe den Tod nur noch als Erlösung«). Bereits die gedankliche Beschäftigung mit dem Thema Suizidalität bewirkt oft eine Entlastung, da der Gedanke an und um den Tod gleichzeitig eine unbewusste Vermeidungsstrategie darstellt, sich mit den aktuellen schmerzhaften Gefühlen und deren Ursachen auseinanderzusetzen bzw. alternative funktionale Strategien zum Umgang mit diesen Zuständen zu entwickeln.

Wie bei der empathischen Konfrontation jeder anderen maladaptiven Bewältigungsstrategie ist die gemeinsame biographische Einordnung der Entstehung und Aufrechterhaltung dieser Distanzierungsstrategie durch Therapeut und Patient unerlässlich. Hierbei ist es wichtig, die aus Anamnese, Biographie und eventuell diagnostischen Imaginationsübungen gewonnenen Erkenntnisse über erstes Auftreten der Suizidgedanken zu erarbeiten. Im nächsten Schritt sollten typische Situationen, in denen aktuell Suizidgedanken auftreten, analysiert und die Funktionalität im jeweiligen Kontext diskutiert werden. Erst wenn dem Therapeuten diese wichtigen grundlegenden biographischen Details bekannt sind, kann eine gute empathische Konfrontation gelingen. Es ist sehr wichtig, die biographischen Zusammenhänge mit dem Patienten immer wieder transparent zu besprechen.

Zu Beginn der empathischen Konfrontation ist es wichtig, dem Patienten Ruhe und Sicherheit zu vermitteln. Dies ist gerade bei einem bedrohlich wirkenden Thema wie Suizidalität sehr schwierig. Sobald der Therapeut relativ sicher ist, dass es sich bei den Suizidgedanken in der aktuell vorliegenden Situation um eine Distanzierungsstrategie handelt, sollte er in ruhiger und klarer Weise dies auch so benennen (»Ich glaube, dass Sie gerade so von Hoffnungslosigkeit überwältigt werden, dass Sie das Gefühl haben, das alles nicht mehr aushalten zu können und es für Sie erträglicher erscheint, sich zu suizidieren, als diesem Leid ausgesetzt zu sein. Ich glaube, das ist Ihr distanzierter Beschützer, der Ihnen dieses schlimme Gefühl ersparen möchte.«). Wichtig ist, immer wieder das Gefühl, der Tod sei erträglicher als sich mit einem bestimmten Gefühl zu konfrontieren, zu validieren, damit sich der Patient in seiner Not verstanden fühlt. Eine große Herausforderung der empathischen Konfrontation gerade bei diesem Thema ist es, dennoch die Balance zu behalten und nicht in ein »Überreden-Wollen« des Patienten zu geraten (falsch wäre z. B.: »Es ist aber doch so wichtig, dass Sie Ihre Familie nicht im Stich lassen und Ihre Freundin ist Ihnen doch auch wichtig, und das Leben hat ja auch so viele schöne Seiten, die Sie noch nicht kennen etc.«). Dabei besteht die Gefahr, dass sich der Patient zum einen unverstanden fühlt und zum anderen keine »echte« eigene Entscheidung für das Leben treffen kann.

Oft stellt sich eine empathische Konfrontation, bei der es um Suizidalität geht, als zähes Ringen dar und nimmt nicht selten ganze Therapiesitzungen in Anspruch. Wichtig für den Therapeuten ist es, nicht frühzeitig aufzugeben (indem er z. B. eine stationäre Einweisung vorschlägt), sondern immer wieder zu betonen, dass es letztendlich um eine Entscheidung geht, die der Patient zwar mit therapeutischer Unterstützung, gleichzeitig aber alleine treffen muss. Es sollte immer wieder betont werden, dass der Therapeut unterstützend zur Seite steht, aber dass er dem Patienten dennoch nicht die endgültige Entscheidung für oder gegen den Modus des distanzierten Beschützers abnehmen kann. In manchen Fällen kann es wichtig sein, dem Patienten noch einmal zu verdeutlichen, was es wirklich heißt, tot zu sein (z. B. »Ich kann Ihnen dann nicht mehr helfen, nie mehr«, »Wie würde wohl Ihre Beerdigung aussehen?«, »Wie würde es mir als Ihrem Therapeuten wohl gehen, wenn ich die Nachricht von Ihrem Tod erhalten würde? Wer würde mich informieren?« etc.). Für Patienten, die sehr stark im Modus ihres distanzierten Beschützers und in der Suizidalität verhaftet sind, spielen diese Facetten allerdings häufig keine Rolle mehr (»Ich mag Sie zwar und Sie geben sich ja sehr viel Mühe mit mir, aber ehrlich gesagt ist mir das alles jetzt auch egal«).

Besonders sollte der Therapeut gerade bei einem solch schwierigen Thema wie Suizidalität zunächst auf einen sehr warmen und empathischen Gesprächsstil im Sinne des Limited Reparenting achten. Steuert das Gespräch jedoch auf die Entscheidung zu, die der Patient treffen muss, sollte der Therapeut sehr klar und direkt sein (»Das ist letztendlich Ihre Entscheidung, die kann und will ich Ihnen nicht abnehmen. Wenn Sie sich klar für den Suizid entscheiden, werde ich Sie früher oder später nicht davon abbringen können, selbst wenn ich Sie immer wieder in eine Klinik einweise, in der Sie kurzfristig geschützt sind. Natürlich werde ich Sie in eine Klinik einweisen, weil ich Sie schützen muss und will. Aber die Entscheidung für oder gegen die Distanzierung bzw. für oder gegen den Tod werden langfristig Sie treffen müssen.«). Dies mag sich zunächst hart anhören – es ist aber wichtig, den Patienten mit dieser Tatsache zu konfrontieren, um ihm klar zu machen, dass die endgültige Verantwortung auf seiner Seite liegt.

Hierfür ist es wichtig, sich als Therapeut immer wieder vor Augen zu führen, dass nicht jede Therapie erfolgreich verlaufen kann und es, wie in der somatischen Medizin auch, unmöglich ist, jeden Patienten vor dem frühzeitigen Tod zu bewahren. Ein Suizid ist in jeder Therapieform von Patienten mit Persönlichkeitsstörungen und anderen schweren chronischen Erkrankungen, so auch in der Schematherapie, unglücklicherweise nicht in allen Fällen vermeidbar. Schematherapeutische Selbsterfahrung, in deren Rahmen die Bearbeitung eigener Schemata und Modi möglich ist, kann für Therapeuten sehr unterstützend wirken.

**Beispiel**

T: Wie geht es Ihnen heute?

P: Sehr schlecht.

T: Oh, das tut mir sehr leid. Was ist denn los?

P: *(Schweigt, sieht zu Boden und zuckt mit den Schultern.)*

T: Es ist mir wichtig, dass ich weiß, wie es Ihnen geht …

P: Gestern Abend war es wieder sehr schwierig … aber egal.

T: *(Versucht Blickkontakt herzustellen.)* Mir ist es aber nicht egal, wenn es Ihnen so schlecht geht.

P: Darf es ja auch nicht sein, Sie werden schließlich dafür bezahlt …

▶

T: Das stimmt zwar, aber mir persönlich ist es nicht egal, wie es Ihnen geht. Was war denn so schwierig gestern Abend?

P: Das ist jetzt alles nicht mehr wichtig …

T: Haben Sie im Moment Gedanken an den Tod?

P: Ja, sehr starke.

T: Können Sie mir denn im Moment versprechen, sich nichts anzutun?

P: Ja, hier bei Ihnen kann ich ja nichts machen.

T: Kann ich mich darauf verlassen, dass Sie in der Sitzung hier bleiben und nicht weglaufen, damit ich Ihnen helfen kann?

P: Ja, das kann ich schon versprechen. Aber wie wollen Sie mir helfen? Keiner kann mir helfen.

T: Ich würde es aber sehr gerne versuchen, o. k.?

P: Mir egal.

T: Seit wann sind diese Gedanken wieder so schlimm da?

P: *(Zuckt mit den Schultern.)*

T: In welchem Modus könnten Sie gerade sein? Haben Sie eine Idee?

P: Weiß nicht.

T: Was fühlen Sie gerade?

Ich kann es echt nicht sagen. Bitte fragen Sie nicht weiter.

T: Also, ich könnte mir vorstellen, dass gerade Ihr distanzierter Beschützer aktiv ist.

P: *(Zuckt mit den Schultern.)*

T: Der beschützt Sie ja schon so lange in Situationen, die Ihnen Schmerzen bereiten, nicht wahr?

P: *(Nickt.)*

T: Könnte es sein, dass er Sie gerade davor schützt, über das zu sprechen, was gestern Abend so belastend für Sie war?

P: *(Nach kurzer Pause.)* Wahrscheinlich.

T: Wir haben ja bei der Erarbeitung Ihres Modus-Modells schon gemeinsam festgestellt, dass die Suizidgedanken bzw. das Gefühl, alles nicht mehr aushalten zu können, ein Teil Ihres distanzierten Beschützers sind. Erinnern Sie sich?

P: Aber das ist ja auch sinnvoll. Lieber tot, als das alles aushalten zu müssen.

T: Ich würde gerne mit Ihnen darüber sprechen, was gestern Abend so schwierig für Sie war, dass Ihr distanzierter Beschützer Sie so sehr beschützen muss.

P: Es war wieder mit meinem Mann …

T: Ja?

P: Mein Mann war gestern Abend wieder so frustriert und hat aggressiv über die Situation mit seinem Chef geschimpft. Ich kann das nicht aushalten, diese Schreierei, dann geht es mir sofort schlecht.

T: War er denn Ihnen gegenüber aggressiv?

P: *(Nach kurzer Pause.)* Nein, ich glaube nicht. Er flucht aber ganz furchtbar und schmeißt seine Aktentasche in die Ecke.

T: Was macht das mit Ihnen?

P: Weiß nicht.

T: Wie ging es Ihnen denn, bevor Sie die Suizidgedanken bemerkt haben?

P: Keine Ahnung, das spielt doch jetzt sowieso keine Rolle mehr. Immer wieder werde ich mit solch schlimmen Situationen konfrontiert, irgendwann kann man eben nicht mehr ...

T: Ich glaube Ihnen, dass es sich sinnlos anfühlt. Versuchen Sie mir doch mal von der Situation gestern Abend zu erzählen. Was haben Sie denn gefühlt, bevor Sie ins Bett gegangen sind?

P: Na ja, ich hatte wieder total Herzrasen. Und mir war heiß.

T: Das hört sich an, als hätten Sie große Angst bekommen in der Situation. Könnte das Ihr Modus der ängstlichen kleinen Anna *(Name des vulnerablen Kindmodus)* gewesen sein?

P: Das kann ja alles sein, aber was hilft mir das noch? Ich will dieses Leben nicht mehr.

T: Das muss ja sehr schlimm für Sie gewesen sein. Sind Sie daraufhin in Ihr Schlafzimmer gegangen und haben die Suizidgedanken entwickelt?

P: Ja genau, und der Gedanke an den Tod macht es schon ein wenig erträglicher.

T: Das ist Ihr distanzierter Beschützer, der Ihnen vermittelt, dass ein Suizid die einzige und beste Möglichkeit ist, mit diesen schlimmen Ängsten umzugehen. Und jetzt versucht er weiterhin, Sie zu schützen, weil es bestimmt sehr schmerzhaft ist, sich an die Situation von gestern Abend zu erinnern.

P: Keine Ahnung, ist doch auch egal, ich lebe eh nicht mehr lange ...

T: Mir ist das aber gar nicht egal, weil Sie mir sehr wichtig sind. Besonders wichtig ist mir die kleine ängstliche Anna, die gestern Abend wieder so gelitten hat.

P: *(Schweigt und sieht zu Boden.)*

T: Könnte es sein, dass die Schreierei Ihres Mannes Sie an die Situationen in Ihrer Kindheit erinnert hat, in denen Sie der Aggressivität und Abwertung Ihres Vaters ausgesetzt waren?

P: Ja, das kann gut sein, damals musste ich ja auch noch meine Mutter vor meinem Vater beschützen und ich habe immer große Angst gehabt.

T: Hatten Sie damals auch schon Suizidgedanken?

P: Ja, ganz oft.

T: Was haben Sie denn dann gemacht?

P: Ich bin dann immer in mein Zimmer und habe mir überlegt, wie schön es sein müsste, tot zu sein und das alles nicht mehr ertragen zu müssen.

T: Das kann ich mir gut vorstellen. Und damals war Ihr distanzierter Beschützer ja auch wirklich hilfreich, denn ein Kind ist mit einer solchen Situation völlig überfordert. Sie waren ganz allein mit Ihrer Angst und hatten niemanden außer Ihrem distanzierten Beschützer, der Sie beruhigen konnte, nicht wahr?

P: Ja, stimmt. Und heute ist es genauso. Wieder bin ich in der Situation ganz alleine.

T: Das fühlt sich so an, nicht wahr? Ich möchte aber für die kleine ängstliche Anna da sein und zusammen mit Ihrer gesunden Erwachsenen hilfreiche Strategien entwickeln, die solche Situationen leichter für Sie machen können.

P: Aber der distanzierte Beschützer hilft mir ja schon ...

T: Bestimmt gibt es auch heute noch Situationen, in denen Ihr distanzierter Beschützer sehr sinnvoll ist. Das ist bei uns allen und auch bei mir auch so. Wenn Sie z. B. bei einem Arbeitskollegen zu einem offiziellen Essen eingeladen sind und dort beleidigt werden, kann es sinnvoll sein, die Gefühle nicht so offen zu zeigen, sondern erst später mit einer guten Freundin darüber zu sprechen. *(Kurze Pause.)* Aber wenn Sie sich suizidieren, um Gefühle nicht mehr spüren zu müssen, kann ich Ihnen nicht mehr helfen. Und ich will Ihnen wirklich helfen.

P: Das wird nicht funktionieren.

▶

T: Ich glaube schon, dass es funktionieren kann. Ich denke, Ihre gesunde erwachsene Anna muss die Entscheidung treffen, ob Sie das Risiko eingehen will, zunächst mal hier bei mir über schwierige Gefühle zu sprechen, auch wenn es schmerzhaft ist. Ich kann Ihnen nur helfen, wenn Sie sich in einer Situation wie gestern Abend gegen diese Bewältigungsstrategie Ihres distanzierten Beschützers und damit gegen den Tod entscheiden.

P: Hm.

T: Wenn Sie diese Bewältigungsstrategie Ihres distanzierten Beschützers umsetzen, werden Sie viele andere – positive – Dinge nicht erleben können. Wissen Sie noch, als es Ihnen vor zwei Monaten besser ging, und Sie mehrmals mit Ihrer Freundin in der Stadt Kaffee getrunken und Karten gespielt haben?

P: Ja, das war eine ganz gute Zeit …

T: … und genau daran können wir anknüpfen, wenn Sie versuchen, sich zunächst mal hier bei mir mit dem Thema »Angst vor Ihrem Mann« zu beschäftigen. Dann können wir uns zusammen alternative Bewältigungsstrategien überlegen, wie wir diese Angst für Sie erträglicher machen können, ohne dass Sie Ihr Leben beenden müssen. Ich würde viel lieber mit Ihnen daran arbeiten, als immer wieder den Sinn der Suizidalität mit Ihnen zu diskutieren. Damit helfe ich Ihnen nämlich nicht und dann kann sich auch nichts verändern in Ihrem Leben.

P: Ja, das klingt logisch.

Wie in dem Beispiel skizziert, kann es trotz anfänglicher Schwierigkeiten gelingen, durch die empathische Konfrontation der Suizidalität (Suizidgedanken, Suizidpläne etc.) als eine maladaptiven Bewältigungsstrategie des distanzierten Beschützers den Patienten wieder in die Lage zu versetzen, sich mit der Unterstützung durch den Therapeuten den Gefühlen oder Bedürfnissen zu stellen, die durch den Modus zunächst verdeckt worden waren und von dieser maladaptiven Bewältigungsstrategie Abstand zu nehmen. Daraufhin können aktiv alternative adaptive Strategien im Umgang mit diesen Gefühlen und Bedürfnissen erarbeitet werden, ohne dass ein Klinikaufenthalt zwangsläufig notwendig sein muss. Es ist jedoch, wie bereits oben beschrieben, sehr wichtig, zu Beginn der Sitzung zunächst das Ausmaß der Suizidalität abzuklären. Nur wenn sich die Patientin, wie im Fallbeispiel gezeigt, zumindest für die Sitzung klar von akuter Suizidalität distanzieren kann (z. B. versprechen kann, die Sitzung nicht vorzeitig zu verlassen), kann eine empathische Konfrontation durchgeführt werden.

Suizidalität wird folglich in der Schematherapie ebenso ernst genommen wie in jeder anderen Therapieform, sie wird jedoch differenziert einem Modus zugeordnet. Beim Abklären einer suizidalen Gefährdung gelten die Grundregeln einer offenen, direkten, ausführlichen, ernsthaften und einfühlsamen Kommunikation über Suizidgedanken, -handlungsimpulse und -pläne. Liegt eine akute suizidale Gefährdung vor, muss der Schematherapeut, ebenso wie jeder andere behandelnde Arzt oder Psychotherapeut, seiner Pflicht nachkommen und eine stationäre Krisenintervention veranlassen.

## 2.5 Materialien

- **Handout 2: Erinnerungen an Situationen, in denen mein distanzierter Beschützer mir geholfen hat**
  Sammeln Sie mit diesem Handout mit Ihrem Patienten Situationen in der Vergangenheit, in denen der Modus des distanzierten Beschützers für den Patienten hilfreich war. Achten Sie darauf, dass Ihr Patient Situationen aus verschiedenen Lebensphasen (Kindheit und Jugend) nennen kann. Wenn Ihr Patient im aktuellen Leben keine Situation nennen kann, in der dieser Modus hilfreich war, ist das in Ordnung. Davon ausgehend können Sie mit Ihm besprechen, welche Umstände sich in seinem Leben verändert haben, die möglicherweise eine Veränderung im Modus des distanzierten Beschützers ermöglichen.
- **Handout 3: Pro und Contra distanzierter Beschützer im aktuellen Leben**
  Sammeln Sie auf diesem Handout gemeinsam mit Ihrem Patienten Argumente für und gegen das Beibehalten des distanzierten Beschützermodus im aktuellen Leben. Achten Sie darauf, dass Sie immer mit der Pro-Seite beginnen.
- **Handout 4: Regeln meines distanzierten Beschützers**
  Sammeln Sie mit diesem Handout mit Ihrem Patienten Gedanken und Verhaltensweisen des distanzierten Beschützers im Umgang mit anderen Menschen und anderen Modi des Patienten. Sie können mit Ihrem Patienten erarbeiten, dass relevante Bedürfnisse des Patienten nicht erfüllt werden, wenn der Modus des distanzierten Beschützers aktiv ist. Sie können den Patienten auch darauf hinweisen, welche Schwierigkeiten in zwischenmenschlichen Beziehungen durch das Auftreten des distanzierten Beschützers entstehen.
- **Handout 5: Modus-Memo**
  Erstellen Sie mit diesem Handout eine Erinnerungskarte mit Ihrem Patienten, die Ihr Patient bei sich tragen und hervorholen kann, wenn er in den Modus des distanzierten Beschützers fällt und in diesem Rahmen Suizidgedanken hat.

**Handout 2** **Erinnerungen an Situationen, in denen mein distanzierter Beschützer mir geholfen hat** (S. 1/2)

In meiner Kindheit hat mir mein distanzierter Beschützer einmal geholfen, als …

....................................................................................................

....................................................................................................

....................................................................................................

....................................................................................................

....................................................................................................

....................................................................................................

Diese Situation war damals schwierig für mich, weil …

....................................................................................................

....................................................................................................

....................................................................................................

....................................................................................................

Damals hatte ich das Bedürfnis, dass …

....................................................................................................

....................................................................................................

....................................................................................................

In meiner Jugend hat mir mein distanzierter Beschützer einmal geholfen, als …

....................................................................................................

....................................................................................................

....................................................................................................

....................................................................................................

....................................................................................................

....................................................................................................

Diese Situation war damals schwierig für mich, weil …

....................................................................................................

....................................................................................................

....................................................................................................

....................................................................................................

Damals hatte ich das Bedürfnis, dass …

....................................................................................................

....................................................................................................

....................................................................................................

| Handout 2 | Erinnerungen an Situationen, in denen mein distanzierter Beschützer mir geholfen hat (S. 2/2) |
|---|---|

Vor kurzem hat mir mein distanzierter Beschützer einmal geholfen, als …

.....................................................................................................

.....................................................................................................

.....................................................................................................

.....................................................................................................

.....................................................................................................

.....................................................................................................

Diese Situation war schwierig für mich, weil …

.....................................................................................................

.....................................................................................................

.....................................................................................................

.....................................................................................................

In dieser Situation hatte ich das Bedürfnis, dass …

.....................................................................................................

.....................................................................................................

.....................................................................................................

**Handout 3** | **Pro und Contra distanzierter Beschützer im aktuellen Leben**

| Pro | Contra |
|---|---|
| | |

Mein persönliches Fazit aus den Argumenten ist:

.......................................................................................................

.......................................................................................................

.......................................................................................................

## Handout 4 Regeln meines distanzierten Beschützers

| Im Umgang mit … | Gedanken, Verhaltensweisen | Das finde ich daran gut/ damit habe ich folgende Probleme: |
|---|---|---|
| … anderen Menschen | | |
| … meinen kindlichen Modi<br><br>Vulnerables Kind<br><br>Ärgerliches Kind | | |
| … meinen dysfunktionalen Elternmodi<br><br>Strafender Elternmodus<br><br>Fordernder Elternmodus | | |

## Handout 5 Modus-Memo (S. 1/2)

Im Moment habe ich Suizidgedanken und habe das Gefühl, das ganze Leben nicht mehr aushalten zu können.

Das fühlt sich in meinem Körper genau so an:

..........................................................................................................

..........................................................................................................

..........................................................................................................

..........................................................................................................

Ich denke gerade, dass …

..........................................................................................................

..........................................................................................................

..........................................................................................................

Zum ersten Mal hatte ich Suizidgedanken, als …

..........................................................................................................

..........................................................................................................

..........................................................................................................

..........................................................................................................

Damals hat mir das gut geholfen,

..........................................................................................................

..........................................................................................................

nicht mehr aushalten/fühlen/ertragen zu müssen.

Heute treten meine Suizidgedanken meistens auf, wenn …

..........................................................................................................

..........................................................................................................

..........................................................................................................

..........................................................................................................

Dann ist mein eigentliches Bedürfnis, das dahinter stecken könnte, z. B. …

..........................................................................................................

..........................................................................................................

..........................................................................................................

Wahrscheinlich ist es deshalb im Moment auch mein distanzierter Beschützer, der mich vor…

………………………………………………………………………………………………

………………………………………………………………………………………………

bewahren will.

Das war zuletzt in der folgenden Situation auch so, die habe aber gut überlebt:

………………………………………………………………………………………………

………………………………………………………………………………………………

………………………………………………………………………………………………

Ich habe große Angst, mich dem zu stellen, was auf mich zukommen könnte, aber gemeinsam mit meinem/r Therapeut/in habe ich erarbeitet, dass es mir hilft, Folgendes zu tun, um die Situation erträglicher zu gestalten:

………………………………………………………………………………………………

………………………………………………………………………………………………

………………………………………………………………………………………………

………………………………………………………………………………………………

………………………………………………………………………………………………

………………………………………………………………………………………………

………………………………………………………………………………………………

# 3 Empathische Konfrontation des vermeidenden Beschützermodus

## 3.1 Beschreibung des vermeidenden Beschützermodus

Der Modus des vermeidenden Beschützers ist ebenfalls ein maladaptiver Bewältigungsmodus. Im Gegensatz zum Modus des distanzierten Beschützers, in dem Patienten bemüht sind, durch »aktive«, eher kognitive Strategien emotionales Leid zu vermindern, ist der Modus des vermeidenden Beschützers vor allem durch »passive« Strategien des Unterlassens, der situativen Vermeidung sowie der Abwesenheit (z. B. Nicht-Aufsuchen schwieriger Situationen wie Therapie, Arbeitsamt etc.) charakterisiert. Ziel dabei ist wie beim distanzierten Beschützer, negativen Gefühlen und Konflikten aus dem Weg zu gehen.

Häufige maladaptive Strategien im Modus des vermeidenden Beschützers, denen der Therapeut begegnet, sind das Nichterscheinen oder Zu-spät-Kommen sowie das Verlassen von Einzel- oder Gruppentherapien oder die Nichtbearbeitung von therapeutischen Hausaufgaben, Übungen (z. B. Expositionen) etc. Ein Patient wechselt meist in seinen vermeidenden Beschützermodus, um der Konfrontation mit vermeintlichen oder tatsächlich zu erwartenden negativen Gefühlen oder Konflikten zu entgehen. Dies kann auch einen Therapieabbruch zur Folge haben. Nichterscheinen zur Therapie macht die Auseinandersetzung mit dem maladaptiven Verhalten und Bewältigungsmodus besonders schwierig, da dem Therapeuten damit die Möglichkeit zur Bearbeitung des Modus (z. B. durch empathische Konfrontation) genommen wird und somit eine Veränderung dieses Modus und seines maladaptiven Verhaltens deutlich erschwert ist. Neben dem therapeutischen Kontext vermeiden Patienten in diesem Modus Termine, Pflichten, aber auch soziale Zusammenkünfte (z. B. Behördengänge, Telefonate, Zusammentreffen mit anderen Menschen). Typischerweise handelt es sich um emotional belastende Situationen, mit denen Patienten konfrontiert werden könnten. Vereinbarungen und Termine werden entweder gar nicht oder mit häufig oberflächlichen Entschuldigungen abgesagt (»Ich konnte nicht kommen, ich habe den Bus verpasst/Schnupfen etc.«).

Dabei wird in erster Linie die Aktivierung negativer Emotionen vermieden, die entweder durch Messung einer realen Leistung (z. B. Prüfungssituationen) oder durch emotionale Konflikte (z. B. Ärger mit Kollegen) oder Belastungen hervorgerufen werden können. Entscheidend für die Einordnung dieses Modus ist die situative Vermeidung, d. h. Nichterscheinen, Absagen, Verlassen einer Situation etc. In der Regel werden dadurch vermeintlich oder tatsächlich auftretende negative Gefühle vermieden (z. B. Angst, Traurigkeit, Schuld, Scham, Ärger etc.). Bei drohender oder tatsächlicher Aktivierung des Modus des vulnerablen oder des wütenden Kindes wechselt der Patient in den Modus des vermeidenden Beschützers, indem er die gefühlsauslösende Situation gar nicht erst aufsucht oder frühzeitig verlässt. Das vermeidende Verhalten wird hierbei nicht unbedingt bewusst eingesetzt, sondern erfolgt zum Teil automatisiert. Der Patient selbst kann auch der Meinung sein, dass es sich um ein adaptives Verhalten in seinem gesunden Erwachsenenmodus handelt, indem er »auf sich achtet und für sich sorgt« (z. B. »Ich war so müde. Ich habe nur auf mein Bedürfnis nach Ruhe geachtet, deshalb war es sinnvoller, gestern Morgen nicht zum Arbeitsamt zu gehen.«). Hierbei kann der dahinterliegende Modus des vulnerablen oder wütenden Kindes entweder durch Bezugspersonen oder reale Situationen (externer Stimulus) oder durch eigene Anteile, wie den Modus des fordernden und strafenden Elternteils (interner Stimulus), ausgelöst werden.

Im Gegensatz zur »kognitiven Vermeidung«, die dem Modus des distanzierten Beschützers zugeordnet wird und die sich auf das »Abschalten« von Gefühlen, Körperwahrnehmungen und Wahrnehmungen im Allgemeinen bezieht, reagiert ein Patient im vermeidenden Beschützermodus vor allem auf der Handlungsebene. Eine häufig verbreitete Strategie des vermeidenden Beschützers ist, wichtige Termine und Verpflichtungen zu »verschlafen«. Schlaf dient vielen Patienten dazu, sich mit anstehenden Anforderungen, negativen Gefühlen oder Konflikten nicht auseinandersetzen zu müssen. Insbesondere in stationärem Setting stellt dies ein weit verbreitetes Problem dar, das beim Behandlungsteam zu Frustration führen kann.

Häufig haben Patienten mit einem ausgeprägten Modus des vermeidenden Beschützers auch einen starken distanzierten Beschützer. Charakteristisch ist ein starker vermeidender Beschützermodus z. B. bei Patienten mit einer Persönlichkeitsstörung aus dem Cluster C.

**Beispiel**

Therapeut tritt nachmittags an das Bett, in dem der Patient liegt und schläft.

T: Stefan, sind Sie eingeschlafen? Ich warte schon auf Sie, eigentlich hätten Sie seit 15 Minuten Einzeltherapie bei mir.

P: (Gähnt und blickt zur Uhr.) Oh, wie viel Uhr ist es denn? Ach du liebe Zeit, es ist ja schon 16.15 Uhr, da habe ich wohl total verschlafen. Tut mir leid.

T: Ich würde vorschlagen, dass Sie sich etwas anziehen und wir die restliche Zeit dazu nutzen, zu verstehen, warum Sie in letzter Zeit immer wieder Therapien verschlafen …

P: Jetzt? Ich bin noch gar nicht ganz wach …

T: Sie können sich ja noch fünf Minuten kurz frisch machen, ich warte im Behandlungszimmer auf Sie.

P: Ach, das lohnt sich doch jetzt gar nicht mehr. Die Sitzungszeit ist sowieso schon fast um. Können wir einen neuen Termin ausmachen?

Im Fallbeispiel wird deutlich, dass der Patient bereits mehrfach versucht hat, die Therapie zu vermeiden. In der Regel tritt der Bewältigungsmodus des vermeidenden Beschützers im Kontakt zum Therapeuten auf, wenn der Patient (bewusst oder unbewusst) Angst vor den in der Therapie zu erwartenden Themen hat. Vermeidet der Patient aber durch Wegbleiben die Sitzungen, baut sich in der Regel sukzessive mehr Angst auf, unter anderem auch vor befürchteten »Strafen« oder Konsequenzen seitens des Therapeuten aufgrund des »Schwänzens« der Therapie.

Patienten, die sich häufig im Modus des vermeidenden Beschützers befinden, wenden oft viele unterschiedliche maladaptive Vermeidungsstrategien an, sodass nicht nur bei der Entstehung des individuellen Fallkonzepts, sondern auch im Lauf der gesamten Therapie immer wieder darauf geachtet werden sollte, ob sich Vermeidungsstrategien verändern bzw. verlagern. Dementsprechend ist es hilfreich, das individuelle schematherapeutische Fallkonzept oder Modus-Modell eines Patienten im Verlauf der Therapie um weitere maladaptive Bewältigungsstrategien zu ergänzen, wenn diese neu auftreten.

Wie eingangs erwähnt, ist es am wichtigsten – und häufig auch am schwierigsten –, Patienten mit einem ausgeprägten vermeidenden Beschützermodus überhaupt in Kontakt zu halten und zu verhindern, dass sie gar nicht mehr zur Therapie erscheinen. Häufig wird die Klärung dadurch erschwert, dass Patienten oft kurzfristig telefonisch absagen, z. T. unter schwer nachvollziehbaren Gründen (häufige Erkältungserkrankungen etc.).

Je frühzeitiger das Fallkonzept mit dem Patienten erarbeitet und der Modus des vermeidenden Beschützers eingeführt wird, desto einfacher wird es für Therapeut und Patient, mit entsprechenden Situationen umzugehen. Hierbei ist es wie bei allen Bewältigungsmodi wichtig, die Entstehung des Modus ausführlich biographisch einzuordnen und zu besprechen. Besonders wichtig ist auch, frühzeitig die Konsequenzen des maladaptiven vermeidenden Verhaltens zu besprechen und ebenfalls ins Fallkonzept einzuordnen. Eine häufige Folge des Vermeidermodus ist der Wechsel in den Modus des strafenden Elternteils, der den Patienten in harter und unangemessener Weise für sein Verhalten »abstraft« bzw. Schuldgefühle für maladaptive Vermeidungsstrategien induziert.

**Beispiel**

**Modus-Konzept Christiane**

Christiane stellt sich mit einer chronifizierten Depression zur Behandlung vor und berichtet, schon sehr viele stationäre und ambulante Therapien begonnen, aber nie zu Ende geführt zu haben. Sie fühle sich seit Jahren durch einen chronischen Konflikt am Arbeitsplatz belastet und sei immer wieder lange Zeiträume aufgrund der Depression krankgeschrieben. Je länger sie aber nicht mehr am Arbeitsplatz gewesen sei, desto schwieriger sei es in den letzten Jahren geworden, sich vorzustellen, überhaupt wieder zu arbeiten. Symptomatisch leide sie neben einer generellen Freudlosigkeit, chronischen Schlafstörungen und Antriebsmangel vor allem unter einem Gefühl von Wertlosigkeit, das sich durch die langen Abwesenheiten vom Arbeitsplatz stetig verschlimmere. Sie habe aber schon immer unter starken Ängsten bezüglich der Arbeit gelitten, insbesondere da sie sich selbst sehr unter Druck setze und alles perfekt machen wolle. Nun sitze sie seit Monaten nur

►

zuhause herum, chatte stundenlang im Internet oder schlafe, da sie ja nachts nicht schlafen könne.

Sie sei als ältere von zwei Schwestern aufgewachsen, ihre Eltern seien beide im universitären Bereich tätig gewesen und Leistung sei in ihrem Elternhaus immer sehr wichtig gewesen. Sie habe sich in der gesamten Schulzeit immer viel schwerer getan als ihre jüngere Schwester und habe früh gemerkt, den hohen Anforderungen ihrer Eltern nicht gerecht werden zu können. Sie selbst wäre eigentlich gerne Erzieherin geworden, für ihre Eltern sei aber immer nur ein Hochschulstudium infrage gekommen. Konflikte seien in der Familie aber nie thematisiert worden. Auch die Eltern hätten nie gestritten. Über negative Gefühle habe man nicht gesprochen, wenn ihre Mutter unter etwas gelitten habe, sei sie einfach früh zu Bett gegangen. Ihr Vater habe sich meist in die Stadt zurückgezogen, was er dort gemacht habe, wisse sie nicht genau.

Sie selbst denke, dass sie die letzten Psychotherapien immer dann abgebrochen habe, wenn der Therapeut zu viel von ihr gefordert habe. Meist sei sie irgendwann einfach weggeblieben, was ihr im Nachhinein unglaublich peinlich sei. Sie wolle dies nun von Anfang an zum Thema machen, um dieses Mal eine Therapie auch »durchzuziehen«.

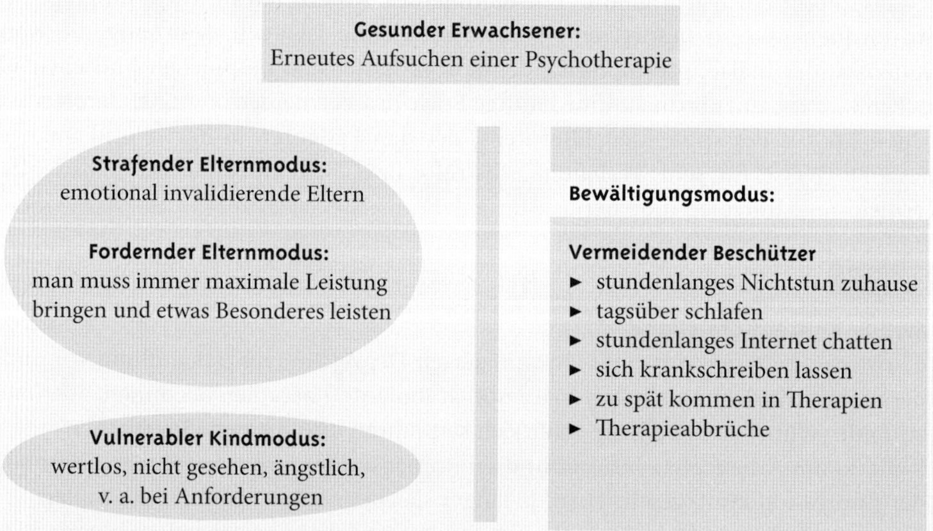


**Abbildung 3.1** Modus-Modell von Christiane

## 3.2 Besonderheiten der empathischen Konfrontation beim Modus des vermeidenden Beschützers

### 3.2.1 Benennen des maladaptiven Bewältigungsmodus und des maladaptiven Verhaltens

Wie vor jeder Intervention in der Schematherapie ist es wichtig, den in dem Moment vorherrschenden Modus richtig einzuordnen. Hierfür können die in Kapitel 2 beschriebenen Analyseebenen herangezogen werden (s. S. 35).

Vor Beginn einer empathischen Konfrontation des vermeidenden Beschützermodus ist es sinnvoll, gemeinsam mit dem Patienten Kriterien festzulegen, anhand derer der Modus des vermeidenden Beschützers identifiziert werden kann. Günstigenfalls erkennt der Patient selbst, unter Umständen zu Beginn der Therapie mit Unterstützung durch den Therapeuten, wann er sich tatsächlich im Modus des vermeidenden Beschützers befindet und wie sich dieser von seinem gesunden Erwachsenenmodus unterscheiden lässt. Es kommt aber auch immer wieder vor, dass der Patient das Gefühl hat, nur einem gerechtfertigten Bedürfnis (z. B. nach Ruhe aufgrund zu hoher Anforderungen) nachzugehen und sich folglich vom Therapeuten invalidiert fühlt, wenn dieser ein Verhalten als maladaptiv benennt und einem Bewältigungsmodus zuordnet. Hierbei ist es wichtig, die Sicht des Patienten ernst zu nehmen und dennoch klar beim eigenen Standpunkt zu bleiben und diesen zu erläutern (»Ich kann verstehen, dass sich Ihr Wunsch nach nochmaliger Krankschreibung wie ein natürliches Bedürfnis nach Ruhe anfühlt. Ich glaube aber, dass es aus folgenden Gründen eher eine maladaptive Strategie Ihres vermeidenden Beschützers darstellt …«).

**Beispiel**

T: Hallo Christiane, ich habe Ihre E-Mail erhalten, in der Sie mich um eine erneute Krankschreibung gebeten haben. Warum denken Sie, dass Sie nicht, wie vereinbart, nächste Woche einen Arbeitsversuch starten können?

P: *(Zuckt mit den Schultern.)* Weiß nicht. Das wird mir alles viel zu viel.

T: *(Sehr empathisch, warme Stimme:)* Was genau wird Ihnen denn zu viel?

P: *(Schaut nach unten.)* Ach, einfach alles.

T: *(Versucht, Augenkontakt aufzunehmen.)* Für mich wäre es aber sehr wichtig zu verstehen, was genau los ist und was genau Ihnen zu viel wird.

P: Wenn Sie mich nicht so gerne nochmal krankschreiben möchten, kann ich das auch verstehen. Dann frage ich wohl besser meinen Hausarzt …

T: Es geht nicht darum, dass ich Ihnen keine Krankschreibung geben möchte, ich denke aber, dass ich Ihnen nicht helfen kann, wenn ich nicht verstehe, was Sie gerade wirklich brauchen.

P: Ich glaube, ich brauche einfach noch ein bisschen Ruhe. Sie sagen doch immer, dass ich auf meine Bedürfnisse achten soll und jetzt brauche ich eben Ruhe.

▶

T: Ja, natürlich sollen Sie auf Ihre Bedürfnisse achten. Ich denke aber, dass Ihr vermeidender Beschützer gerade sehr aktiv ist und Ihnen einreden möchte, dass Sie Ruhe bräuchten und Sie sich krankschreiben lassen sollten. In Wirklichkeit steht aber vielleicht etwas anderes dahinter und dann wäre Ruhe vielleicht doch nicht das Richtige für Sie.

P: Es fühlt sich aber richtig an, sich noch ein wenig krankschreiben zu lassen. Wenn ich schon an meinen Chef denke, wird mir ganz anders …

T: *(Verständnisvoll:)* Ja, das kann ich verstehen, nach allem was Sie mir von ihm erzählt haben. Und es ist mir wirklich wichtig, Ihnen zu helfen, wieder gerne arbeiten zu gehen.

P: Ach, ich gehe jetzt besser. Sie haben bestimmt noch viel zu tun und ich muss heute sowieso früher gehen, weil ich noch die Katzen von meiner Schwester versorgen muss.

T: Ich denke, dass auch jetzt gerade Ihr Vermeidermodus aktiviert wird und Sie deshalb gerne aus der Situation gehen würden. Könnte das sein?

P: Na ja, es ist mir schon unangenehm, hier so zu sitzen. Ich komme mir ganz blöd vor.

T: Das müssen Sie nicht. Mir sind Sie wirklich wichtig und ich glaube, dass es Ihnen wirklich sehr schlecht geht auf der Arbeit. Ich kann Ihnen aber nur helfen, wenn Sie jetzt hier bleiben und erst später die Katzen versorgen. Sonst kann ich Ihnen nicht helfen und das möchte ich!

P: Hm.

T: Ich bin sehr sicher, dass gerade Ihr Vermeider aktiv ist. Ich kann mir vorstellen, wie schwer es für Sie sein muss, sich mit dem Thema Arbeit auseinanderzusetzen. Und es war ja schon früher eine gute Strategie, den Schulbesuch zu vermeiden, wenn Sie Angst in der Schule hatten. Haben Sie jetzt auch Angst vor der Arbeit?

Im Fallbeispiel hilft der Therapeut der Patientin bei der Erkennung des Modus, indem er empathisch ihr subjektiv empfundenes Bedürfnis nach Ruhe einerseits validiert, aber andererseits hinterfragt, ob es sich um ein »echtes« gesundes Bedürfnis (im gesunden Erwachsenenmodus) handelt. Hierbei sollte sich der Therapeut nicht von der reinen Angabe eines Patienten, es sei ein »echtes« Bedürfnis, verunsichern lassen, sondern durch weitere klärende Fragen versuchen, gemeinsam herauszufinden, was der Modus gerade vermeiden könnte, indem er insbesondere die langfristigen Konsequenzen eines bestimmten, möglicherweise maladaptiven Verhaltens beleuchtet. Häufig ist es in diesem Zusammenhang ebenfalls hilfreich, noch einmal genau die kognitive, emotionale und Verhaltenskomponente eines Modus gemeinsam mit dem Patienten zu erarbeiten, da gerade aus dem Zusammenspiel dieser Komponenten die Adaptivität oder Maladaptivität deutlich wird.

## 3.2.2 Verstärken der Bindung

Wie auch in der zuvor beschriebenen empathischen Konfrontation zum Modus des distanzierten Beschützers ist das Limited Reparenting (begrenzte elterliche Fürsorge) besonders wichtig. Oft sind Patienten, die sich häufig im Modus des vermeidenden Beschützers befinden, durch sehr viel Scham belastet. Das liegt zum einen daran, dass sie in der Vergangenheit meist mit unterschiedlichen negativen Erfahrungen und Konsequenzen hinsichtlich ihres Vermeidungsverhaltens konfrontiert worden sind (»Ich wurde schon als Feigling bezeichnet, wenn ich es nicht geschafft habe, mich meinen Ängsten zu stellen«). Zum anderen wird bei den meisten Patienten aufgrund ihrer Vermeidungsstrategien der strafende Elternmodus aktiviert, in dem sich Patienten für ihr vermeintliches »Versagen« selbst abstrafen. Sehr häufig wechseln Patienten auch aus einem fordernden Elternmodus in den Vermeidermodus, da sie dem permanenten Druck und der steten Überforderung nicht standhalten können. Hierbei gilt häufig das »Alles-oder-Nichts-Prinzip« (»Wenn ich das Examen nicht mit Bestnote abschließen kann, vermeide ich lieber die gesamte Prüfungssituation«). Daher ist es in der Schematherapie wichtig, dem Patienten die Möglichkeit zu geben, in der Therapie eine neue, korrigierende Erfahrung zu machen, die den früheren Erfahrungen widerspricht. Entscheidend ist dabei, dem Patienten das Gefühl von Sicherheit zu geben, um Ängsten vor einem Konflikt, einer Irritation, die mit einer Klärung der Vermeidungssituation einhergehen könnte, entgegenzuwirken. Nicht selten beenden Therapeuten eine Therapie, wenn ein Patient aus dem Modus des vermeidenden Beschützers mehrfach abgesagt bzw. nicht zur Therapie erschienen ist. Sobald im Rahmen des Fallkonzepts erarbeitet worden ist, dass bei einem Patienten der Modus des vermeidenden Beschützers aktiv ist, sollten auch Situationen des Absagens bzw. Nichterscheinens präventiv besprochen und ein angemessener Umgang mit diesen geplant werden. Im Sinne des Limited Reparenting kann es z. B. zu Beginn der Therapie helfen, den Patienten direkt im Anschluss an das Nichterscheinen telefonisch zu kontaktieren und ihm hierbei die Angst zu nehmen bzw. ihn im Kampf gegen den strafenden Elternmodus zu unterstützen (»Ich könnte mir vorstellen, dass Ihr Modus des vermeidenden Beschützers verhindert hat, dass Sie heute zur Therapie kommen konnten. Könnte es Ihnen helfen, wenn ich Ihnen versichere, dass Sie keine schlimmen Konsequenzen zu befürchten haben? Könnte es sein, dass Sie vor irgendetwas Angst hatten in der heutigen Sitzung? Was kann ich für Sie tun, dass Sie das nächste Mal wieder kommen?«).

### 3.2.3 Biographische Validierung und Empathie

Es ist notwendig, der eigenen Besorgnis um die kindlichen Anteile Ausdruck zu verleihen und die Veränderung des vermeidenden Beschützermodus zu einem Therapieziel zu machen. Zwischen dem Verständnis für den Modus des vermeidenden Beschützers und seiner biographischen Funktion einerseits und der Kommunikation der Notwendigkeit einer Reduktion dieses Modus in der Gegenwart andererseits sollte eine Balance entstehen.

**Beispiel**

P: *(Kommt zu spät.)* Tut mir leid, dass ich zu spät komme.

T: Was war denn los?

P: Ich habe die Straßenbahn verpasst.

T: Ach, das ist ja jetzt schon häufiger passiert.

P: Hm.

T: Woran liegt das denn?

P: Weiß nicht.

T: Könnte da Ihr vermeidender Beschützer aktiv sein?

P: Hm, vielleicht. Aber ich mache es ja nicht mit Absicht.

T: Das glaube ich Ihnen. Trotzdem könnte es Ihr Vermeidermodus sein. Der wird bei manchen Patienten vor der Therapie aktiviert, z. B. wenn ein Patient Angst hat vor der Sitzung. Geht Ihnen das so?

P: Na ja, die letzten Sitzungen waren schon schwierig, als wir über meine Kindheit gesprochen haben…

T: Ich kann mir gut vorstellen, dass das Thema »Verlassen werden in der Kindheit«, das wir in den letzten Sitzungen angefangen haben zu besprechen, sehr schwierig für Sie war …

P: Ja, vielleicht könnten wir ja heute was Entspannenderes machen. Ginge das?

T: Natürlich könnten wir das tun. Allerdings ist es mir vorher wichtig, zu verstehen, was genau so schwierig für Sie war in der letzten Sitzung. Ich möchte Ihnen wirklich helfen und das kann ich nur, wenn ich verstehe, warum Sie vor der Therapie in Ihren Vermeidermodus wechseln. Ich kann Ihnen nicht helfen, indem wir nur irgendetwas Entspannendes machen.

P: Klingt logisch. Aber nach einer ähnlichen Sitzung wie letzte Woche bin ich in meiner letzten Therapie gar nicht mehr hingegangen …

T: Dann ist es ja besonders toll, dass Sie geschafft haben zu kommen. Das war sicher sehr schwierig für Sie!

P: Naja, SO schwierig dann auch wieder nicht.

T: Ich könnte mir vorstellen, dass Sie Angst vor der Traurigkeit haben, die sie spüren, wenn wir über Ihre Kindheit sprechen. Und das kann ich sehr gut nachvollziehen. Ist das vielleicht so?

P: Könnte sein. Ich bin ja dann die ganze Woche allein mit der Traurigkeit und Sie können mir da auch nicht helfen.

T: Ja, jetzt verstehe ich auch, warum Sie vermeiden, in die Therapie zu kommen. Sie fühlen sich alleingelassen mit der Traurigkeit nach den Sitzungen.

P: Ja, irgendwie schon.

T: Und es war ja früher in der Schule immer eine sinnvolle Strategie, dem Mobbing in der Klasse zu entkommen, indem Sie zuhause geblieben sind. Daher ist es sehr gut nachvollziehbar, dass Sie heute auch versuchen, in Ihrem Vermeidermodus schwierigen Situationen zu »entkommen«. Das war mal eine sinnvolle Strategie.

P: Hm, ja.

T: Aber heute ist der Vermeider ein Problem, wenn Sie nicht zur Therapie kommen und ich Ihnen dann nicht helfen kann. Stimmt's?

P: Na ja, erst einmal fühle ich mich schon besser.

T: Ja, das ist gut an Ihrem Vermeidermodus, dass er kurzfristig gut funktioniert, stimmt's?

P: Ja.

T: Aber langfristig? Ist er da auch sinnvoll?

P: Nee, natürlich nicht, schon klar.

T: Und je größer Ihre Angst vor den schwierigen negativen Gefühlen wird, die hier in den Sitzungen entstehen, desto stärker wird auch Ihr Vermeider, der mit allen Mitteln versucht, Sie davor zu schützen. Und eine clevere Strategie Ihres Vermeiders ist es eben, unsere Sitzungen »abzukürzen«.

▶

P: *(Lacht.)* Tja, könnte schon sein.

T: Ich verstehe sehr gut, dass dieser Anteil den kleinen Peter schützen will, aber ich will ja gerade diesem Kindmodus helfen. Und zwar nicht nur kurzfristig, sondern langfristig. Und das kann ich nur, wenn Sie auch zu den Sitzungen kommen und wir die wenige Zeit, die wir haben, auch voll ausnutzen können.

P: Ja, eigentlich will ich das ja auch.

T: Und außerdem will ich nicht, dass Ihr strafender Elternmodus aktiviert wird, wenn Sie schwierige Dinge vermeiden, so wie es in der Vergangenheit oft passiert ist.

P: O. k. …

Wie auch in der empathischen Konfrontation des distanzierten Beschützers beschrieben (s. Kap. 2), ist es wichtig, die Entstehung des vermeidenden Beschützers und seiner maladaptiven Bewältigungsstrategien auf der Basis der Biographie gemeinsam mit dem Patienten zu erarbeiten und dessen Funktion in der Vergangenheit zu validieren. Häufig haben Patienten mit einem stark ausgeprägten vermeidenden Beschützer in Kindheit und Jugend ein Modell gehabt, wie durch Vermeidung eine Auseinandersetzung mit schmerzhaften Gefühlen oder Meinungsverschiedenheiten umgangen werden kann. Beispielsweise berichten Patienten von Eltern oder anderen Bezugspersonen, die bereits durch übermäßiges Schlafen, Vermeiden von konflikthaften Situationen etc. modellhaft Vermeidungsstrategien vorgelebt und die Notwendigkeit einer Konfrontation mit schmerzhaften und konfliktreichen Situationen selbst nicht gesehen haben. Hierbei können unter anderem typische Botschaften gewesen sein: »Das bringt doch eh nichts, sich zu beschweren oder auf der eigenen Meinung zu bestehen«, »Streit führt zu nichts«, »Ärger wird bei uns nicht gezeigt, wir halten immer zusammen«. Manchmal kann es hilfreich sein, auch die Folgen der Vermeidungsstrategien der Eltern oder Bezugspersonen zu besprechen, um langfristige Konsequenzen eines solchen Verhaltens zu verdeutlichen. Häufig führen stark ausgeprägte Schemata wie »Erfolglosigkeit/Versagen« und »Unzulänglichkeit/Scham« zur passiven Vermeidungshaltung, sodass deren Kenntnis und Bekämpfung an dieser Stelle besonders wichtig werden kann.

### 3.2.4 Pro und Contra im aktuellen Leben des Patienten

Hier ist es wie bei der empathischen Konfrontation der anderen Bewältigungsmodi wichtig, die Pro- und Contra-Liste mit der Sammlung der Argumente zu beginnen, die für die Beibehaltung des vermeidenden Beschützers sprechen. Hierbei erscheint es wichtig, maladaptives von adaptivem Vermeidungsverhalten in der Gegenwart zu unterscheiden, da prinzipiell alle Menschen Vermeidungsverhalten zeigen und auch benötigen.

**Beispiel**

T: Ich möchte Ihnen wirklich dabei helfen, aus dieser schrecklichen Situation der Arbeitslosigkeit herauszukommen und wieder mehr Lebensqualität zu bekommen.

P: Ja, das möchte ich ja auch, aber ich schaffe es einfach nicht.

T: Was macht es denn besonders schwierig?

P: Bevor wir heute darüber sprechen, würde ich lieber noch mal das Aktivitätenprotokoll der letzten Woche durchsehen, da habe ich nämlich gar nichts auf die Reihe bekommen!

T: Ich kann zwar verstehen, dass Ihnen das auch wichtig ist, aber könnte gerade wieder Ihr Modus des vermeidenden Beschützers verhindern wollen, dass wir über die Stellensuche sprechen?

P: *(Nickt.)* Mhm.

T: Ich kann verstehen, dass Ihr vermeidender Beschützer gerade jetzt aktiv wird, da Ihnen die Stellensuche ja so große Angst macht.

P: Ja, aber es bringt mir doch gar nichts, wenn Sie diese schlimme Angst auslösen. Dann kann ich gar nicht mehr klar denken und finde erst recht keine Stelle.

T: Ja, das stimmt natürlich. Wenn Ihr vermeidender Beschützer aktiv ist, müssen Sie diese Angst nicht aushalten. Und ich kann verstehen, dass sich das richtig anfühlt.

P: *(Nickt.)*

T: Das ist natürlich ein gutes Argument dafür, diesen Anteil nicht zu verändern. Es kann ja aus Sicht dieses Modus nur schlimmer werden, nicht wahr …?

P: *(Lächelt.)* Ja, genau.

T: Und in Ihrer Familie durfte man ja auch nie zeigen, dass man vor etwas Angst hat, oder? Sie haben ja mal erzählt, dass Ihre Eltern selbst scheinbar nie Angst hatten. So konnten Sie gar nicht lernen, wie man mit Angst umgehen kann. Stimmt das?

P: *(Nickt.)*

T: Da finde ich es nachvollziehbar, dass Sie heute alles tun, um das Gefühl Angst nicht zuzulassen. Und es erklärt auch sehr gut, dass es in Ihrer Kindheit sinnvoll und wichtig war, den Vermeider als Schutz zu haben. Sie sind ja von Ihrem Vater lächerlich gemacht worden, wenn Sie damals Angst gezeigt haben. Wäre ich in einer solchen Situation gewesen, hätte ich möglicherweise auch einen so starken Vermeidermodus entwickelt. Damals hat dieser Modus eine wichtige Funktion erfüllt.

P: Ja, immerhin hat es ein bisschen geholfen.

T: Da ist es nur zu klar, dass dieser Modus immer stärker geworden ist und immer noch in vielen Situationen auftritt.

P: *(Nickt.)*

T: Aber heute bringt er in manchen Situationen Schwierigkeiten mit sich. Zum Beispiel, wenn er Sie nicht aus der Arbeitslosigkeit kommen lässt …

P: Ja, das stimmt allerdings.

T: Aber ich kann Ihnen nur helfen, gesunde Strategien gegen die Angst zu entwickeln, wenn Ihr Vermeidermodus zulässt, dass wir uns die Angst genauer anschauen dürfen.

P: Klingt irgendwie logisch, ja.

T: Was würde denn passieren, wenn Ihr Vermeider weiter die Oberhand behält und Sie keine Stelle suchen?

P: Tja, nichts …

▶

T: Ja, genau. Und was bedeutet das konkret für Sie?

P: Ich sitze weiter zuhause herum …

T: Und werden Sie so aus Ihrer Depression herauskommen?

P: Nein, natürlich nicht.

T: Und genau deshalb ist es mir so wichtig, der kleinen Laura heraushelfen zu können.

P: *(Bedrückt:)* Mhm.

T: *(Ermunternd lächelnd, warm:)* Gefühle in der Therapie zu vermeiden ist nur kurzfristig eine gute »Lösung«. Wie kann ICH Ihnen denn dabei helfen, den Vermeidermodus stückchenweise zu reduzieren, sodass ich der ängstlichen kleinen Laura helfen kann? Denn die ist mir wirklich wichtig und ich würde sie sehr gerne beim Umgang mit den Ängsten unterstützen.

P: Ja, aber ich weiß ja gar nicht, was ich genau machen soll. Schon bei dem Gedanken daran, mir die Stellenanzeigen ansehen zu müssen, wird mir übel. Ich schaffe das einfach nicht.

T: Das kann ich mir vorstellen. Starke Angst kann Übelkeit verursachen. Aber trotzdem geht es Ihnen nicht gut damit, wenn die Situation so bleibt wie sie ist.

P: Nein, auf keinen Fall! Oft kommt ja zuhause noch mein strafender Elternmodus und macht mich nieder dafür, dass ich immer noch nichts verändert habe.

T: Ja, und genau davor will ich sie schützen. Könnten Sie sich vorstellen, mal die Stellenanzeigen gemeinsam mit mir anzusehen, damit ich direkt da bin, wenn die ängstliche Laura Hilfe braucht?

P: Ja, das könnte vielleicht klappen.

Im diesem Fallbeispiel wird die Patientin in ihren ausgeprägten Ängsten validiert und die Entstehung der Ängste sowie der Modus des vermeidenden Beschützers exploriert und biographisch eingeordnet. Gleichzeitig werden die Konsequenzen des ausgeprägten maladaptiven Verhaltens aus dem Modus des vermeidenden Beschützers bewusst gemacht. Wichtig ist, hierbei insbesondere auf die Aktivierung des strafenden Elternmodus zu achten und die Kindmodi konsequent vor der harschen Kritik dieses Modus zu schützen.

Je tiefer der Patient im Vermeidermodus feststeckt, desto klarer müssen die langfristigen Konsequenzen des Vermeidungsverhaltens mit dem Patienten erarbeitet werden, um einen hilfreichen Entscheidungsprozess zur Reduktion des Modus anstoßen zu können. Ziel hierbei ist es erneut, dem Patienten die emotionale Verarbeitung der eigenen Bedürfnisse, Gefühle und Lebensziele zu ermöglichen, sodass er sein Leben im Sinne einer besseren Lebensqualität umgestalten kann.

### 3.2.5 Entscheidungsfindung

Nun folgt die Entscheidungsfindung im Rahmen der empathischen Konfrontation. Wie in Kapitel 2 zum Modus des distanzierten Beschützers beschrieben, kann und muss ein Patient bewusst die Entscheidung treffen, den Modus des vermeidenden Beschützers zu reduzieren oder ihn in derselben Intensität beizubehalten. Wie bei jedem Bewältigungsmodus ist es nur dann sinnvoll, den Vermeidermodus zu reduzieren, wenn die Umgebungsbedingungen derart verändert sind, dass sich die vom

Patienten gezeigte situative Vermeidung als maladaptive Bewältigungsstrategie erweist. Da der Modus des vermeidenden Beschützers häufig dysfunktionale Elternmodi nach sich zieht, ist es besonders wichtig, auch bei der Entscheidungsfindung nochmals den Fokus auf die biographische Entstehung dieses Anteils zu legen (»Es ist nicht Ihre Schuld, dass Sie so einen starken Vermeidermodus entwickelt haben. Sie haben immer nur Ihre Mutter als Modell gehabt, die wirklich häufig somatisiert hat und infolge dessen wichtige Aufgaben vermieden hat. Gerade deswegen hat Ihr strafender Modus nicht Recht, wenn er Sie als ›faul‹ beschimpft, wenn Sie wichtige Aufgaben vermeiden. Es ist wichtig, dass Ihr gesunder Erwachsener lernt, solche Aufgaben nicht zu vermeiden, aber auch, Sie von der ungerechtfertigten Kritik Ihres strafenden Modus zu schützen. Und dabei möchte ich Sie unterstützen.«). Auch therapeutische Selbstöffnung kann die Entscheidung des Patienten stärken und gleichzeitig als Schutz vor Aktivierung des Modus des strafenden Elternteils dienen.

**Beispiel**

P: Das ist mir wahnsinnig peinlich, Sie müssen ja denken, dass ich faul bin und einfach keine Lust habe, mir eine eigene Wohnung zu suchen, wie wir es vereinbart haben. Aber ich kann das in der Situation dann einfach nicht.

T: Nein, ich denke nicht, dass Sie faul sind oder keine Lust haben. Das klingt nach Ihrem strafenden Elternmodus, der Sie immer nur kritisieren und demütigen will. Ich weiß aber ja, dass Sie nur deshalb einen so starken Vermeidermodus aufgebaut haben, weil Sie nur Ihr Kindermädchen und dessen dysfunktionalen Umgang mit Konflikten, nämlich immer wegzulaufen und sich zu verstecken, als Modell hatten. Sonst hatten Sie ja keine erwachsene Bezugsperson. Wie hätten Sie denn da eine andere Strategie lernen sollen?

P: Hm, aber heute ist ja nicht mehr sinnvoll, zu vermeiden. Und trotzdem mache ich das …

T: Ja, weil wir alle Dinge tun, die wir gelernt haben. Jetzt haben wir lange über die Vor- und Nachteile Ihres Vermeiders gesprochen. Wie geht es Ihnen damit? Möchten Sie ihn so beibehalten oder gemeinsam mit mir daran arbeiten, dass er langsam kleiner wird?

P: Also, ich schaffe das nicht.

T: Das ist eine Entscheidung, die nur Sie alleine treffen können. Wir haben uns gemeinsam die Vor- und Nachteile angesehen, die der Vermeider und das Wohnen im Haus Ihrer Eltern mit sich bringen. Ich möchte Sie aber nicht zu einer der beiden Alternativen drängen. Es steht Ihnen frei, auch zu einem späteren Zeitpunkt erst an Ihrem vermeidenden Beschützer zu arbeiten und erst einmal weiter im Haus Ihrer Eltern wohnen zu bleiben. Ich befürchte aber, dass es Ihnen nicht besser gehen wird, solange Sie dort wohnen bleiben und Ihren vermeidenden Beschützer nicht reduzieren.

P: Ich will ja ausziehen, aber ich schaffe das einfach nicht.

T: Ich glaube schon, dass Sie das mit meiner Unterstützung schaffen können. Und ich sichere Ihnen meine Hilfe und Unterstützung zu. Nur die Entscheidung kann ich Ihnen nicht abnehmen.

P: *(Hat Tränen in den Augen.)* Ich schaffe das aber nicht alleine … ich weiß gar nicht, wie ich alleine leben soll. Ich habe mich doch noch nie selbst versorgen müssen.

T: *(Sehr warm, weich, fürsorglich:)* Das müssen Sie auch nicht gleich können. Sie haben meine Unterstützung und ich helfe Ihnen dabei. Wir werden ganz genau und Woche für Woche schauen, welche Aufgaben anliegen und wie wir die bewältigt bekommen.

▶

P: *(Schluchzend:)* Danke ...
T: Wie könnte ich Sie denn dabei unterstützen, wenn Sie nach einer eigenen Wohnung suchen?

Im Rahmen der Entscheidungsfindung ist die Patientin vom Modus des vermeidenden Beschützers in den Modus des vulnerablen Kindes, das Angst und Hilflosigkeit empfindet, gewechselt. Aus diesem Modus heraus kann der Therapeut nun im Sinne des Limited Reparenting agieren und mit der Patientin kleine Schritte festlegen, mit denen sowohl Angst- als auch Hilflosigkeitsgefühle langsam reduziert werden können.

### 3.2.6 Konkrete Veränderungsvorschläge

Im letzten Abschnitt der empathischen Konfrontation erfolgt die Erarbeitung der konkreten Umsetzung. Gerade bei Patienten mit einem ausgeprägten Vermeidermodus ist es wichtig, besonders kleine Schritte festzulegen, die sich ein Patient, wenn auch mit Unterstützung durch den Therapeuten, vorstellen kann.

**Beispiel**

Vermeidet ein Patient z. B. Telefonanrufe bei Behörden, könnten die Schritte folgendermaßen aussehen:

- Schritt 1: Therapeut führt das Telefonat für den Patienten, der Patient ist nur anwesend und hört zu (z. B. 2–3 × durchführen).
- Schritt 2: Patient übt das Telefonat im Rollenspiel und darf den Therapeuten »nachahmen«, indem er z. B. dieselben Worte wählt.
- Schritt 3: Patient ruft bei Behörde in Anwesenheit des Therapeuten an.
- Schritt 4: Patient ruft bei Behörde in Anwesenheit eines guten Freundes an.
- Schritt 5: Patient ruft alleine bei Behörde an.

Dabei ist es wichtig, einen solchen Plan gemeinsam mit dem Patienten auszuarbeiten und von Beginn an zu klären, was das Ziel ist (z. B. Patient kann alleine bei Behörde anrufen).

Häufig muss eine solche empathische Konfrontation wiederholt durchgeführt werden, da Patienten, insbesondere im ersten Teil der Therapie, immer wieder in den oft hartnäckigen Modus des vermeidenden Beschützers zurückfallen.

## 3.3 Fallstricke und typische Schwierigkeiten in der Umsetzung

### 3.3.1 Benennen des maladaptiven Bewältigungsmodus und des maladaptiven Verhaltens

Erneut ist der erste Schritt das Erkennen des entsprechenden Modus. Hierbei muss eine zum Teil schwierige Abgrenzung zum Modus des gesunden Erwachsenen getroffen werden.

**Beispiel**

T: Susi, gut, dass Sie es heute zur Therapiesitzung geschafft haben ...

P: Ja, tut mir echt leid, dass ich letzte Woche so kurzfristig abgesagt habe. Ich hoffe, Sie sind nicht sauer. Ich war da aber auch nicht auf der Arbeit.

T: Nein, ich bin nicht sauer. Was war denn los letzte Woche?

P: Mein Zahn, der mir seit Monaten immer wieder mal Schmerzen bereitet, hat sich an dem Morgen wieder gemeldet. Da dachte ich mir, ich soll doch immer für mich sorgen, deshalb bin ich dann auch zum Zahnarzt gegangen. Ich habe erst lange hin- und herüberlegt, dann hab ich aber doch die Arbeit abgesagt und bin zum Zahnarzt gegangen.

T: O. k., das ist sehr gut, dass Sie auf Ihr Bedürfnis geachtet haben und zum Zahnarzt gegangen sind.

P: Ja, das ist mir gut gelungen. Können wir vielleicht heute noch mehr Situationen besprechen, in denen ich gut auf mich achte?

T: Ja klar, das ist ja sehr wichtig.

In diesem Beispiel gibt der Therapeut der Patientin Recht und ordnet ihr Verhalten, den Zahnarzt statt der Therapie und der Arbeit aufzusuchen, dem Modus des gesunden Erwachsenen zu. Diese Einordnung ist so nicht nachvollziehbar. Die Patientin berichtet, eigentlich seit Monaten schon Probleme mit dem Zahn zu haben, sodass der Therapeut die Frage aufwerfen sollte, ob es sich um ein gesundes Fürsorgeverhalten oder ein maladaptives Verhalten aus dem Modus des vermeidenden Beschützers handelt. Wichtig für den Therapeuten ist auch, mit dem Patienten den Grund dafür zu erarbeiten, warum dieser Modus in der beschriebenen Situation aktiv wird (z. B. Angst vor der Therapiesituation, Angst vor der Arbeit), da sich das maladaptive Verhalten der Patientin sehr wahrscheinlich wiederholen wird. Im Fallbeispiel lässt sich erahnen, dass die Patientin unbewusst negative Gefühle, die sie bezüglich der Therapiesitzung und der Arbeit antizipiert, vermeidet und den Zahnarztbesuch als weniger »schmerzhaft« empfindet als die »drohende« Therapiesitzung und das Aufsuchen der Arbeit.

Wie auch in der empathischen Konfrontation des distanzierten Beschützers sollte der Therapeut darauf achten, nicht zu stark in Richtung einer Verhaltensänderung zu drängen, da sich der Bewältigungsmodus sonst eher noch verstärkt.

### 3.3.2 Verstärken der Bindung

Im folgenden Fallbeispiel wird eine zu wenig empathische Konfrontation gezeigt, in der der Therapeut zu drängend und ohne wertschätzendes Verständnis für die Schwierigkeiten, die der Patient hat, vorgeht.

**Beispiel**

T: Hallo Sam, wie ist es Ihnen denn letzte Woche mit den Schulbesuchen ergangen?

P: Ach, ich habe es wieder nicht geschafft, hinzugehen.

T: Wie kommt denn das?

P: Mein Bruder ist überraschend zu Besuch gekommen und ich habe nur einen Haustürschlüssel. Da konnte ich ihn nicht zuhause lassen, er kann ja dann gar nicht allein rausgehen.

T: Sam, das ist wohl wieder mal Ihr vermeidender Beschützer gewesen, nicht wahr? Da hätte es doch bestimmt einige Möglichkeiten gegeben, wie Sie die Schule und den Besuch Ihres Bruders hätten kombinieren können. Sie wissen doch, dass Sie in große Schwierigkeiten geraten, wenn Sie wieder anfangen, die Schule zu schwänzen. Wie kriegen Sie das morgen hin?

Häufig führt eine solche wenig empathische Konfrontation dazu, dass sich der Modus des vermeidenden Beschützers eher noch verstärkt, da das Bedürfnis nach Verständnis für seine Schwierigkeiten in der Therapiesituation nicht erfüllt wird und sich der Patient vom Therapeuten zu wenig unterstützt und »gesehen« fühlt. Typische Reaktionen von Patienten mit einem ausgeprägten vermeidenden Beschützermodus könnten sein, Therapiesitzungen abzusagen oder die Therapie ganz abzubrechen.

Andererseits können natürlich auch Schwierigkeiten dadurch entstehen, wenn ein Therapeut zu wenig oder zu »weich« konfrontiert. Dies bewirkt meist eine Unzufriedenheit auf Seiten des Patienten, aber auch des Therapeuten, da dadurch kaum Fortschritte in Bezug auf das Problemverhalten erreicht werden und sich ein Gefühl einstellt, die Therapie habe »keinen Sinn« oder stagniere.

**Beispiel**

T: Hallo Sam, wie ist es Ihnen denn letzte Woche mit den Schulbesuchen ergangen?

P: Ach, ich habe es wieder nicht geschafft, hinzugehen.

T: Wie kommt denn das?

P: Mein Bruder ist überraschend zu Besuch gekommen und ich habe nur einen Haustürschlüssel. Da konnte ich ihn nicht zuhause lassen, er kann ja dann gar nicht allein rausgehen.

T: Sam, könnte es sein, dass Ihr vermeidender Beschützer aktiviert worden ist, weil es jetzt auf die Klausurenphase in der Schule zugeht?

P: Hm, könnte sein.

T: Es muss ganz schön schwierig für Sie sein, sich jetzt den Prüfungen zu stellen. Wäre es hilfreich, wenn ich mal mit Ihrer Klassenlehrerin telefoniere und versuche, spätere Prüfungstermine für Sie auszuhandeln?

▶

P: Oh ja, das klingt prima.

T: Ja, es ist vielleicht einfach noch zu viel verlangt von Ihnen, in die Schule zu gehen und regulär alle Prüfungen mitzuschreiben.

In diesem Fallbeispiel wird deutlich, dass der Therapeut selbst unsicher ist, wie viel er dem Patienten »zumuten« kann und ihm aus diesem Gefühl heraus zu viel abnimmt. Folglich nimmt er dem Patienten aber die Möglichkeit, selbst neue Erfahrungen zu machen und kompetent mit seinen Ängsten umzugehen. Gerade im stationären Rahmen kommt es häufig dazu, dass Patienten in einem multidisziplinären Team »Unterstützer« finden, die sie letztlich in ihrer Vermeidung unterstützen (z. B. indem Anrufe für Patienten getätigt werden, auch wenn sie schon in der Lage sind, diese selbst auszuführen etc.). Insbesondere ist als Therapeut auch auf eigenes Vermeidungsverhalten zu achten. Es kann passieren, dass Therapeuten selbst Konflikte oder intensive Gefühle aus Angst vor einer Destabilisierung des Patienten oder der therapeutischen Beziehung vermeiden und daher Patienten zu lange im Modus des vermeidenden Beschützers belassen.

### 3.3.3 Biographische Validierung und Empathie sowie Pro und Contra im aktuellen Leben des Patienten

Im Rahmen der biographischen Validierung und Empathie ist es zunächst wichtig, dass der Therapeut sich seiner eigenen Gefühle in Bezug auf den vermeidenden Beschützer seines Patienten klar wird. Insbesondere dann, wenn ein Therapeut mit Irritation auf Vermeidung von besprochenen Aufgaben reagiert, ist es notwendig, sich frühzeitig eigener Grenzen bewusst zu werden und dem Patienten bei erheblichem Vermeidungsverhalten auch Grenzen im Rahmen der Therapie deutlich zu machen. Bei der Bearbeitung des Pro und Contra im aktuellen Leben des Patienten ist darauf zu achten, dass maladaptives Verhalten aus dem Modus des vermeidenden Beschützers kurzfristig wenige negative Konsequenzen nach sich zieht und eher langfristig zu Schwierigkeiten führt. In diesen Fällen kann es hilfreich sein, den Argumenten auf der Pro- und der Contra-Seite verschiedene Gewichtungen zu geben.

### 3.3.4 Entscheidungsfindung

Wie bei allen Bewältigungsmodi ist es wichtig, den Patienten nicht zu sehr in eine der beiden Richtungen zu drängen, sondern nur bei der Entwicklung einer Entscheidung zu unterstützen. Hierbei ist zu betonen, dass fast alle Menschen Vermeidungsverhalten zeigen und es nicht um die Abschaffung, sondern nur um eine Reduktion des Modus in kleinen Schritten geht. Wenn einem Patienten klar wird, welche Entscheidung sich der Therapeut wünscht, wird es dem Patienten schwer fallen, eine authentische Entscheidung zu treffen. Dies kann dazu führen, dass das Thema in Zukunft vermieden oder die

Therapiesituation verlassen wird oder dem Therapeuten zugestimmt wird, ein alternatives Verhalten jedoch nicht erfolgt (dies gilt insbesondere für Patienten, die neben einem vermeidenden Beschützer einen Compliant Surrenderer-Modus haben).

**Beispiel**

T: Wir haben uns nun gemeinsam die Vor- und Nachteile Ihres Vermeidermodus angeschaut.
P: *(Nickt.)*
T: Es ist wichtig, dass Sie nun die Entscheidung treffen, Ihren Vermeidermodus abzubauen.
P: Na ja, aber er hat ja auch Vorteile.
T: Aber alles in allem sehen Sie ja, was für Schwierigkeiten er Ihnen macht, nicht wahr?
P: Mhm.

### 3.3.5 Konkrete Veränderungsvorschläge

Im letzten Schritt der empathischen Konfrontation kommt es, wie im Fall des distanzierten Beschützers auch, z. B. dann zu Schwierigkeiten, wenn die Schritte zu groß gewählt und damit vom Patienten als zu schwierig empfunden werden. Die konkrete Umsetzung von Veränderungsvorschlägen erfordert Zeit und Geduld auf Seiten des Therapeuten.

## 3.4 Materialien

- **Handout 6: Verlaufserfassung der Ausprägung des Modus des vermeidenden Beschützers über den Therapieverlauf hinweg.**
  Bitten Sie Ihren Patienten zu Beginn, nach mehreren größeren Abschnitten im Verlauf und zu Ende der Therapie jeweils die Ausprägung aller seiner Modi, inklusive des vermeidenden Beschützermodus, in Form einer geschätzten »Tortenstück«-Größe in das Kreisdiagramm einzutragen. Hierbei können dem Patienten insbesondere in Krisensituationen bereits erfolgte Fortschritte in der Reduktion des Vermeidermodus und in der Vergrößerung des gesunden Erwachsenenmodus aufgezeigt werden.
- **Handout 7:** Da der Modus des vermeidenden Beschützers häufig einen vulnerablen ängstlichen Kindmodus (z. B. Angst vor Gefühlen oder Konflikten) schützt, listen Sie mit Ihrem Patienten typische Ängste mit den entsprechenden Vermeidungsstrategien auf.
- **Handout 8:** Das Arbeitsblatt »Wie erkenne ich meinen Vermeidermodus?« soll dem Patienten helfen, in einer frühen Phase der Therapie den Modus des vermeidenden Beschützers sowie das dahinterstehende Bedürfnis zu erkennen. Dies stellt eine wichtige Voraussetzung für eine empathische Konfrontation dar.

## Handout 6 Verlauf meiner Modi

Beginn der Therapie:

.............................................................................

.............................................................................

.............................................................................

.............................................................................

Nach ......... Monaten:

.............................................................................

.............................................................................

.............................................................................

.............................................................................

Am Ende der Therapie:

.............................................................................

.............................................................................

.............................................................................

.............................................................................

 

## Handout 7 Typische Angst- und Vemeide-Situationen

| Situationen, in denen ich in meinen ängstlichen Kindmodus gerate | Dann vermeide ich durch ... |
|---|---|
| (1) | |
| (2) | |
| (3) | |
| (4) | |

**Handout 8** **Wie erkenne ich, wann ich in meinem vermeidenden Beschützer bin?**

Meine Gedanken im vermeidenden Beschützer sind:

.......................................................................................................

.......................................................................................................

.......................................................................................................

.......................................................................................................

.......................................................................................................

.......................................................................................................

Das fühle ich in meinem vermeidenden Beschützer:

.......................................................................................................

.......................................................................................................

.......................................................................................................

.......................................................................................................

.......................................................................................................

.......................................................................................................

Das tue ich in meinem vermeidenden Beschützer bzw. das unterlasse ich:

.......................................................................................................

.......................................................................................................

.......................................................................................................

.......................................................................................................

.......................................................................................................

.......................................................................................................

Mein vermeidender Beschützer schützt gerade folgenden Kindmodus:

.......................................................................................................

.......................................................................................................

.......................................................................................................

.......................................................................................................

.......................................................................................................

.......................................................................................................

So kann ich meinen Kindmodus unterstützen, ohne zu vermeiden:

.......................................................................................................

.......................................................................................................

.......................................................................................................

.......................................................................................................

.......................................................................................................

.......................................................................................................

 

# 4 Empathische Konfrontation des Compliant Surrenderer

## 4.1 Beschreibung des Compliant Surrenderer

Der Modus des Compliant Surrenderer ist ein Bewältigungsmodus, der in die Kategorie der erduldenden Bewältigungsmodi eingeordnet wird (s. Kap. 1). In bisherigen Übersetzungen wird immer wieder deutlich, wie schwierig ein passender Begriff für diesen Modus in der deutschen Sprache zu finden ist. »Willfähriger Unterwerfer« als deutsche Version wird von den meisten Therapeuten und Patienten als unpraktikabel abgelehnt. Da wir positive Erfahrungen mit dem Begriff »Unterordnungsmodus« gemacht haben, werden wir ihn im Folgenden so nennen. Dieser Modus ist aber ein gutes Beispiel dafür, wie wichtig es sein kann, gemeinsam in der Therapie individuelle Namen für Modi zu entwickeln, mit denen sich der Patient identifizieren kann und sich in seiner Not gesehen fühlt. Weitere, z. T. von Patienten entwickelte Namen sind »Ja-Sager«, »Unterwerfer« und »Zustimmer«. Wie bei allen anderen Modi ist es wichtig, die Namen nicht zu positiv oder zu negativ zu wählen, um die Ambivalenz der Bewältigungsmodi abzubilden und den Balanceakt einer authentischen Entscheidung im Rahmen der empathischen Konfrontation nicht zu gefährden.

Charakteristisch für den Unterordnungsmodus ist, dass er verglichen mit den anderen Bewältigungsmodi häufig besonders schwer zu erkennen ist. Patienten, die sich gerade im Unterordnungsmodus befinden, wirken oberflächlich motiviert und freundlich. Zunächst erscheint es daher, als seien die Patienten im Modus des gesunden Erwachsenen, wofür sie von ihrem Gegenüber, insbesondere von Therapeuten, verstärkt werden. Ganz im Gegensatz zum Modus des gesunden Erwachsenen fügen sich Patienten im Unterordnungsmodus den Wünschen und Bedürfnissen anderer Menschen, ohne eigene Wünsche und Bedürfnisse wahrzunehmen, diese zu äußern oder entsprechend zu handeln. Sie ordnen sich den Meinungen und Vorgaben ihrer Mitmenschen unter. Sie widersprechen ihrem Gegenüber auch dann nicht, wenn eigene Bedürfnisse übergangen werden, meist aus Angst vor Konflikten.

Der Unterordnungsmodus ist häufig sehr ausgeprägt bei Patienten mit Cluster-C-Persönlichkeitsstörungen. Hier stellt er, insbesondere bei der dependenten Persönlichkeitsstörung, eine zentrale maladaptive Überlebensstrategie dar. Biographischer Hintergrund dieser Patienten sind oft Bezugspersonen, die auf Autonomiebestrebungen des Patienten strafend oder schuldinduzierend reagiert haben. Diese Bestrafung und Schuldinduktion wird heute vom internalisierten strafenden Elternmodus übernommen, der bei Autonomiebestrebungen, eigenen Meinungen oder Bedürfnissen des Patienten aktiviert wird. Charakteristisch ist ein stark ausgeprägter Modus eines vulnerablen, teils abhängigen Kindes, in dem sich der Patient in massiver Weise von Gefühlen wie Überforderung und Hilflosigkeit überflutet erlebt. Die

Kernemotion im vulnerablen Kindmodus ist dann oft starke Angst, mit Anforderungen des Alltags alleingelassen zu werden und diese nicht bewältigen zu können. Daneben steht häufig auch eine ausgeprägte Angst, verlassen zu werden.

Therapeuten, die noch wenig Erfahrung mit diesem Modus haben, sind zu Beginn der Therapie oft der Meinung, einen besonders engagierten Patienten vor sich zu haben, freuen sich über eine vermeintlich gute Zusammenarbeit und sind im Verlauf enttäuscht, wenn die Therapie ins Stocken gerät. Häufig passiert es, dass Patienten, die sich ihres Unterordnungsmodus nicht bewusst sind, im Verlauf immer unzufriedener werden, da ihre Bedürfnisse, auch bezogen auf Therapieziele, nicht erfüllt werden. Daher ist es von entscheidender Bedeutung, diesen Modus so früh wie möglich im Therapieverlauf zu identifizieren und in das Modus-Modell einzubauen. Hierfür stellt das »Schema-Modus-Inventar« als evaluierter Fragebogen zur Ausprägung der einzelnen Modi ein wertvolles Werkzeug dar (Lobbestael et al., 2010; Reiss et al., 2012). In diesem Fragebogen wird frühzeitig klar, ob ein Patient einen stark ausgeprägten Unterordnungsmodus hat, ohne dass es in der Therapie bereits deutlich geworden sein muss.

Charakteristischerweise entsteht bei Patienten mit einem ausgeprägten Unterordnungsmodus im Verlauf eine dauerhafte Bedürfnisfrustration, die viele Patienten aber aufgrund ihrer Defizite in der sozialen Kompetenz nicht äußern können. Dabei stauen sich negative Gefühle wie Traurigkeit, Verletzung oder Ärger an und entladen sich im Rahmen einer Eskalation (z. B. durch einen Moduswechsel vom Unterordnungsmodus zum Modus des wütenden Kindes oder des vulnerablen Kindes). Dies ist meist für die Bezugsperson völlig unvorhersehbar (»Sie sehen gar nicht, wie schlecht es mir geht und was ich wirklich brauche! Seit Wochen geht das schon so!«). Als Folge dessen brechen Patienten zum Teil die Therapie (oder auch andere Beziehungen) ab, da sie nicht in der Lage sind, ihrer Verletzung durch die Bedürfnisfrustration Ausdruck zu geben (vgl. Kap. 3, vermeidender Beschützer).

Einige Patienten mit einem ausgeprägten Unterordnungsmodus leben in dysfunktionalen schädlichen Beziehungen mit dominanten, zum Teil auch misshandelnden und missbrauchenden Bezugspersonen, vor denen sie Angst haben und in denen sie Bedürfnisse nicht äußern können. Hierbei ist es für den Therapeuten notwendig, klar Stellung zu diesen Beziehungen zu beziehen und langfristig den Patienten dabei zu unterstützen, sich aus diesen Beziehungen zu lösen (d. h. die ungünstigen Umweltvariablen zu verändern). Wie in der empathischen Konfrontation der anderen Bewältigungsmodi ist auch hier die Erarbeitung der biographischen Entstehung des Modus wichtig, damit der Patient zunächst selbst versteht, warum er in schädlichen Beziehungen bleibt und sich in diesen unterordnet. Typischerweise kann sich ein Unterordnungsmodus wie im folgenden Fallbeispiel darstellen.

**Beispiel**

T: Ich würde gerne heute noch die Hausaufgabe bis zur nächsten Sitzung besprechen. Ist das o. k.?

P: *(Lächelt freundlich.)* Ja, natürlich.

►

T: Könnten Sie sich vorstellen, bis nächste Woche Bewerbungsschreiben vorzubereiten?

P: Ja, klar.

T: Wie wäre es mit drei verschiedenen Schreiben? Oder ist Ihnen das zu viel?

P: *(Lächelt immer noch freundlich.)* Nein, nein, das geht schon.

T: Gut. Dann könnten Sie ja eventuell noch bei Ihrem Zahnarzt anrufen? Das wollten Sie doch schon lange mal wieder tun, nicht wahr?

P: Mhm.

T: Prima, dann machen wir das so!

P: *(Nickt.)*

In diesem Fallbeispiel befindet sich die Patientin in einem Unterordnungsmodus und kann sich gegen die Vorschläge des Therapeuten nicht abgrenzen bzw. ihm nicht widersprechen. Möglicherweise gibt es Gefühle (z. B. Angst/Überforderung) oder Bedürfnisse (z. B. nach Unterstützung) der Patientin, die der Therapeut in dieser Situation nicht erkennen und berücksichtigen kann. Da dies den Patienten häufig in mehreren Beziehungen ähnlich geht, fühlen sie sich in ihren Gefühlen und Bedürfnissen »nicht gesehen«. Typische Äußerungen dieser Patienten können z. B. sein: »Mein Partner versteht mich gar nicht«, »Keiner weiß, was ich wirklich brauche!«, »Immer werde ich übergangen«. Mehren sich so ähnliche Äußerungen in der Therapie, kann das ein Hinweis auf das Vorliegen eines Unterordnungsmodus sein.

Manche Patienten haben zwar einen Unterordnungsmodus, zeigen diesen aber in der Therapiesituation dem Therapeuten gegenüber nicht. Das ist gelegentlich bei Patienten der Fall, die mit zwei charakterlich unterschiedlichen engen Bezugspersonen aufgewachsen sind. Hat ein Patient z. B. eine dominante Mutter und einen eher zurückhaltenden Vater gehabt, wird sein Unterordnungsmodus eventuell nur gegenüber Frauen, die älter als er sind, aktiviert. So kann es sein, dass er sich gegenüber einem männlichen Therapeuten nie in diesem Modus befindet, aber seiner Chefin gegenüber sehr häufig.

Auch bezüglich des Unterordnungsmodus gilt, dass ein frühzeitig erstelltes Fallkonzept es für Therapeut und Patient einfacher macht, mit entsprechenden Situationen umzugehen. Hierbei ist es erneut besonders wichtig, die Entstehung des Modus ausführlich biographisch einzuordnen und zu besprechen.

**Beispiel**

**Modus-Konzept Hannah**

Hannah stellt sich nach einem längeren stationären Aufenthalt aufgrund einer seit mehreren Monaten dauernden schweren depressiven Episode auf der Grundlage einer Panikstörung zur ambulanten Therapie vor. Zusätzlich leidet sie an einer dependenten Persönlichkeitsstörung. Sie berichtet, seit ca. einem halben Jahr unter Freudlosigkeit, gedrückter Stimmung, Schlafstörungen, innerer Leere sowie seit mehreren Jahren unter Panikattacken zu leiden. Sie vermeide in der letzten Zeit ▶

immer mehr Aktivitäten und Kontakte, da ihr alles immer mehr Angst machen würde. Sie studiere im dritten Semester Jura, könne aber derzeit ihr Studium nicht fortsetzen, sei wieder bei ihren Eltern eingezogen und habe große Zukunftsängste.

Sie sei gemeinsam mit einem jüngeren Bruder bei beiden Eltern aufgewachsen. Ihre Mutter sei sehr ängstlich und überbehütend mit ihr umgegangen. Daher habe Hannah nicht mit auf Wanderausflüge oder Klassenfahrten können, sonst sei es ihrer Mutter ganz schlecht vor Sorge gegangen. Einmal habe sie sich durchgesetzt und sei im 10. Lebensjahr mit der Klasse auf den Rummelplatz gegangen. Als sie abends nach Hause gekommen sei, habe ihre Mutter im Bett gelegen. Ihr Vater habe ihr gesagt, dass es ihre Schuld sei und die Mutter jetzt wegen ihr krank geworden sei.

Ihr Vater sei sehr fordernd und dominant gewesen. Alle Familienmitglieder, insbesondere aber ihre Mutter und sie, hätten sich ihm untergeordnet. Wenige Male habe sie versucht, ihm zu widersprechen, das habe er durch Liebesentzug und wochenlanges Ignorieren ihrer Person bestraft, sodass schließlich ihre Mutter sie gedrängt habe, sich beim Vater zu entschuldigen, auch wenn sie sich nach wie vor im Recht gefühlt habe.

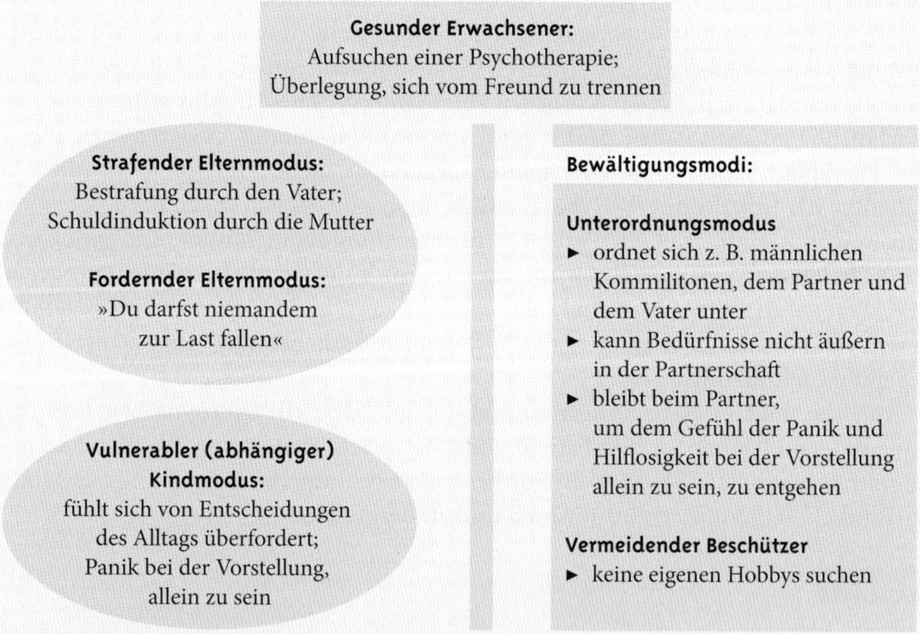


**Abbildung 4.1** Modus-Modell von Hannah

Sie lebe in einer Beziehung zu einem Kommilitonen, der ebenfalls sehr dominant sei, viel Ähnlichkeit mit ihrem Vater habe und ihre Meinung meist nicht gelten ließe. Immer wieder überlege sie, sich von ihrem Freund zu trennen, habe es aber bis jetzt nicht geschafft. Sie fühle sich völlig panisch und überfordert bei der Vorstellung, ihn als »Ratgeber« zu verlieren. Angst habe sie vor dem Alleinsein und dem ►

Gefühl, allein im Leben gar nicht bestehen zu können. Sie vermeide es sogar, eigene, von ihrem Freund unabhängige Hobbys oder Aktivitäten aufzusuchen. Zudem habe sich ihre Mutter so über die Beziehung gefreut, dass sie ihr das nicht antun könne, sie mit den Sorgen um ihre Person zu belasten.

## 4.2 Besonderheiten der empathischen Konfrontation beim Modus des Compliant Surrenderer

### 4.2.1 Benennen des maladaptiven Bewältigungsmodus und des maladaptiven Verhaltens

Wie oben beschrieben, ist die Einordnung des Modus im Falle dieses Bewältigungsanteils besonders schwierig, da er zunächst dem Modus des gesunden Erwachsenen sehr ähneln kann.

**Beispiel**

T: Hallo Hannah, Sie sehen ja aus, als hätten Sie Zahnschmerzen …?

P: *(Lächelt freundlich-distanziert, hält sich die Wange.)* Na ja, es geht schon …

T: Waren Sie denn schon beim Zahnarzt?

P: Ja, aber als der mitten in der Behandlung war, hat zum Glück die Schwester von Station angerufen und mich erinnert, dass ja heute noch Einzeltherapie ist. Und die ist wichtiger, sagen Sie immer!

T: Oh, nein, heißt das, dass die Behandlung gar nicht abgeschlossen wurde?

P: Nein, der Zahn ist jetzt offen, aber das geht schon. Einzeltherapie ist auf jeden Fall wichtiger!

T: Können Sie denn wenigstens nachher nochmal hin?

P: Nein, der Zahn muss über das Wochenende wohl so bleiben, der Zahnarzt hat erst am Montag wieder Zeit.

In diesem extremen Fallbeispiel wird deutlich, was für schwerwiegende Folgen ein stark ausgeprägter Unterordnungsmodus haben kann. Hannah fügt sich der Anweisung der Stationsschwester, ohne auf eigene Bedürfnisse zu achten. Sie ist, aufgrund eines zu schwach ausgeprägten gesunden Erwachsenenmodus, nicht in der Lage, ihrem Bedürfnis Ausdruck zu verleihen. Hier ist es sehr wichtig, als Therapeut ein gutes Modell für den Modus des gesunden Erwachsenen zu bieten.

Da, wie bei allen Bewältigungsmodi, auch im Unterordnungsmodus die emotionale Verarbeitung gestört ist und somit keine Veränderung in der Therapie stattfinden kann, ist es wichtig, mit dem Patienten direkt zu klären, in welchem Modus er sich befindet und ihm ggf. aus dem Unterordnungsmodus herauszuhelfen. Typischerweise versuchen Patienten in einem Unterordnungsmodus, ihre volle Aufmerksamkeit auf die Wahrnehmung von Wünschen oder Bedürfnissen eines anderen auszurichten,

d. h. sie suchen, häufig unbewusst, teils jedoch auch durch rückversichernde Fragen, nach Signalen, die das Gegenüber aussenden könnte. Anhand dieser Signale versuchen Patienten in einem Unterwerfungsmodus den Wunsch oder das Bedürfnis des Gegenübers zu identifizieren. Sie vernachlässigen hingegen, Aufmerksamkeit auf eigene Bedürfnisse, Gefühle oder Wünsche auszurichten.

**Beispiel**

P: Meine Mutter hat wieder einen Trinkrückfall und hat mich gebeten, zu ihr zu fahren. Daher kann ich nicht in die nächste Sitzung kommen.

T: O. k., das ist aber schade.

P: Ja, das ist aber wichtig, dass ich da hinfahre. Ich kann das meiner Mutter nicht abschlagen.

T: Könnte das ihr Unterordnungsmodus sein, der gerade aktiv ist?

P: Weiß nicht, keine Ahnung.

T: *(Warme Stimme, sehr fürsorglich:)* Wie geht es Ihnen denn mit dem Trinkrückfall Ihrer Mutter?

P: Na ja, nicht so gut, glaube ich.

T: Was bräuchten Sie denn in dieser Situation?

P: Weiß ich nicht, so was weiß ich doch nie. Es fühlt sich irgendwie richtig an, jetzt da hinzufahren.

T: Ja, und das ist so typisch für Ihren Unterordnungsmodus, nicht wahr?

P: *(Zweifelnd:)* Aber bin ich denn nicht ein furchtbarer Egoist, wenn ich meine Mutter im Stich lasse?

T: Nein, das sind Sie nicht. Sie haben Ihrer Mutter schon häufig Wege aufgezeigt, wie sie sich selbst Hilfe holen kann.

P: Hm, ja, das stimmt.

T: Und Sie würden unsere Therapiesitzung verpassen, die Sie doch dringend brauchen. Auch oder gerade wegen des Trinkrückfalls Ihrer Mutter.

P: Ja, eigentlich schon … aber wie kann ich denn meinen Unterordnungsmodus von meiner gesunden Erwachsenen unterscheiden? Anderen zu helfen kann man doch auch aus dem Modus des gesunden Erwachsenen heraus, oder?

T: Ja, aber nicht auf Kosten Ihrer eigenen Bedürfnisse. Sonst könnte es Ihnen langfristig wieder schlechter gehen …

P: Aber wie unterscheide ich denn die Modi?

T: *(Nimmt Handout 9.)* Lassen Sie uns doch mal anhand Ihrer Gedanken, Gefühle, Ihres Verhaltens und Ihrer Aufmerksamkeitslenkung versuchen, diese beiden Modi zu unterscheiden. Ich habe hier ein Arbeitsblatt, das Ihnen vielleicht die Unterscheidung in der Zukunft leichter machen kann.

P: O. k., das ist gut.

Die unterschiedlichen Erlebensebenen, an denen Patient und Therapeut gemeinsam lernen können, den Unterwerfungsmodus und den gesunden Erwachsenenmodus zu unterscheiden, sind in Handout 9 vermerkt. Therapeuten können die Ebenen selbstverständlich auch unabhängig von diesem Handout mit ihren Patienten im Gespräch erarbeiten. Besonders schwierig ist die Unterscheidung der Modi in der Therapiesituation, wenn sich der Patient dem Therapeuten gegenüber im Unterordnungsmodus befindet und sich dessen (vermeintlichen oder tatsächlichen) Wünschen unterordnet.

**Beispiel**

T: Karim, ich würde gerne die nächsten Expositionsübungen mit Ihnen planen. Ist das o. k. für Sie?

P: Ja, o. k.

T: Wäre es machbar für Sie, alleine ein Kaufhaus aufzusuchen?

P: *(Zögerlich:)* Ja, o. k.

T: Macht Ihnen irgendetwas Angst bezogen auf die Übung? Wir machen das ja zum ersten Mal.

P: Nein, ich werde es versuchen.

In diesem Beispiel wird deutlich, wie schwer manchmal ein Unterordnungsmodus von einem gesunden Erwachsenenmodus in der Therapie zu unterscheiden ist. Für den Patienten Karim könnte es im gesunden Erwachsenenmodus wirklich ein realisierbarer nächster Schritt sein, ein Kaufhaus aufzusuchen. Er könnte aber auch im Unterordnungsmodus sein und ein dahinterliegendes Bedürfnis nach Unterstützung durch den Therapeuten bzw. kleineren Expositionsschritten vernachlässigt werden. Im letzteren Fall könnte es zu einem Wechsel in einen wütenden oder vulnerablen Kindmodus kommen, da die Bedürfnisse des Patienten dauerhaft nicht erfüllt werden. Alternativ könnte es auch zum Therapieabbruch kommen, wenn sich der Patient nicht in der Lage sieht, seine Bedürfnisse anzusprechen und in seinen vermeidenden Beschützer wechselt. Als hilfreich erweist sich in diesem Fall ein doppeltes Nachfragen, das jedoch zuvor mit dem Patienten abgesprochen sein sollte.

**Beispiel**

T: Nachdem wir Ihren Unterwerfungsmodus erkannt und benannt haben, würde ich gerne etwas mit Ihnen vereinbaren, damit wir uns beide mit der Zeit sicherer werden können, ob Sie sich gerade in Ihrem Unterwerfungsmodus oder in Ihrem gesunden Erwachsenenmodus befinden. Ist das o. k.?

P: Ja, ist in Ordnung.

T: Ich würde es in Zukunft gerne so machen, dass ich Ihnen wichtige Fragen doppelt stelle, damit Sie Zeit haben, noch einmal in sich hereinzuhorchen und zu spüren, ob Ihre Antwort wirklich Ihr Bedürfnis erfüllt oder ob Ihr Unterwerfungsmodus versucht, es mir recht zu machen.

P: *(Nickt.)*

T: Ich weiß, am Anfang ist das ein bisschen seltsam, und ich mache das sicher nicht, damit Sie sich seltsam fühlen, sondern weil ich glaube, dass es Ihnen Zeit verschafft, noch einmal Ihre Aufmerksamkeit auf Ihr eigenes Bedürfnis auszurichten. Ergibt das Sinn für Sie?

P: Ja.

T: *(Lächelt.)* O. k., probieren wir es aus. Spüren Sie nochmal nach – ergibt es wirklich Sinn für Sie?

▶

P: *(Wartet einen kurzen Moment.)* Ja, doch, ich glaube schon. Ich war eben erst kurz irritiert, als Sie noch einmal gefragt haben, aber dadurch konnte ich mir wirklich kurz Zeit nehmen, um zu schauen, was ich eigentlich bei mir merke.

T: Gut, dann versuchen wir es mal mit Doppelfragen, ja?

### 4.2.2 Verstärken der Bindung

Gerade weil es für Patienten sehr beschämend sein kann, ihr eigenes unterordnendes Verhalten zu erkennen und sich damit konfrontiert zu sehen, ist es wichtig, zunächst die Bindung zum Patienten erneut zu stärken und die Absicht von Seiten des Therapeuten zu klären (»Ich möchte, dass Sie wissen, dass ich Sie nicht verletzen will, wenn ich das anspreche. Ich halte Sie nicht für einen »Ja-Sager«, der nie nachdenkt. Aber Sie haben diesen Anteil, der Sie nicht für Ihren vulnerablen Kindmodus sorgen lässt. Und ich möchte für Ihr vulnerables Kind da sein!«). Hier kann es hilfreich sein, dem Patienten zu verdeutlichen, dass auch Auseinandersetzungen oder unterschiedliche Meinungen normale zwischenmenschliche Begegnungen sind, die die Bindung nicht unbedingt gefährden. Auch eine erneute therapeutische Selbstöffnung ist nützlich, indem adäquate Beispiele aus dem eigenen Leben berichtet werden (»Mein Sohn hat gerade beschlossen, seinen Motorradführerschein zu machen. Ich bin da tatsächlich recht ängstlich, dass ihm etwas passiert und habe versucht, ihn zu überreden, das nicht zu tun. Aber er hat auf seiner Meinung beharrt. Auch wenn ich weiterhin der Meinung bin, dass Motorradfahren gefährlich ist und ich mir wünsche, dass er es nicht täte, habe ich ihn doch nicht weniger lieb, nur weil er jetzt das tut, was er für richtig hält. Manchmal hat man eben nicht dieselbe Meinung, aber das heißt nicht, dass es unsere gegenseitige Bindung beeinflusst.«).

### 4.2.3 Biographische Validierung und Empathie

In diesem Teil der empathischen Konfrontation des Unterordnungsmodus sollte der Therapeut besonders darauf achten zu betonen, wie wichtig dieser Anteil in Kindheit und Jugend für das tatsächliche Überleben des Patienten war. Gerade Patienten mit Gewalterfahrungen (verbal, körperlich oder emotional) in der Kindheit berichten, dass Widerspruch dramatische Folgen für sie haben konnte. Allerdings kann, wie bei anderen Bewältigungsmodi auch, Modelllernen eine wichtige Rolle in der Entstehung und Aufrechterhaltung des Unterwerfungsmodus gespielt haben. Daher sollte der Therapeut diesen Anteil immer wieder biographisch validieren, insbesondere weil die Strategie der »Unterordnung« oft ähnlich negativ besetzt ist wie die der »Vermeidung«. Da etwa bei Patienten mit dependenter Persönlichkeitsstörung die früheren Bezugspersonen weniger offen strafend als vielmehr subtil schuldinduzierend gehandelt haben, stellt sich auch ihr Modus des strafenden Elternteils eher als subtil schuldinduzierend dar. Dadurch besteht bei diesen Patienten oft eine sehr viel höhere Loyalität gegenüber den früheren Bezugspersonen. Das erfordert vom Therapeuten eine umso größere Klarheit, dass ein subtil schuldinduzierendes Verhalten (wie im Fall Hannah, siehe Modus-Konzept) genauso invalidierend dem Kind gegenüber ist wie ein offensichtliches Bestrafungsverhalten.

**Beispiel**

P: Eigentlich will ich mir das miese Verhalten von meinem Freund nicht mehr länger gefallen lassen. Aber wenn ich mich jetzt trenne, dann macht sich meine Mutter wieder Sorgen um mich, weil ich dann alleine lebe. Ich kann nicht alleine wohnen. Und ich kann das meiner Mutter nicht antun.

T: Ich kann auf der einen Seite sehr gut verstehen, dass Sie große Angst haben, Ihrer Mutter Sorgen zu machen. Sie haben ja bereits erzählt, dass Ihre Mutter in solchen Situationen früher krank geworden ist und Ihr Vater Ihnen die Schuld dafür gegeben hat.

P: Ja, aber meine Mutter kann ja nichts dafür, dass sie so sensibel reagiert. So ist sie eben.

T: Das sehe ich anders. Ich finde, dass das Verhalten Ihrer Mutter Ihnen gegenüber so nicht in Ordnung war. Ich denke, dass Sie davon Schaden genommen haben.

P: Was? Das glaube ich nicht. Sie will immer nur mein Bestes.

T: Das kann schon sein. Dennoch hat Ihre Mutter Sie wegen ihrer eigenen Ängstlichkeit und auf eine ganz subtile Weise dazu gebracht, nicht gegen ihren Willen zu handeln. Möglicherweise hat sie das nicht bewusst und absichtlich getan, aber das Verhalten Ihrer Mutter hat Sie in Ihrer Autonomieentwicklung eingeschränkt. Und irgendwann haben Sie ja auch aufgehört, Dinge zu tun, die Ihre Mutter geängstigt haben, auch wenn Ihnen diese wichtig waren, oder?

P: Ja, schon. Aber wenn ich immer nur mache, was ich will, bin ich doch ein Egoist!

T: Nein. Sie hatten wie jedes Kind ein Recht darauf, mit Ihren Mitschülern gemeinsame Aktivitäten zu unternehmen. Ihre Mutter hätte möglicherweise eigene Hilfe gebraucht, um mit ihren Ängsten auf gesunde Art umgehen zu lernen. Das ist aber nicht Ihre Schuld.

P: *(Nachdenklich:)* Hm.

T: Sie konnten nicht lernen, eigene autonome Entscheidungen zu treffen, ohne sich hinterher schuldig zu fühlen. Deshalb haben Sie heute das Gefühl, alleine nicht »überlebensfähig« zu sein und folglich den Partner nicht verlassen zu *können*.

An dieser Stelle kann es sehr hilfreich sein, mit dem Patienten das Grundbedürfnis »Autonomie« zu erarbeiten (s. Handout 10).

### 4.2.4 Pro und Contra im aktuellen Leben des Patienten

Im Rahmen der Erarbeitung des Pro und Contra eines Unterordnungsmodus muss der Therapeut sich verdeutlichen, dass der Patient vermutlich häufig von anderen Menschen in seiner Umgebung für sein maladaptives Verhalten in seinem Unterordnungsmodus verstärkt wird. Insbesondere im beruflichen Kontext wird ein Unterordnungsmodus von Vorgesetzten gerne gesehen (»Morgen ist dieses wichtige Meeting, Frau B. Ich weiß, es ist jetzt sehr kurzfristig, aber es wäre mir wirklich sehr recht, wenn Sie das noch heute Abend vorbereiten könnten«, »Gut, dass wir Frau B. haben,

Sie sorgt sich sehr um das Wohl unserer Firma« etc.). Dies bedeutet, dass – sollte sich ein Patient für die Reduktion seines Unterordnungsmodus entscheiden – er zunächst in unterschiedlichen Kontexten widersprechen muss, was zunächst für Irritationen führen kann, bis das Umfeld sich entweder verändert oder gelernt hat, adäquat auf das neue, den Bedürfnissen des Patienten entsprechende Verhalten zu reagieren. Kurzfristig wird also die Verstärkerbilanz des Patienten negativ ausfallen, während sich langfristig die Lebensqualität und die Verstärkerbilanz des Patienten positiv verändern werden, da eigene Bedürfnisse erfüllt werden. Diese kurzfristigen Konflikte, die kurzfristige Verstärkung negativer Emotionen und auch der mögliche Abbruch von Beziehungen bei einer Reduktion des Unterordnungsmodus sollten im Rahmen der Erarbeitung des Pro und Contra im aktuellen Leben des Patienten bedacht werden, um dem Patienten eine ausgewogene Entscheidung zu ermöglichen.

### 4.2.5 Entscheidungsfindung

Nun erfolgen eine abschließende Beurteilung der Vor- und Nachteile des Unterordnungsmodus im aktuellen Leben des Patienten sowie die Entscheidungsfindung als Ergebnis dieser Abwägung. Wie in Kapitel 2 zum Modus des distanzierten Beschützers beschrieben, kann und muss ein Patient am Ende der empathischen Konfrontation bewusst die Entscheidung treffen, den Unterordnungsmodus zu reduzieren oder ihn in derselben Intensität beizubehalten, da nur der Patient mit allen positiven und negativen Konsequenzen (den Nebenwirkungen) der Entscheidung zu leben hat.

**Beispiel**

P: Also, ich verstehe jetzt, dass dieser Unterordnungsmodus mir viele Probleme macht. Aber ich habe so Angst, was passiert, wenn ich anfange, immer allen zu widersprechen.

T: Das kann ich absolut verstehen, dieser Modus hat als Kind Ihr Überleben gesichert. Es war eine sinnvolle Strategie, sich Ihrem gewalttätigen Vater unterzuordnen. Der hätte Sie ja womöglich totgeprügelt, wenn Sie ihm widersprochen hätten …

P: Ja, allerdings.

T: Und heute kann es schon auch Situationen geben, in denen es kurzfristig sinnvoll ist, sich unterzuordnen. Ich muss mich meinem Chef manchmal auch gegen mein Bedürfnis unterordnen und das ist echt unangenehm. Aber da es nur manchmal der Fall ist und die Konsequenzen für mich negativ wären, ordne ich mich unter. Das ist dann aber eine bewusste Entscheidung und ich ordne mich auch sonst niemandem in meinem Leben unter. Es ist auch nicht gefährlich, da ich zur Not jederzeit die Stelle wechseln kann.

P: O. k. Das kann ich zwar verstehen, aber ich habe ja so Angst. Auf der anderen Seite will ich auch nicht so weitermachen wie bisher.

T: Das ist eine Entscheidung, die nur Sie treffen können. Aber denken Sie daran, dass Sie ihn nicht plötzlich aufgeben müssen, sondern wir ihn langsam in kleinen Schritten reduzieren wollen.

P: O. k. …

►

T: Ich gebe Ihnen Recht, dass es ein Risiko ist, Ihren Unterordnungsmodus zu reduzieren. Sehr wahrscheinlich werden Sie häufiger Konflikte mit anderen Menschen haben. Streit ist Teil der Realität, so lange man sich häufig im gesunden Erwachsenenmodus befindet.

P: Oje, das hört sich aber nicht gut an.

T: Ich glaube aber ganz fest, dass Sie lernen können, Konflikte auszuhalten. Und wir werden gemeinsam Strategien erarbeiten, wie Ihnen das leichter fallen kann. Auf der anderen Seite werden Sie immer besser für sich sorgen können, wenn Sie sich nicht mehr so stark unterordnen. Sie werden nicht mehr das Gefühl haben, dass Sie den anderen egal sind.

P: *(Berührt:)* Ja, ich glaube, es wird schwer. Aber ich will wirklich, dass andere Menschen mich und meine Bedürfnisse wahrnehmen.

T: Brauchen Sie noch irgendeine Art von Unterstützung von mir für diese Entscheidung?

Wie zum Ende des Fallbeispiels beschrieben, sollte der Therapeut besonders fürsorglich für den Patienten da sein, nachdem dieser die Entscheidung gefällt hat. Häufig wechseln Patienten im Anschluss an die empathische Konfrontation in einen vulnerablen Kindmodus. Eine weitere Besonderheit im Fall des Unterordnungsmodus ist, dass der dahinterliegende vulnerable Kindmodus stark durch die Emotion Angst geprägt ist. Meist besteht eine große Angst davor, verlassen zu werden (v. a. bei Patienten mit Borderline-Persönlichkeitsstörung). Bei Patienten mit Cluster C-Persönlichkeitsstörungen steht mehr die Angst im Vordergrund, alleingelassen zu werden und dies aufgrund funktionaler oder emotionaler Abhängigkeit von wichtigen Bezugspersonen nicht überleben zu können. Es ist wichtig, die Nuancierung dieser Gefühle mit dem Patienten gemeinsam zu erarbeiten, um im Rahmen der empathischen Konfrontation entsprechende Unterstützung anbieten zu können. Insbesondere Patienten mit Cluster C-Persönlichkeitsstörungen verharren oft sehr lange und starr in diesem Modus und benötigen sehr kleinschrittige Unterstützung, um sich den dahinterliegenden Gefühlen von Angst stellen zu können.

### 4.2.6 Konkrete Veränderungsvorschläge

Sobald eine gefestigte Bindung zwischen dem Patienten und seinem Therapeuten besteht, eignet sich das therapeutische Setting gut, erste Schritte zur Überwindung des Unterordnungsmodus einzuführen. Hierfür kann der Therapeut mit dem Patienten gemeinsam eine Hierarchie von »Aufgaben« erstellen, die der Patient dem Therapeuten gegenüber erfüllen muss (z. B. dem Therapeuten zu widersprechen, den Therapeuten um etwas zu bitten, das dem Patienten wichtig ist etc.). Auch Rollenspiele eignen sich gut, um eine konkrete Umsetzung zu üben (z. B. das Äußern eigener Bedürfnisse oder Widerspruch).

## 4.3 Fallstricke und typische Schwierigkeiten in der Umsetzung

### 4.3.1 Benennen des maladaptiven Bewältigungsmodus und des maladaptiven Verhaltens

Eine charakteristische Gefahr für den Umgang mit dem Modus des Compliant Surrenderer besteht für den Schematherapeuten darin, dass er sich womöglich durch das vermeintlich freundlich zugewandte und »willige« Verhalten des Patienten blenden lässt. Es ist nachvollziehbar, dass gerade Therapeuten, die aufgrund eigener Ängste vor Konflikten, negativen Emotionen oder aggressivem Verhalten der Patienten froh sind, dass sich der Therapieverlauf scheinbar unkompliziert gestaltet und daher nicht oder zu schwach konfrontieren. Insbesondere aber Therapeuten mit eigenen narzisstischen Persönlichkeitszügen können dazu neigen, sich durch das unterordnende Verhalten der Patienten geschmeichelt zu fühlen. An dieser Stelle wird erneut deutlich, wie wertvoll schematherapeutische Selbsterfahrung für den Therapieverlauf sein kann. Die klare Benennung des Modus und des dazugehörigen maladaptiven Verhaltens ist immer die Voraussetzung, dieses auch reduzieren zu können.

### 4.3.2 Verstärken der Bindung

Eine weitere Falle in der Behandlung von Patienten mit Unterordnungsmodus kann ein zu dominantes Vorgehen des Therapeuten sein. Da diese Patienten häufig dominantes und aggressives Verhalten enger Bezugspersonen in Kindheit und Jugend erfahren haben, reagieren sie zum Teil sehr sensitiv auf zu harte Konfrontation bzw. anderes dominantes Verhalten des Therapeuten. Wie im folgenden Fallbeispiel dargestellt, verstärkt sich der Unterordnungsmodus in einer solchen Situation eher noch mehr.

**Beispiel**

T: Ich möchte heute mit Ihnen über die Funktion von Gefühlen sprechen.

P: O. k.

T: Ist das schwierig für Sie?

P: Na ja, geht schon.

T: Na, das hört sich aber ziemlich nach Ihrem Unterordnungsmodus an. Stimmt das?

P: *(Etwas verschüchtert:)* Ja, kann sein.

T: Sie wissen aber schon noch, wie problematisch das in der Therapie ist?

P: *(Leise:)* Ja.

T: Dann sagen Sie ruhig, dass das Thema Gefühle schwierig für Sie ist. Ich muss das ja wissen als Ihr Therapeut.

P: *(Leise:)* Ja, es ist schwierig …

▶

T: Das kann ich schon verstehen, aber wenn Sie weiterkommen wollen, dann müssen wir uns damit befassen. Und da stört der Unterordnungsmodus nur.

P: *(Nickt und schweigt.)*

T: Also, dann fangen wir am besten mit dem Gefühl »Traurigkeit« an, o. k.?

In diesem Beispiel geht der Therapeut sehr sachlich und wenig empathisch vor, ohne die Patientin in die Erkennung des Modus mit einzubeziehen oder auf ihre Bedürfnisse und Emotionen einzugehen und diese zu validieren. Es kann zumindest als Möglichkeit angenommen werden, dass bei einer Patientin mit einem Unterordnungsmodus Ängste vor Themen wie »Umgang mit Gefühlen« bestehen. Möglicherweise hat sie ein Bedürfnis nach Sicherheit (z. B. vorher ungefähr zu wissen, was auf sie zukommt) oder nach Unterstützung (z. B. »Was passiert, wenn es mir nach der Sitzung schlecht geht?«) etc. Der Therapeut ordnet lediglich den Modus ein, ohne zu hinterfragen, warum ihr Unterordnungsmodus gerade in dieser Situation aktiviert wird. Im Verlauf kommt es aufgrund seiner dominanten Vorgehensweise eher zu einem Verharren der Patientin in diesem Modus, sie wirkt zudem eingeschüchtert und verängstigt, da die Situation vielleicht negative Kindheitserinnerungen hervorruft.

### 4.3.3 Biographische Validierung und Empathie sowie Pro und Contra im aktuellen Leben des Patienten

Ein ebenfalls immer wieder auftretendes Problem in der empathischen Konfrontation des Unterordnungsmodus ist ein zu wenig konfrontatives Vorgehen des Therapeuten, vor allem in für den Patienten gefährlichen Situationen. Der Schematherapeut sollte nicht zögern, seine persönliche Sorge um den Patienten im Rahmen der Pro- und Contra-Abwägung in die Waagschale zu werfen (»Nur Sie können die Entscheidung treffen, ob Sie sich von Ihrem gewalttätigen Ehemann trennen wollen oder nicht. Aber ich möchte, dass Sie wissen, wie sehr ich mich um Sie sorge, wenn Sie nach der Sitzung nach Hause gehen und dort wieder geschlagen werden. Aber ich kann aufgrund Ihrer Vorgeschichte gut verstehen, dass Sie es nicht von heute auf morgen schaffen, sich zu trennen. Daher möchte ich Ihr ängstliches Kind unterstützen und gemeinsam mit Ihnen nach einer Möglichkeit suchen, wie Sie schrittweise eine Trennung bewältigen können.«). Dies spielt einerseits im Rahmen der gegenseitigen Bindung, aber auch in der biographischen Validierung sowie den Abwägungen von aktuellen Pro und Contra eine Rolle. Gelingt es nach einem langen Zeitraum und vielfachen empathischen Konfrontationen nicht, den Patienten zu einer funktionalen Entscheidung zu motivieren, sollte im Sinne eines Limit Setting mit dem Patienten das vorzeitige Beenden der Therapie besprochen werden. Hierbei spielen die Grenzen des Therapeuten eine entscheidende Rolle.

Das folgende Beispiel zeigt, wie ein zu weiches Vorgehen im Rahmen einer empathischen Konfrontation trotz gefährlicher Situation aussehen kann.

**Beispiel**

T: Maria, wie konnte es denn passieren, dass Sie sich letztes Wochenende wieder so stark betrunken haben, dass es Ihnen am folgenden Tag so schlecht ging, dass Sie sich selbst verletzt haben?

P: Na ja, meine Freundin Betty wollte unbedingt Party machen. Ich wollte eigentlich gar nicht, aber dann bin ich doch mitgegangen. Und dann hat mich ein Typ im Club angesprochen, ob ich mit ihm nach Hause gehe …

T: Sind Sie mitgegangen?

P: *(Lächelt verlegen.)* Ja … ich habe aber auch gar nicht nachgedacht in der Situation. Dann hat er mich bei sich zum Sex gedrängt, da wollte ich eigentlich nicht mehr, das war mir alles zu unheimlich …

T: Könnte das Ihr Unterordnungsmodus gewesen sein, der Sie einfach hat zustimmen und mitgehen lassen, obwohl Sie nicht wollten?

P: Ja, ich glaube schon.

T: Sie merken bestimmt, dass das eine gefährliche Situation war, in der sogar noch mehr hätte passieren können, nicht wahr?

P: Ja, schon, aber mir ist noch nie etwas Schlimmes passiert und ich bin schon mit vielen Typen nach Hause gegangen, die ich nicht kannte.

T: Ich verstehe auf der einen Seite sehr gut, dass Ihr Unterordnungsmodus Ihnen früher oft geholfen hat und notwendig für Ihr Überleben war. Aber heute bringt er Sie in gefährliche Situationen …

P: Ach, machen Sie sich keine Sorgen um mich, ich kann schon gut für mich sorgen.

T: Ja, ich will Ihnen ja nicht unterstellen, dass Sie nicht für sich sorgen können. Natürlich wissen Sie am besten, was gut für Sie ist.

P: Ja.

T: Und es ist ja auch wichtig, immer wieder daran zu denken, wie überlebenswichtig dieser Modus für Sie war, nicht wahr?

P: Ja, der war wichtig.

In diesem Fallbeispiel geht der Therapeut sehr wenig konfrontativ vor, fokussiert stark auf die früheren Vorteile des Modus und bringt zu wenig seine persönliche Sorge um die Gefährlichkeit der Situation mit in die Entscheidung ein. Insbesondere bei Patienten, die als Kind nicht vermittelt bekommen haben, was Situationen wirklich gefährlich macht, ist es von entscheidender Bedeutung, diese Gefahren psychoedukativ zu besprechen und das Wissen um die Gefahren in den Entscheidungsprozess mit einfließen zu lassen.

Ferner sind die Nebenwirkungen der Reduktion des Unterwerfungsmodus sowohl zu bedenken als auch dem Patienten gegenüber transparent zu machen. Die kurzfristigen negativen Konsequenzen der Reduktion eines Unterwerfungsmodus müssen dem Patienten im Rahmen der Erarbeitung der aktuellen Pros und Contras deutlich werden, sodass er eine informierte Entscheidung treffen kann.

### 4.3.4 Entscheidungsfindung

Gerade bei der Entscheidung, konkret an der Reduktion des Unterordnungsmodus arbeiten zu wollen, benötigen Patienten wiederholte und klare Unterstützungsangebote. Hilfreich ist es, wenn der Therapeut immer wieder betont, dass das therapeutische Setting »sicher« ist und er den Patienten nicht verlassen, abwerten o. Ä. wird, wenn dieser beginnt, ihm zu widersprechen.

Darüber hinaus ist es besonders wichtig, dass sich der Therapeut nochmals rückversichert, dass der Patient nicht genau im Moment der Entscheidungsfindung im Unterordnungsmodus ist und daher die vermeintlich vom Therapeuten erwünschte Entscheidung zur Veränderung trifft.

## 4.4 Materialien

- **Handout 9: Unterscheidung Compliant Surrenderer und gesunder Erwachsener**
  Erarbeiten Sie gemeinsam mit Ihrem Patienten, anhand welcher Kriterien der Patient den Unterordnungsmodus vom Modus des gesunden Erwachsenen unterscheiden kann. Achten Sie auf die unterschiedlichen Ebenen des Erlebens.
- **Handout 10: Autonomie – In welchen Kindheitssituationen habe ich nicht die Gelegenheit bekommen, eigene Entscheidungen zu treffen und eigene Fehler zu machen?**
  Erarbeiten Sie gemeinsam mit Ihrem Patienten, an welchen Punkten in der Biographie Kinder anfangen, eigene Entscheidungen zu treffen bzw. eigene Unternehmungen durchführen dürfen und wie es in der Biographie des Patienten im Vergleich dazu war.
- **Handout 11: Modus-Memo**
  Erstellen Sie mit diesem Handout eine Erinnerungskarte mit Ihrem Patienten, die dieser bei sich tragen und hervorholen kann, wenn er in den Unterordnungsmodus fällt.

## Handout 9 Unterscheidung Unterordnungsmodus und gesunder Erwachsener

| | Unterordnungsmodus | Modus des gesunden Erwachsenen |
|---|---|---|
| **Wenn ich in diesem Modus bin, dann fühle ich …** | *Bsp.: … Unsicherheit* | *Bsp.: … Nervosität, aber auch Zuversicht* |
| **Wenn ich in diesem Modus bin, dann denke ich …** | *Bsp.: »Der andere weiß es sicher besser.«* | *Bsp.: »Ich würde das so angehen.«* |
| **Wenn ich in diesem Modus bin, dann richte ich meine Aufmerksamkeit auf …** | *Bsp.: … die Mimik meines Gegenübers* | *Bsp.: … auf den Inhalt des Besprochenen* |
| **Wenn ich in diesem Modus bin, dann bemerken andere bei mir …** | *Bsp.: … ein »abgespultes« Zustimmen* | *Bsp.: … dass ich noch sehr angestrengt wirke* |
| **Wenn ich in diesem Modus bin, habe ich folgendes Ziel …** | *Bsp.: … dass ich es dem anderen recht mache* | *Bsp.: … dass ich meinem Bedürfnis entsprechend handle* |

 

**Handout 10** **Gesunde Autonomieentwicklung – Vergleich mit meiner Biographie**

| Alter | Gesunde Autonomie-entwicklung | Meine Biographie |
|---|---|---|
| Bsp: 5–7 Jahre | *Bsp.: … erste Übernachtung bei einer Kindergarten-Freundin.* | *Bsp.: … durfte ich nicht, weil meine Mutter Angst hatte, ich würde Alpträume bekommen.* |
| | | |
| | | |
| | | |
| | | |
| | | |

## Handout 11 Modus-Memo (S. 1/2)

Im Moment habe ich das Gefühl, mein Gegenüber wird schon Recht haben und es ist besser, mich ihm anzupassen.

Das fühlt sich in meinem Körper genau so an:

..........................................................................................................

..........................................................................................................

..........................................................................................................

..........................................................................................................

Ich denke gerade, dass …

..........................................................................................................

..........................................................................................................

..........................................................................................................

Ich kenne das von früher, als …

..........................................................................................................

..........................................................................................................

..........................................................................................................

..........................................................................................................

Damals hat mir das gut geholfen,

..........................................................................................................

..........................................................................................................

nicht mehr aushalten/fühlen/ertragen zu müssen.

Heute passiert das, wenn …

..........................................................................................................

..........................................................................................................

..........................................................................................................

..........................................................................................................

Wahrscheinlich ist es deshalb gerade jetzt auch mein Compliant Surrenderer, der mich vor …

..........................................................................................................

..........................................................................................................

..........................................................................................................

schützen will.

Auch wenn ich verstehen kann, dass mein Compliant Surrenderer mich schützen möchte, weiß ich aber trotzdem, dass er mir meist auch schadet, weil …

....................................................................................................................

....................................................................................................................

....................................................................................................................

Ich möchte aber mein Bedürfnis nach .................................................. erfüllen, nämlich indem ich jetzt …

....................................................................................................................

....................................................................................................................

....................................................................................................................

# 5 Empathische Konfrontation des ärgerlichen Beschützers

## 5.1 Beschreibung des Modus des ärgerlichen Beschützers

Der Modus des ärgerlichen Beschützers ist ein Bewältigungsmodus, der häufig dann auftritt, wenn ein anderer Bewältigungsmodus, z. B. der Modus des distanzierten Beschützers, nicht mehr ausreichend Schutz für den dahinterliegenden Kindmodus bietet. Im Modus des ärgerlichen Beschützers sind Patienten bemüht, Leid durch feindseliges Verhalten, Sarkasmus oder schwarzen Humor zu verhindern. Der Modus wird häufig als eine Facette des distanzierten Beschützers oder des Bully & Attack-Modus betrachtet, da er mit beiden Überlappungen aufweist. Im Modus des ärgerlichen Beschützers wirken Patienten häufig kalt und feindselig, sie antworten sehr kurz und oft schnippisch. Die Sitzposition kann abgewandt sein, Patienten sitzen häufig mit verschränkten Armen da und der Blickkontakt wird entweder vermieden oder der Therapeut direkt angestarrt. Befindet sich ein Patient häufig im Modus des ärgerlichen Beschützers, z. B. in Partnerschaften, kommt es meist zu Schwierigkeiten in zwischenmenschlichen Interaktionen, in dessen Folge sich andere vom Patienten zurückziehen.

**Beispiel**

T: Hallo Thea. In der Teamsitzung wurde mir gerade berichtet, dass Sie einen Alkoholrückfall hatten. Ist das richtig?

P: Das konnten die sich also echt mal merken.

T: Ja, das wurde mir so gesagt. Stimmt das denn?

P: Was wollen Sie denn jetzt von mir hören?

T: Na ja, ich würde gerne von Ihnen hören, ob das so stimmt oder ob es anders war und wenn ja, wie.

P: *(Schnippisch:)* Ja, stimmt. Und jetzt?

T: Können wir darüber sprechen, wie es dazu gekommen ist?

P: *(Wendet sich ab.)* Ich habe mein Feuerzeug genommen und die Flasche aufgemacht und dann getrunken. Es mag Sie verblüffen, aber so mache ich das meistens.

Therapeut schweigt. Thea schweigt ebenfalls und starrt den Therapeuten an.

T: Also Thea, ich würde Ihnen wirklich gerne helfen, aber …

P: *(Unterbricht:)* Bla bla.

Wie in den vorherigen Bewältigungsmodi ist im Modus des ärgerlichen Beschützers die Fähigkeit der Emotionsverarbeitung des Patienten gestört. Der Patient zeigt sich irritiert und reizbar, was zu einem Rückzugsverhalten auf Seiten des Gegenübers führen kann, da die Irritation häufig schwer nachvollziehbar ist. Dies gilt selbstverständlich auch für Therapeuten. Um eine Veränderung des Modus und somit eine Veränderung der emotionalen Verarbeitungskapazität zu bewirken, ist es jedoch notwendig, sich als Therapeut nicht zurückzuziehen und dem Patienten bewusst zu machen, in welchem Modus er sich gerade befindet. Wenn Therapeuten sich zurückziehen, wiederholen sich Beziehungserfahrungen (z. B. der Ablehnung), die Patienten aus ihrer persönlichen Vergangenheit kennen. Emotionale Erfahrungen im Rahmen der Therapiebeziehung, die früheren Erfahrungen widersprechen, gehören jedoch zum Kernkonzept der Schematherapie.

Dass Patienten im Modus des ärgerlichen Beschützers noch aktiver als im Modus des distanzierten Beschützers bemüht sind, sich vor möglichen Verletzungen oder Grenzübertretungen durch andere zu schützen, wird bereits an ihrem Verhalten deutlich. Zudem können jedoch im Modus des ärgerlichen Beschützers Grenzen anderer Menschen übertreten werden, z. B. indem wiederholt sarkastische Bemerkungen gemacht werden.

**Beispiel**

P: *(In abfälligem Tonfall:)* Therapeuten sind wirklich gut, die wollen einem auch immer helfen.

T: Marnie, ich würde Ihnen wirklich gerne helfen.

P: *(Äfft den Therapeuten nach:)* Marnie, ich würde Ihnen wirklich gerne helfen. Mir kommen echt gleich die Tränen.

T: Ich habe den Eindruck, dass Sie jetzt gerade in Ihrem ärgerlichen Beschützer gefangen sind.

P: *(Äfft den Therapeuten nach:)* Ich habe den Eindruck, dass Sie gerade in Ihrem ärgerlichen Beschützer gefangen sind. Ehrlich, das ist oscarreif. Sagen Sie das doch nochmal.

Im Beispiel äfft die Patientin den Therapeuten nach, statt sich auf das Beziehungsangebot des Therapeuten einzulassen. Durch das Nachäffen könnte sie gleichzeitig eine Grenze des Therapeuten verletzen, was dazu führen könnte, dass der Therapeut sich tatsächlich von ihr zurückzieht und ihr die nötige Hilfe nicht gewährt. Damit würden sich ihr Schema sowie frühere Beziehungserfahrungen möglicherweise bestätigen.

Da ärgerliche Gefühle in verschiedenen Modi gezeigt werden, ist es relevant, diese Modi voneinander abzugrenzen. Somit erscheint es an dieser Stelle notwendig, den Modus des ärgerlichen Beschützers vom Modus des wütenden Kindes zu unterscheiden. Eine Abgrenzung zum Bully & Attack-Modus wird dann im Folgenden vorgenommen (vgl. Kap. 6).

**Abgrenzung vom wütenden Kindmodus.** Obwohl sowohl im Modus des ärgerlichen Beschützers als auch im Modus des wütenden Kindes das Gefühl »Ärger« eine Rolle spielt, so wird das Gefühl doch in beiden Modi unterschiedlich beschrieben. Während Patienten im Modus des ärgerlichen Beschützers kalten, kontrollierten Ärger, Reizbarkeit, Irritation oder auch Feindseligkeit spüren, beschreiben Patienten im Modus des wütenden Kindes kochende Wut, Ärger oder Trotzigkeit. Auf der kognitiven Ebene geben Patienten im Modus des ärgerlichen Beschützers Gedanken wie »Lass mich in Ruhe« oder »Bleib mir vom Hals« an, während Patienten im Modus des wütenden Kindes Gedanken wie »Das ist wirklich unfair!« oder »Das ist gemein!« beschreiben. Im Verhalten zeigt sich bei Patienten im Modus des ärgerlichen Beschützers eine verschlossene Körperhaltung, sie verschränken die Arme, sitzen abgewandt (zeigen dem Gegenüber die »kalte Schulter«), schauen das Gegenüber nicht an oder starren mit ärgerlichem Blick. Die Mimik und Gestik ist häufig reduziert und kontrolliert, die Patienten ziehen sich vom Gegenüber zurück. Das Verhalten eines Patienten im Modus des wütenden Kindes ist beinahe gegensätzlich: Die Mimik und Gestik ist meist gesteigert und das Verhalten häufig kaum unter Kontrolle (insbesondere gilt dies für Patienten mit Persönlichkeitsstörungen aus dem Cluster B). Patienten im Modus des wütenden Kindes können schreien, schimpfen, mit Gegenständen werfen, Türen schlagen, treten oder auch beißen. Insgesamt wirkt das Verhalten oft kindlich. Patienten im Modus des wütenden Kindes suchen den Blickkontakt des Gegenübers. Entsprechend sind die Ziele beider Modi unterschiedlich: Während Patienten im Modus des ärgerlichen Beschützers bemüht sind, andere auf Abstand zu halten und dadurch Sicherheit herzustellen, haben Patienten im Modus des wütenden Kindes ein Bindungsbedürfnis. Im wütenden Kindmodus ist das Ziel nicht, das Gegenüber gezielt zu verletzen, sondern der erlebten Ungerechtigkeit, Verletzung oder Frustration Ausdruck zu verleihen und Dampf abzulassen. Gerade bei Patienten mit narzisstischen, antisozialen oder Borderline-Persönlichkeitsstörungen können Modi jedoch rasch wechseln, so auch die Modi des ärgerlichen Beschützers und des wütenden Kindes. Entsprechend müssen die schematherapeutischen Interventionen dem jeweiligen Modus des Patienten angepasst werden.

**Beispiel**

P: Gehen Sie mir nicht auf die Nerven mit Ihren scheinheiligen Fragen! Sie haben doch keine Ahnung.

T: Vielleicht erklären Sie es mir.

P: Nein danke, suchen Sie sich einen anderen Sozialfall. Ich habe keinen Bock mehr auf dieses Weichspülen.

T: Arne, ich würde Ihnen wirklich gerne helfen, aber ich weiß nicht, was passiert ist. Ich habe das Gefühl, dass Sie mich auf Abstand halten und sicher gibt es einen guten Grund dafür.

P: Genau. Der Grund ist, dass Sie immer scheinheilige Fragen stellen. Sie interessieren sich doch nicht wirklich dafür, wie es mir geht.

T: Doch Arne, mich interessiert es tatsächlich, wie es Ihnen geht.

P: *(Aufgebracht:)* Ach ja, Sie interessieren sich dafür, wie es mir geht? Seit wann denn das? Gestern haben Sie sich nicht interessiert. Wissen Sie noch, als ich Sie gestern angesprochen habe, weil ich wieder keinen Ausgang bekommen habe, obwohl Sie mir doch zugesichert hatten, dass ich den bekomme? Sie sind ein Lügner und interessieren sich überhaupt nicht für mich. Sie wollten doch auch gar nicht hören, wie es mir geht. Sie dürfen nämlich abends raus hier und das war überhaupt alles, was Sie wollten – schnell weg hier und ich war Ihnen total egal. Ich werde nie wieder mit Ihnen sprechen, nie wieder!

▶

T: Arne, es tut mir leid, ich hatte gestern Abend einen wichtigen Termin und musste deswegen dringend weg.

P: *(Kühl:)* Selbstverständlich, so ist es eben. Wichtige Therapeuten mit wichtigen Terminen. Die können natürlich keine fünf Minuten warten. Selbstverständlich nicht.

Im Fallbeispiel wechselt der Patient vom Modus des ärgerlichen Beschützers in den Modus des wütenden Kindes und wieder zurück in den Modus des ärgerlichen Beschützers. Mittels des Handouts 13 »Unterscheidung ärgerlicher Beschützer und wütendes Kind« kann gemeinsam mit dem Patienten erarbeitet werden, wie beide Modi unterschieden werden können.

Auch beim Modus des ärgerlichen Beschützers ist es hilfreich, verschiedene Strategien dieses Modus im Rahmen des schematherapeutischen Fallkonzepts zu beleuchten.

**Beispiel**

**Modus-Konzept Elli**

Elli, 30 Jahre, leidet seit vielen Jahren unter den Symptomen einer Borderline-Persönlichkeitsstörung. Immer wieder nehme sie Drogen, um sich besser zu fühlen, früher habe sie sich auch mit einer Schere selbst verletzt und Essanfälle gehabt, jedoch sei dies heute nur noch sehr selten der Fall. Manchmal dissoziiere sie auch. Ihre Stimmung könne sehr schnell kippen. Beziehungen seien für sie ein großes Problem. Immer wieder erlebe sie es, dass Freunde oder auch Partner Beziehungen zu ihr abbrächen. Deswegen habe sie auch große Angst, wieder verlassen zu werden. Auch seien alle Beziehungen sehr konfliktbelastet, es gäbe häufig Streit und manchmal sei sie auch sehr lange »gemein«, missmutig und abweisend dem anderen gegenüber. Dafür hasse sie sich dann. Auf Nachfrage berichtet sie, dass sie bei Streitigkeiten mit ihrem Freund so ausraste, dass sie schon mit einer Haarbürste nach ihm geworfen habe und vor lauter Wut auch Dinge kaputt mache. Sie sei da aber auch so wütend gewesen, er habe sich nämlich unmöglich verhalten. Sie habe ihm erzählt, dass so ein Typ sie in der U-Bahn angegrabscht habe und sie den gehörig in die Schranken gewiesen habe. So ein anderer habe dann gesagt, so etwas passiere eben mal im Gedränge. Sie habe sich dann hingesetzt und den Typen angestarrt. Der habe dann gefragt, ob alles o. k. sei und sie habe ihm ganz kalt geantwortet: »Klar, ich hab's gerne, wenn mich schmierige, stinkende Kerle begrabschen. Törnt mich total an, dich auch?« Jedenfalls habe ihr Freund gesagt, dass das ja wohl total übertrieben gewesen sei und da sei sie ausgerastet.

Ellis Vater habe sie und ihre Mutter verlassen, als sie noch sehr klein gewesen sei. Ihre Mutter habe sich ständig neue Partner gesucht, denen man immer alles habe recht machen müssen. Sie habe nicht laut sein dürfen und sich zuhause wie ein Dienstmädchen verhalten müssen. Ein Partner der Mutter habe sie auch immer wieder an der Brust und den Genitalien berührt. Ihre Mutter habe ihr gesagt, dass sie das als Frau einfach aushalten müsse. Sie sei immer wieder ausgeflippt und dann in die ▶

Kinderpsychiatrie gebracht worden, aber niemand habe ihr geholfen. Im Gegenteil, ein Therapeut habe ihr gesagt, dass sie ein schlechtes Kind sei, weil sie immer so viel Ärger mache. Deswegen glaube sie auch nicht mehr an die Menschen und trete den meisten missmutig und aggressiv gegenüber, dann ließen die sie wenigstens in Ruhe.

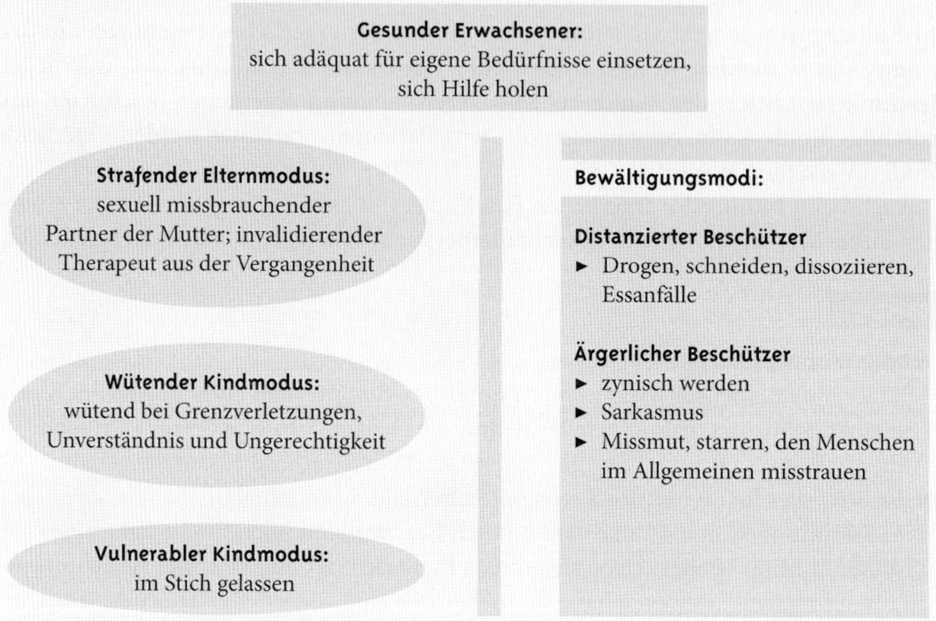


**Abbildung 5.1** Modus-Modell von Elli

## 5.2 Besonderheiten der empathischen Konfrontation beim Modus des ärgerlichen Beschützers

### 5.2.1 Benennen des maladaptiven Bewältigungsmodus und des maladaptiven Verhaltens

Nachdem der Modus des ärgerlichen Beschützers vom Therapeuten erkannt wurde, ist es hilfreich, mit dem Patienten den Modus zu erarbeiten. Hierbei kann es zu erheblichen Schwierigkeiten kommen, wenn der Patient sich zum Erarbeitungszeitpunkt in diesem Modus befindet. Der Modus des ärgerlichen Beschützers erfüllt, noch stärker als der Modus des distanzierten Beschützers, die Funktion, das Gegenüber auf Distanz zu halten. In den meisten Fällen wird der Therapeut den Modus des ärgerlichen Beschützers sowie das maladaptive Verhalten gegenüber dem Patienten benennen müssen, wenn der Patient sich aktuell in diesem Modus befindet. Häufig ist es erst dann möglich, mit dem Patienten die Kennzeichen für den Modus zu erarbeiten, wenn der Patient sich nicht mehr darin befindet.

### 5.2.2 Verstärken der Bindung

Der Patient präsentiert sich im Modus des ärgerlichen Beschützers als irritierbar oder gereizt, was die Beziehungsgestaltung im Sinne des Limited Reparenting erschwert. Häufig ist es für den Therapeuten bzw. das Gegenüber des ärgerlichen Beschützers nicht nachvollziehbar, warum die Irritation vorliegt. Dennoch bleibt die Aufgabe des Schematherapeuten bestehen, dem Patienten Verständnis für diesen Bewältigungsmodus entgegenzubringen und gleichzeitig die Notwendigkeit der Veränderung dieses Modus zu konfrontieren. Der Therapeut sollte die Irritation des Patienten im Modus des ärgerlichen Beschützers aushalten und nicht vor dieser zurückweichen. Dennoch kann es hilfreich sein, dem Modus zunächst einmal Raum zu geben. Konkret kann dies bedeuten, dass der Patient oder der Therapeut sich eine kurze Auszeit innerhalb oder außerhalb des Raumes nimmt. Wichtig für den Therapeuten ist jedoch, nicht zu vergessen, das Beziehungsangebot aufrecht zu erhalten. Schematherapeutisch ist relevant, welcher Modus sich hinter dem Modus des ärgerlichen Beschützers verbirgt. Häufig zeigt sich, nachdem der Modus des ärgerlichen Beschützers reduziert werden konnte, ein kindlicher Modus, in dem das Bindungsbedürfnis besonders stark ist. Für diesen Modus ist es auch dann, wenn eine räumliche Distanz geschaffen wird, wichtig zu wissen, dass der Beziehungspartner weiterhin verfügbar ist, damit der Patient eine korrigierende Erfahrung machen kann (»Mein Therapeut ist weiter da und lässt mich nicht wie alle anderen allein damit, auch wenn er jetzt für fünf Minuten nicht im Raum ist«).

### 5.2.3 Biographische Validierung und Empathie

Wenn der Patient im Modus des ärgerlichen Beschützers dem Gespräch folgt, werden wie in der empathischen Konfrontation anderer Bewältigungsmodi die Vorteile und die Nachteile des Modus des ärgerlichen Beschützers bezogen auf die Vergangenheit und die Gegenwart des Patienten abgewogen. Zunächst erfolgt die biographische Validierung. Häufig finden sich in der Biographie der Patienten Hinweise darauf, welche Erfahrungen dazu beigetragen haben, dass der Modus heute so stark ausgeprägt ist. Im oben beschriebenen Fallbeispiel von Elli zeigte sich beispielsweise, dass sie zeitweilig dem Missbrauch entgehen konnte, wenn sie sich besonders missmutig und mürrisch zeigte. Später dann machte sie die Erfahrung, dass sie von Bezugspersonen wie Therapeuten weniger enttäuscht wurde, wenn sie erst gar keine Beziehung zu diesen aufbaute, sondern sich widerspenstig und abweisend verhielt. Hier kann das Handout 13 »Erinnerungen an Situationen, in denen mein ärgerlicher Beschützer mir geholfen hat« eingesetzt werden.

### 5.2.4 Pro und Contra im aktuellen Leben des Patienten

Für diesen Aspekt der empathischen Konfrontation kann das Handout 14 »Pro und Contra ärgerlicher Beschützer« analog zu früheren Beschreibungen eingesetzt werden. Wichtig ist zu beachten, dass ein ärgerlicher Beschützermodus in manchen Milieus adaptiv sein kann, sodass in der Abwägung des Pro und Contra auch die aktuellen Umgebungsvariablen des Patienten, insbesondere auch bei Jugendlichen, bedacht und in die Liste eingearbeitet werden müssen.

**Beispiel**

Chris sitzt vor dem Büro des Therapeuten und hört Musik über Kopfhörer.

T: Hi Chris, wollen Sie zu mir?

P: *(Dreht demonstrativ langsam den Kopf, lässt die Kopfhörer in den Ohren.)* Labern Sie mich nicht so blöd von der Seite an.

T: *(Irritiert:)* O. k., wollen Sie denn nun zu mir?

P: *(Starrt den Therapeuten an und antwortet nicht.)*

T: Chris, ich habe den Eindruck, dass ich gerade auf Ihren ärgerlichen Beschützermodus getroffen bin, was denken Sie?

P: Ich denke nicht. Aus Prinzip. Denken wird überbewertet.

T: O. k., dann bleiben wir einfach mal bei meinem Eindruck. Ich glaube, ich spreche gerade mit Ihrem ärgerlichen Beschützer. Möchten Sie reinkommen, damit wir uns nicht auf dem Gang unterhalten müssen?

P: *(Nimmt die Kopfhörer aus den Ohren.)* Nein, ich find's gut, wenn wir uns auf dem Gang unterhalten. Weiß doch hier eh jeder Bescheid. Ich habe keinen Bock mehr, ich lasse mich heute entlassen.

T: Hey Chris, ich höre, dass Sie total verärgert sind und sich am liebsten entlassen lassen wollen. Und ich bin mir sicher, dass es einen Grund gibt, warum Sie sich jetzt gerade so fühlen. Ich möchte wirklich gerne verstehen, was passiert ist, aber Ihr ärgerlicher Beschützer ist so abweisend, dass ich das Gefühl bekomme, ich sollte Sie in Ruhe lassen.

P: Das ist auch so.

Therapeut wartet ca. eine Minute und hält Blickkontakt zu Chris. Chris starrt feindselig zurück.

T: O. k., Chris, ich verstehe. Ich werde jetzt 15 Minuten in mein Büro gehen und arbeiten. Sie können jederzeit reinkommen, denn es ist mir wirklich wichtig zu verstehen, was los ist.

P: Nö, kein Bock.

T: Das ist o. k. In 15 Minuten werde ich noch mal rauskommen und nach Ihnen sehen, ist das in Ordnung?

P: Ist mir scheißegal, was Sie machen.

15 Minuten später hat sich Chris in sein Zimmer verzogen, die Musik ist laut aufgedreht. Der Therapeut kommt, um nach Chris zu sehen.

T: *(Lächelt.)* Hallo Chris, da bin ich wieder.

P: Na und?

T: Ich frage mich immer noch, warum Ihr ärgerlicher Beschützer gerade da ist? Was ist passiert?

P: Nix. Ich gehe gleich, ich warte bloß noch auf diesen blöden Dienstarzt.

▶

T: Ich fände es schade, wenn Sie gehen.

P: *(Zuckt mit den Schultern.)* Damit müssen Sie leben.

Chris dreht die Musik sehr laut auf, sodass Sprechen unmöglich ist. Der Therapeut hält mit Chris gemeinsam die Situation aus. Nach wenigen Minuten dreht Chris die Musik wieder leiser.

T: Chris, ich weiß, dass Sie schon viele Male enttäuscht worden sind, wenn Sie anderen erzählt haben, was passiert ist und ich kann mir vorstellen, dass Ihr ärgerlicher Beschützer versucht, Sie vor einer weiteren Enttäuschung zu schützen. Aber damit hält er mich ganz weit von Ihnen weg und das Problem dabei ist, dass ich den verletzlichen Anteil in Ihnen auf jeden Fall enttäusche, weil ich keine Chance bekomme, für ihn da zu sein.

P: *(Schaut zum Fenster raus.)*

T: *(Geht in Chris' Nähe.)* Passen Sie auf, ich weiß, dass es schwierig ist, weil Sie nicht sicher sein können, dass ich Sie nicht auch enttäusche, aber ich verspreche Ihnen, dass ich mich bemühe. Wirklich.

P: *(Nimmt Augenkontakt auf.)* Das haben schon viele zu mir gesagt und dann stand ich doch immer wieder alleine da.

T: Ja, das haben Sie mir erzählt. Ich kann mir vorstellen, wie schwierig das für Sie sein muss.

P: Ich denke immer, dass sich doch keiner wirklich für mich interessiert und alle nur darauf warten, mich fertig zu machen.

T: Das sind vermutlich zwei ganz wichtige Anteile von Ihnen. Das eine ist Ihr verletzter Anteil, der traurig und einsam ist und denkt, dass keiner sich wirklich für ihn interessiert. Und das andere ist der ärgerliche Beschützer, der sagt »Die warten doch alle nur darauf, dich fertig zu machen.«

P: Ja, und dann denke ich immer »Besser keiner als die, die einen eh nur fertig machen wollen.«

T: Kennen Sie diesen Gedanken von früher?

P: Ich weiß, dass ich das früher schon immer gedacht habe, als die mich in der Schule so gemobbt haben.

T: Das ergibt Sinn für mich. Ich kann mir vorstellen, wenn Sie damals im ärgerlichen Beschützermodus aufgetreten sind wie vorhin, dann war das irgendwie gut, oder?

P: Ja, manchmal zumindest. Wenn ich so aggro drauf war, dann sind die manchmal abgezogen, das hat die mehr gefreut, wenn ich geweint habe vor Schmerzen. Oder wenn die Lehrer einfach weggeschaut haben, dann war ich auch oft aggro drauf.

T: Das ist echt schlimm, aber das erklärt, warum Ihr ärgerlicher Beschützer heute so stark auffährt.

P: Tut's wohl, oder? Kann ich aber auch nichts machen.

T: Na ja, glauben Sie denn, dass ich, wie die Lehrer damals, wegschauen werde, wenn es Ihnen schlecht geht?

P: Ja, meistens glaube ich das, jetzt aber gerade nicht. Irgendwie haben Sie heute ja ganz cool reagiert.

T: Wow, danke. Wissen Sie, ich glaube, ich kann Ihnen nur zeigen, dass ich nicht wegschauen werde, wenn Sie mir eine Chance geben zu sehen, was wirklich los ist. Dafür müsste ich sozusagen hinter Ihren ärgerlichen Beschützer schauen können.

P: Ja, ich verstehe schon, was Sie meinen. Ich merke nur, dass heute nicht mehr alle so scheiße sind wie die Kids und Lehrer damals, wenn ich nicht ständig in meinem Aggro-Modus loslege. Sagt meine Freundin auch immer. Nicht genau so, aber so ähnlich.

T: Schlaue Freundin.

▶

P: Ja, die ist ganz cool. Die kriegt auch ab und zu was von diesem Aggro-Modus ab, das ist echt nicht gut. Nee, manchmal ist der echt ein bisschen too much.

T: Vielleicht sollten wir daran arbeiten, dass Sie den langfristig so in den Griff kriegen, dass Sie nur dann, ganz selten, auf den zurückgreifen, wenn Sie ihn wirklich brauchen.

P: Das geht? Ich habe das Gefühl, der kommt einfach so.

T: Ich habe ein paar Ideen, wie wir beide daran arbeiten können, dass Sie den schneller bemerken. Wir könnten damit anfangen, dass wir zusammen erarbeiten, was Sie merken und was ich merke, wenn Sie in Ihrem ärgerlichen Beschützer sind. Wäre das eine Idee?

P: O. k., hört sich an, als hätten Sie einen Plan.

### 5.2.5 Entscheidungsfindung

Deutlich wird bereits am Fallbeispiel, dass die empathische Konfrontation eines ärgerlichen Beschützermodus häufig länger dauert als die Konfrontation eines distanzierten Beschützermodus, bis der Patient zu einer Entscheidung bezüglich dieses Modus kommt. Häufig wird die endgültige Entscheidung auch erst nach wiederholten empathischen Konfrontationen durch den Patienten getroffen.

### 5.2.6 Konkrete Veränderungsvorschläge

Im Rahmen von Veränderungsvorschlägen und deren Umsetzung sollten mit dem Patienten mit einem ärgerlichen Beschützermodus gestische und mimische Veränderungen, aber auch Veränderungen in der Stimmlage und in den Aussagen selbst besprochen und in Rollenspielen eingeübt werden. Insbesondere ist auf schwarzen Humor und Sarkasmus zu achten, die einerseits Teil eines gesunden Erwachsenenmodus sein können, andererseits auch zum ärgerlichen Beschützermodus eines Patienten gehören können. Wie bei vielen Verhaltensweisen muss der Patient letztlich selbst an seinem Gefühl (oder den Rückmeldungen) in der Interaktion mit anderen Personen feststellen, welches Maß an schwarzem Humor oder Sarkasmus einer bestimmten Interaktion angemessen ist.

## 5.3 Fallstricke und typische Schwierigkeiten in der Umsetzung

### 5.3.1 Benennen des maladaptiven Bewältigungsmodus und des maladaptiven Verhaltens

Typischerweise entstehen erste Schwierigkeiten darin, den Modus des ärgerlichen Beschützers zu identifizieren und diesen vom Modus des wütenden Kindes zu unterscheiden. Insbesondere, wenn Patienten zwischen beiden Modi wechseln, wird die Identifikation des jeweiligen Modus erschwert. Spätestens im Rahmen der angewandten Intervention wird jedoch meist klar, um welchen der beiden Modi es sich handelt, da die Interventionen bei dem jeweils anderen Modus klassischerweise nicht wirken.

**Beispiel**

T: Ich könnte mir vorstellen, dass es hilfreich wäre, Ihrem Freund zu sagen, wenn Sie etwas stört. Oder es ihm aufzuschreiben, wenn Sie es nicht schaffen, ihm das zu sagen.

P: Na danke, diese tollen Ideen hatte ich auch schon.

T: Kann es sein, dass ich mich gerade mit Ihrem ärgerlichen Beschützer unterhalte?

P: Was weiß ich denn, mit wem Sie sich da gerade unterhalten? Das kann ja wohl echt nicht wahr sein! Immer muss ich wissen, in welchem Modus ich bin!

T: Paula, ich kann verstehen, dass es für Sie wirklich schwierig ist, Ihrem Freund zu sagen, wenn Sie etwas stört.

P: *(Unterbricht und wird laut.)* Ja, das ist total schwierig, aber Sie hören mir ja gar nicht zu. Ich versuche das doch schon immer, aber dann sagt der bloß, das sei ihm alles egal. Und Ihnen ist das doch auch total egal, Sie hören mir ja auch nicht zu. Immer muss ich mich anstrengen und alles wissen und niemand hilft mir, ich find's so ungerecht!

Im Beispiel glaubt der Therapeut, dass Paula sich im Modus des ärgerlichen Beschützers befindet und beginnt eine empathische Konfrontation dieses Modus. Paula befindet sich allerdings in einem kindlichen Modus, sie macht deutlich, dass sie ein Bedürfnis nach Unterstützung durch den Therapeuten hat. Sie hat den Eindruck, dass der Therapeut ihre Grenze verletzt, indem er ihr nicht zuhört, und reagiert darauf verärgert. Sie ist also in einem ärgerlichen oder wütenden Kindmodus.

### 5.3.2 Verstärken der Bindung

Im Rahmen des Limited Reparenting kann es zu Schwierigkeiten kommen, wenn der Therapeut sich durch den Modus des ärgerlichen Beschützers persönlich angegriffen fühlt und sich entsprechend der eigenen Bewältigungsstrategien unterordnet, vermeidet oder überkompensiert, statt im gesunden Erwachsenenmodus und mit begrenzter Fürsorge zu reagieren.

**Beispiel**

**Unterordnung**

T: Morgen früh steht ja der Termin beim Arbeitsamt an, richtig?

P: Kann sein.

T: Haben Sie denn die Unterlagen ausgefüllt, die Sie morgen mitbringen müssen?

P: Was geht Sie das denn an?

T: Na ja, ich würde Ihnen gerne helfen, in dieser Sache weiterzukommen.

P: Ach und das fällt Ihnen einen Tag vor dem Termin ein.

▶

T: Tut mir leid, wenn Ihnen das sehr spät vorkommt, Peer. Ich möchte Ihnen wirklich helfen, aber gerade habe ich das Gefühl, dass Ihr ärgerlicher Beschützer mich auf Abstand hält.

P: Ach, haben Sie das? Das ist ja echt scharfsinnig von Ihnen.

T: Es tut mir wirklich leid, wenn ich Sie verletzt habe, das war nicht meine Absicht.

P: Aha. Dann ist ja gut.

T: O. k., dann lassen Sie uns noch mal zu Ihrem Termin morgen zurückkommen. Wie sieht es denn jetzt aus mit den Unterlagen?

P: Wie sollen die denn jetzt großartig aussehen? Genauso weiß wie damals, als ich sie bekommen habe.

T: Kann ich Sie dabei unterstützen, die Unterlagen auszufüllen?

P: Nein, kein Bock, drängen Sie Ihre Hilfe doch mal jemand anderem auf die Backe.

T: O. k., ja, ich habe heute auch noch andere Termine. Denken Sie also, dass es heute keinen Sinn hat, mit Ihnen zu sprechen?

Der Therapeut konfrontiert im Fallbeispiel den Modus zu wenig und lässt den Patienten in seinem Bewältigungsmodus verharren. Obwohl er dem Patienten immer wieder deutlich macht, dass er ihn unterstützen möchte, ist Unterstützung dennoch nur *eine* Facette des Limited Reparenting. Angemessene Konfrontation maladaptiver Bewältigungsmodi ist jedoch auch dem Konzept des Limited Reparenting zuzuordnen, da der Patient im Rahmen der Therapiebeziehung korrektive emotionale Erfahrungen machen soll. Dementsprechend ist es Aufgabe des Therapeuten, die Therapiebeziehung den Modi des Patienten anzupassen.

**Beispiel**

**Vermeidung**

P: Ja, fragen Sie doch mal meine bescheuerten Eltern, warum ich in Therapie kommen muss. Ich will hier gar nicht hin. Und Ihre Fragen beantworte ich auch nicht mehr.

T: Klar, wer will schon zu irgendetwas verdonnert werden? Das ist eine schwierige Situation, das kann ich verstehen. Da würde ich auch keine Fragen beantworten wollen.

P: Schlau erkannt. Kann ich jetzt gehen?

T: Ich denke, es ist wichtig, dass wir über die Dinge sprechen, die Sie verändern möchten.

P: Ich will aber nicht mit Ihnen sprechen. Ich möchte nichts verändern, ich möchte gehen.

T: Also, wenn das so ist, dann denke ich, ist es am besten, wenn Sie sich Zeit nehmen, darüber nachzudenken, ob Sie wirklich nichts verändern möchten.

P: Ich will nur meine Eltern loswerden. Und meine Ruhe haben.

T: Ja, dabei kann ich Ihnen leider nicht helfen. Ich kann Ihnen nur dabei helfen, sich selbst zu verändern.

Im Fallbeispiel validiert der Therapeut den Patienten zwar, indem er sagt, dass er die schwierige Situation, in der sich der Patient befindet, nachvollziehen kann, er vermeidet es jedoch, den Modus des Patienten sowie das maladaptive Verhalten des Patienten konkret anzusprechen. Der Patient verbalisiert Bedürfnisse (z. B. »Und meine Ruhe haben.«). Der Therapeut vermeidet es jedoch, dem Patienten zu verdeutlichen, dass seine Bedürfnisse nicht erfüllt werden können, so lange sich dieser in einem ärgerlichen Beschützermodus befindet und feindselig auftritt. Er übergibt vorschnell die vollständige Verantwortung zur Veränderung an den Patienten (»Ich kann Ihnen nur dabei helfen, sich selbst zu verändern.«), statt diesem seine Unterstützung bei der Veränderung, die zu einer Bedürfniserfüllung führen kann deutlich zu machen. Typische weitere vermeidende Bewältigungsstrategien auf Seiten des Therapeuten können Müdigkeit und Langeweile in der Stunde oder frühzeitiges Beenden von Therapiestunden und Therapien sein.

**Beispiel**

**Überkompensation**

P: Ach, Alkohol ist auch eine Lösung, wissen Sie.

T: *(Runzelt die Stirn.)*

P: Dieses ganze Gequatsche nervt einfach. Alkohol wirkt einfach besser als Therapie.

T: Also, das ist doch wohl Ihr ärgerlicher Beschützer, der so was sagt.

P: *(Zuckt mit den Schultern.)* Und wenn schon.

T: Ihr ärgerlicher Beschützer war früher sicherlich sinnvoll, als Sie in dieser gewalttätigen Familie aufgewachsen sind, aber hier in der Therapie ist dieser Zynismus Ihres ärgerlichen Beschützers wirklich unangebracht. Ich versuche, Ihnen zu helfen und Sie sagen, dass Alkohol einfach besser ist als Therapie. Das geht wirklich gar nicht. Ich glaube, ein Time-Out von 48 Stunden wäre angebracht, damit Sie darüber nachdenken können, ob Sie wirklich etwas verändern wollen.

Im Fallbeispiel wird der Therapeut ärgerlich und setzt ein Time-Out als Konsequenz ein, statt sich und dem Patienten zu verdeutlichen, welche Funktion der ärgerliche Beschützer gerade erfüllt und warum er sich für den Patienten in dieser Situation sinnvoll anfühlt.

Wichtig ist zu verstehen, dass Patienten im Modus des ärgerlichen Beschützers Feindseligkeit und Kälte gezielt einsetzen, um ihr Bedürfnis nach Sicherheit zu erfüllen. Dieses Ziel ist den Patienten selbst jedoch nicht immer bewusst. Für Therapeuten ist es eine Herausforderung, den Modus des ärgerlichen Beschützers empathisch zu konfrontieren, da dieser das Gegenüber in viel stärkerer Weise zu einer Reaktion drängt als dies beispielsweise der distanzierte Beschützer tut. Die Reaktion gesund und im Sinne eines Limited Reparenting erfolgen zu lassen, ist relevant im Rahmen der schematherapeutischen Beziehungsgestaltung. Bei der Behandlung von Patienten mit überkompensierenden Bewältigungsmodi kann eine regelmäßige Super- oder Intervision hilfreich sein.

### 5.3.3 Biographische Validierung und Empathie, Pro und Contra im aktuellen Leben des Patienten sowie konkrete Veränderungsvorschläge

Im Rahmen dieser Punkte bestehen keine wesentlichen Veränderungen zu den Vorschlägen aus den vorhergehenden Kapiteln.

## 5.4 Materialien

- **Handout 12: Unterscheidung ärgerlicher Beschützer und wütendes Kind**
  Erarbeiten Sie gemeinsam mit Ihrem Patienten, anhand welcher Kriterien der Patient des Modus des ärgerlichen Beschützers vom Modus des wütenden Kindes unterscheiden kann. Achten Sie auf die unterschiedlichen Ebenen des Erlebens.
- **Handout 13: Erinnerungen an Situationen, in denen mein ärgerlicher Beschützer mir geholfen hat**
  Sammeln Sie mit diesem Handout gemeinsam mit Ihrem Patienten Situationen in der Vergangenheit, in denen der Modus des ärgerlichen Beschützers für den Patienten hilfreich war. Achten Sie darauf, dass Ihr Patient Situationen aus verschiedenen Lebensphasen (Kindheit und Jugend) nennen kann. Wenn Ihr Patient im aktuellen Leben keine Situation nennen kann, in der der Modus des ärgerlichen Beschützers hilfreich war, ist das in Ordnung. Davon ausgehend können Sie mit Ihrem Patienten besprechen, welche Umstände sich im Leben des Patienten verändert haben, die möglicherweise eine Veränderung im Modus des ärgerlichen Beschützers ermöglichen.
- **Handout 14: Pro und Contra ärgerlicher Beschützer im aktuellen Leben**
  Sammeln Sie mit diesem Handout mit Ihrem Patienten Argumente für und gegen das Beibehalten des Modus des ärgerlichen Beschützers im aktuellen Leben. Achten Sie darauf, dass Sie immer mit der Pro-Seite beginnen.
- **Handout 15: Wie mein gesunder Erwachsener mit meinem ärgerlichen Beschützer umgehen kann**
  Sammeln Sie mit diesem Handout gemeinsam mit Ihrem Patienten kognitive, erlebens- und verhaltensbasierte Fertigkeiten des gesunden Erwachsenen, um auf den ärgerlichen Beschützermodus angemessen reagieren zu können.
- **Handout 16: Modus-Memo**
  Erstellen Sie mit diesem Handout eine Erinnerungskarte mit Ihrem Patienten, die Ihr Patient bei sich tragen und hervorholen kann, wenn er in den Modus des ärgerlichen Beschützers fällt.

## Handout 12 Unterscheidung ärgerlicher Beschützer und wütendes Kind

Obwohl beide Modi mit dem Gefühl Ärger einhergehen, sind der ärgerliche Beschützer und der wütende Kindmodus doch sehr unterschiedlich.

| | **Aggressiver Beschützer** | **Wütendes Kind** |
|---|---|---|
| **Wenn ich in diesem Modus bin, dann fühle ich …** | *Bsp.: … mich sehr reizbar.* | *Bsp.: … mich echt sauer.* |
| **Wenn ich in diesem Modus bin, dann denke ich …** | *Bsp.: … »Lass mich in Ruhe.«* | *Bsp.: … »Du bist so fies.«* |
| **Wenn ich in diesem Modus bin, dann habe ich folgende Körperreaktionen …** | *Bsp.: … Anspannung in den Schultern …* | *Bsp.: … mein Kopf ist ganz heiß …* |
| **Wenn ich in diesem Modus bin, dann bemerken andere bei mir …** | *Bsp.: … einen starren, feindseligen Blick und verschränkte Arme …* | *Bsp.: … wildes Gestikulieren, Schreien …* |
| **Wenn ich in diesem Modus bin, habe ich folgendes Ziel …** | *Bsp.: … dass der andere mich in Ruhe lässt …* | *Bsp.: … dass mein Bedürfnis respektiert wird …* |

| Handout 13 | Erinnerungen an Situation, in denen mein ärgerlicher Beschützer mir geholfen hat (S. 1/2) |
|---|---|

In meiner Kindheit hat mir mein ärgerlicher Beschützer einmal geholfen, als …

……………………………………………

……………………………………………

……………………………………………

……………………………………………

……………………………………………

……………………………………………

……………………………………………

Diese Situation war damals schwierig für mich, weil …

……………………………………………

……………………………………………

……………………………………………

……………………………………………

Damals hatte ich das Bedürfnis, dass …

……………………………………………

……………………………………………

In meiner Jugend hat mir mein ärgerlicher Beschützer einmal geholfen, als …

……………………………………………

……………………………………………

……………………………………………

……………………………………………

……………………………………………

……………………………………………

……………………………………………

Diese Situation war damals schwierig für mich, weil …

……………………………………………

……………………………………………

……………………………………………

……………………………………………

Damals hatte ich das Bedürfnis, dass …

……………………………………………

……………………………………………

| Handout 13 | **Erinnerungen an Situation, in denen mein ärgerlicher Beschützer mir geholfen hat** (S. 2/2) |
| --- | --- |

Vor kurzem hat mir mein ärgerlicher Beschützer einmal geholfen, als …

..............................................................................................................

..............................................................................................................

..............................................................................................................

..............................................................................................................

..............................................................................................................

..............................................................................................................

..............................................................................................................

Diese Situation war schwierig für mich, weil …

..............................................................................................................

..............................................................................................................

..............................................................................................................

..............................................................................................................

In dieser Situation hatte ich das Bedürfnis, dass …

..............................................................................................................

..............................................................................................................

## Handout 14 | Pro und Contra ärgerlicher Beschützer im aktuellen Leben

**Modus des ärgerlichen Beschützers**

| Pro | Contra |
|---|---|
| | |

Mein persönliches Fazit aus den Argumenten ist:

..............................................................................................................

..............................................................................................................

..............................................................................................................

 

**Handout 15** **Wie mein gesunder Erwachsener mit meinem ärgerlichen Beschützer umgehen kann**

Aller Anfang ist schwer … wenn der ärgerliche Beschützer lange Zeit hilfreich war oder er viel Raum im Leben eingenommen hat, kann es schwierig sein, angemessen mit diesem Modus umzugehen. Deshalb ist es hilfreich, zunächst gemeinsam in der Therapie zu erarbeiten, wie der gesunde Erwachsene mit dem ärgerlichen Beschützer umgehen kann und sich dies aufzuschreiben.

Mein gesunder Erwachsener kann zu meinem ärgerlichen Beschützer sagen:

……………………………………………………………………………………………

……………………………………………………………………………………………

……………………………………………………………………………………………

……………………………………………………………………………………………

……………………………………………………………………………………………

……………………………………………………………………………………………

Mein gesunder Erwachsener kann folgendes tun, um auf meinen ärgerlichen Beschützer zu reagieren:

……………………………………………………………………………………………

……………………………………………………………………………………………

……………………………………………………………………………………………

……………………………………………………………………………………………

……………………………………………………………………………………………

……………………………………………………………………………………………

Mein gesunder Erwachsener kann folgendes Bild/folgende Vorstellung nutzen, um auf meinen ärgerlichen Beschützer zu reagieren:

……………………………………………………………………………………………

……………………………………………………………………………………………

……………………………………………………………………………………………

……………………………………………………………………………………………

……………………………………………………………………………………………

……………………………………………………………………………………………

Ich möchte, dass mein ärgerlicher Beschützer weniger Raum in meinem Leben einnimmt, weil …

……………………………………………………………………………………………

……………………………………………………………………………………………

……………………………………………………………………………………………

……………………………………………………………………………………………

……………………………………………………………………………………………

Stopp. Im Moment habe ich das Gefühl, ich müsste alle anderen von mir fernhalten, denn sie sind gegen mich.

Das fühlt sich in meinem Körper genau so an:

..............................................................................................................

..............................................................................................................

..............................................................................................................

..............................................................................................................

..............................................................................................................

..............................................................................................................

Ich denke gerade, dass …

..............................................................................................................

..............................................................................................................

..............................................................................................................

..............................................................................................................

..............................................................................................................

Ich kenne das von früher, als …

..............................................................................................................

..............................................................................................................

..............................................................................................................

..............................................................................................................

..............................................................................................................

..............................................................................................................

Damals hat mir das gut geholfen, ..................................................................
nicht mehr aushalten/fühlen/ertragen zu müssen.

Heute passiert das, wenn …

..............................................................................................................

..............................................................................................................

..............................................................................................................

..............................................................................................................

..............................................................................................................

..............................................................................................................

Wahrscheinlich ist es deshalb gerade jetzt auch mein ärgerlicher Beschützer, der mich vor .......................................................................... schützen will.

 

Auch wenn ich verstehen kann, dass mein ärgerlicher Beschützer mich schützen möchte, weiß ich aber trotzdem, dass er mir meist auch schadet, weil ...

..........................................................................................

..........................................................................................

..........................................................................................

..........................................................................................

..........................................................................................

Deshalb möchte ich mein Bedürfnis nach ..........................................
anders erfüllen, nämlich indem ich jetzt ...

..........................................................................................

..........................................................................................

..........................................................................................

..........................................................................................

..........................................................................................

# 6 Empathische Konfrontation des Bully & Attack-Modus

## 6.1 Beschreibung des Bully & Attack-Modus

Der Bully & Attack-Modus (dt. Schikane & Angriff) ist ein gefährlicher maladaptiver Bewältigungsmodus, der häufig bei Patienten mit Cluster B-Persönlichkeitsstörungen, insbesondere im forensischen Setting, zu finden ist. Der Bully & Attack-Modus ist durch ein Schikane- und Angriffsverhalten gekennzeichnet. Patienten in diesem Bewältigungsmodus drohen anderen oder nutzen eine andere Art verbaler oder physischer Aggression, um andere einzuschüchtern. Ein wichtiges Erkennungsmerkmal dieses Bewältigungsmodus ist das Empfinden des Gegenübers: Mit einem Bully & Attack-Modus konfrontiert fühlt sich das Gegenüber, z. B. der Therapeut, bedroht.

**Beispiel**

T: Hallo Ronny. Ich wollte mich noch einmal erkundigen, wie es Ihnen heute geht.

P: Lassen Sie mich in Ruhe.

T: Das hört sich ja gar nicht gut an. Ich würde gerne für Sie da sein, wollen Sie mir nicht erzählen, was passiert ist?

P: *(Schaut feindselig.)* Nein.

T: O. k., das ist schade.

P: *(Steht auf und will gehen.)*

T: Einen Moment noch bitte, Ronny. Ich habe gehört, dass Sie vorhin beim Rauchen anderen davon erzählt haben, dass Sie nicht mehr leben möchten. Ist das richtig?

P: Wer sagt das?

T: Für mich wäre im Moment viel wichtiger, ob das stimmt?

P: Ist mir egal, was Ihnen wichtig ist. Wer hat das gesagt?

T: Ronny, jetzt beruhigen Sie sich mal.

P: *(Geht auf den Therapeuten zu.)* Sie sagen mir jetzt sofort, wer das gesagt hat, sonst wird Ihnen das noch verdammt leidtun. Haben Sie mich verstanden?

Im Bully & Attack-Modus ist der Patient darauf konzentriert, seinen vermeintlichen Gegner auszuschalten, sodass dieser keine Bedrohung mehr für den Patienten darstellen kann. Häufig bauen Patienten in diesem Modus eine so hohe Mauer aus Ärger und Aggression vor sich auf, dass für das Gegenüber kaum mehr erkennbar ist, was genau der Auslöser für den Modus war. Dementsprechend wird die Verletzung, die sich hinter der Fassade des Bully & Attack-Modus steckt, häufig verkannt und es kann auf diese nicht eingegangen werden.

### Abgrenzung zu anderen Modi

Auch beim Bully & Attack-Modus ist eine Abgrenzung zu anderen mit Ärger assoziierten Modi notwendig. Die Abgrenzung des Bully & Attack-Modus zum Modus des ärgerlichen Beschützers besteht vor allem in der Intensität der Ärgergefühle sowie im Bedrohungserleben des Gegenübers. Während Patienten im Modus des ärgerlichen Beschützers eher Feindseligkeit und Reizbarkeit zeigen und kalten Ärger in moderater Intensität erleben, erleben Patienten im Bully & Attack-Modus eine heftige Wut. Dementsprechend fühlt sich das Gegenüber bei einem Bully & Attack-Modus bedroht, während das Gegenüber beim Modus des ärgerlichen Beschützers die Feindseligkeit oder Irritation spürt, sich jedoch nicht in Gefahr wähnt.

Die Abgrenzung des Bully & Attack-Modus vom Modus des wütenden Kindes kann an verschiedenen Punkten deutlich gemacht werden. Im Modus des wütenden Kindes ist das Ziel des Patienten, dem Ärger Ausdruck zu verleihen und das Gegenüber über das verletzte Grundbedürfnis in Kenntnis zu setzen. Im Modus des wütenden Kindes ist das Ziel nicht eine strategische Verletzung oder Vernichtung des Gegenübers. Im Bully & Attack-Modus ist das Ziel hingegen, die vermeintliche Bedrohung durch das Gegenüber abzustellen. Dementsprechend wird durchaus strategisch gehandelt. Auch wenn im Modus des wütenden Kindes ein Grundbedürfnis verletzt wurde, so zeigen Patienten im Modus des wütenden Kindes dies doch auf unangemessene und häufig kindlich wirkende Art und Weise: Sie schimpfen, werden ausfallend und laut, knallen Türen oder werfen mit Gegenständen. Im Bully & Attack-Modus herrscht ein bedrohlicher, scharfer Ton vor, das Gegenüber wird gezielt angegriffen. In den folgenden Fallbeispielen können die Modi unterschieden werden.

**Beispiel**

#### Ärgerlicher Beschützer

T: Wie geht es Ihnen heute, Kerstin?

P: Wie soll es mir schon gehen?

T: Ich würde wirklich gerne wissen, wie es Ihnen geht. Ich kann Ihnen nur dann helfen, wenn Sie mir sagen, was los ist.

P: Ach was. Das ist ja eine großartige Erkenntnis.

#### Wütendes Kind

T: Wie geht es Ihnen heute, Kerstin?

P: Das ist echt so fies von Ihnen, dass Sie mich das jetzt fragen.

T: Ich würde wirklich gerne wissen, wie es Ihnen geht. Ich kann Ihnen nur dann helfen, wenn Sie mir sagen, was los ist.

P: Sie sind der gemeinste aller Therapeuten überhaupt. Nie erkundigen Sie sich nach mir und dann schmieren Sie mir auch noch aufs Brot, dass Sie mir nicht helfen können! Das ist so fies! Sie haben nie Zeit für mich, wenn ich Sie brauche! Ich hasse Sie!

▶

**Bully & Attack**

T: Wie geht es Ihnen heute, Kerstin?

P: Hören Sie auf, mir solche Fragen zu stellen. Sofort.

T: Ich würde wirklich gerne wissen, wie es Ihnen geht. Ich kann Ihnen nur dann helfen, wenn Sie mir sagen, was los ist.

P: Sie hören jetzt sofort auf, mir irgendwelche Fragen zu stellen, sonst kriegen Sie richtige Probleme. Sie haben Ihr Recht, Fragen zu stellen, verwirkt.

Mittels der Handouts 17 und 18, »Unterscheidung Bully & Attack-Modus und wütendes Kind« sowie »Unterscheidung Bully & Attack-Modus und ärgerlicher Beschützer«, können die Unterschiede mit dem Patienten in der Stunde erarbeitet werden.

Auch beim Bully & Attack-Modus ist es hilfreich, verschiedene Strategien dieses Modus im Rahmen des schematherapeutischen Fallkonzepts zu beleuchten, insbesondere wenn diese zu einer potentiellen Gefahr für den Therapeuten werden können.

**Beispiel**

**Modus-Konzept Lisbeth**

Lisbeth, 22 Jahre, ist ledig und arbeitslos. Sie hat einen 2-jährigen Sohn, der Vater des Kindes ist unbekannt. Sie berichtet über schnelle Stimmungswechsel und chronische Suizidgedanken, die sie allerdings nicht umsetzen werde. Sie habe einen Suizidversuch im 15. Lebensjahr durch Öffnen der Pulsadern begangen, damals habe sie ihren Pflegeeltern beibringen wollen, dass diese ihr mehr Beachtung schenken müssten. Eigentlich sei es mit ihren Suizidgedanken immer so: Sie bekomme sie dann, wenn ihr nahestehende Personen sie sehr verärgerten und sie diesen dann zeigen wolle, wie sehr sie leide. Zeitweilig habe sie aggressive Durchbrüche, in denen sie Dinge zerstöre und mitunter auch Menschen angreife. Lisbeth kann über viele Beziehungen berichten, die stark konfliktbelastet gewesen seien, sie habe jedoch auch häufig One-Night-Stands gehabt. Meistens käme dies vor, wenn sie sich intoxikiert habe, aber sie habe sich auch teilweise prostituiert, wenn sie Geld benötigt habe. Ihren Sohn lasse sie häufig in der Obhut von Freunden oder Bekannten, da sie sich nicht ständig um ihn kümmern könne und wolle. Sie gehe gerne feiern und kümmere sich dann auch nicht darum, was »morgen sei«. Manchmal habe sie allerdings auch zuhause richtig Spaß, z. B. wenn sie mit ihrem Sohn lustige Kinderfilme schaue. Sie habe allerdings eingesehen, dass sie Hilfe bei seiner Erziehung brauche, da sie ihn manchmal gar nicht mehr beruhigen könne, wenn er schreie oder weine.

Seit ihrer Jugend habe sie sich häufig geschnitten und Hochrisikoverhalten (Alkohol-, Drogenkonsum, Promiskuität, Stehlen) gezeigt. Lisbeth gibt an, einen gewissen »Kick« in ihrem Leben zu benötigen, sonst fühle sie sich einfach nur leer. Lisbeth hat bereits mehrere Verurteilungen wegen Schlägereien und war auch einmal im Jugendknast. Sie habe immer wieder Leute angegriffen, die ihr »dumme ▶

Fragen gestellt« hätten. Lisbeth wurde bereits mehrfach stationär psychiatrisch sowie ambulant psychotherapeutisch und psychiatrisch behandelt. Mehrere Behandlungen seien aufgrund ihres therapieschädigenden Verhaltens beendet worden, daraufhin habe sie die Therapeuten gestalkt. Sie habe sie angerufen, ihnen E-Mails geschickt und bei einigen auch vor der Haustür gewartet, um diesen klar zu machen, wie unfair sie sie behandelt hätten. Allerdings hätten mehrere Therapeuten die Polizei gerufen, da sie nach wenigen Minuten im Gespräch so aggressiv geworden sei, dass sich die Therapeuten bedroht gefühlt hätten. Zudem habe sie im Rahmen von Behandlungen Therapeuten verbal und physisch angegriffen, da diese lernen müssten, »sich nicht mit ihr anzulegen«.

Lisbeth sei im Alter von 5 Jahren zu ihren Pflegeeltern gekommen, nachdem das Jugendamt sie von zuhause weggeholt habe. Ihren leiblichen Vater kenne sie nicht, ihre Mutter sei schwer drogenabhängig gewesen und habe sich nicht um Lisbeth gekümmert. Grenzen habe es keine gegeben und sie habe ihren Willen oft durchsetzen können, indem sie geschrien habe. Gleichzeitig habe Lisbeth eine starke Vernachlässigung von Seiten ihrer Mutter erlebt, wenn diese auf einem längeren Drogentrip gewesen sei und nicht habe funktionieren können. Noch heute fühle sie sich manchmal ganz verlassen. Dieses Gefühl hasse sie jedoch so sehr, dass sie dann Alkohol trinke oder Drogen nehme. Insgesamt reagiert Lisbeth im Gespräch leicht irritiert und oft feindselig.

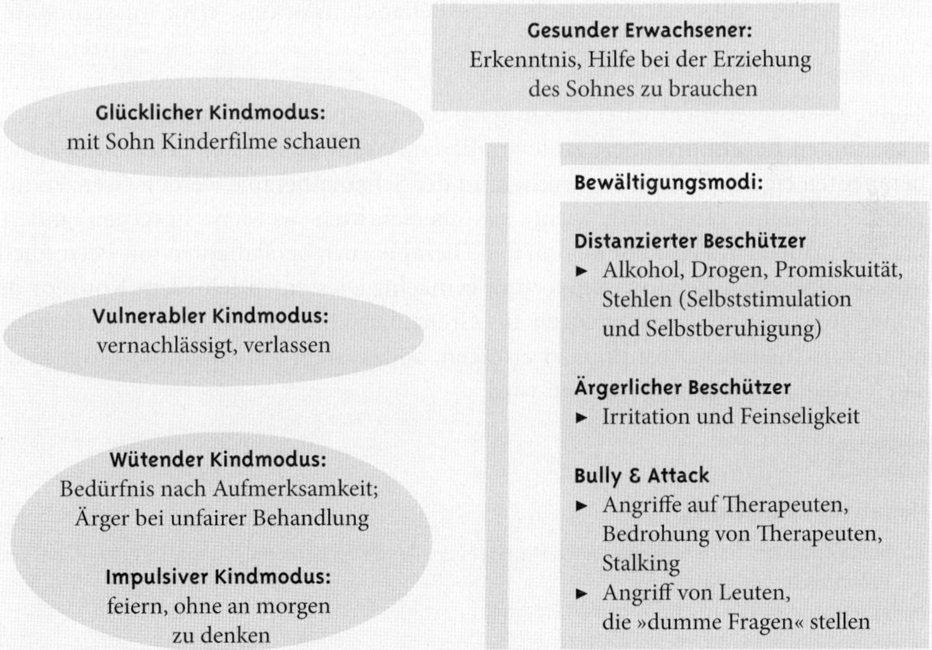


**Abbildung 6.1** Modus-Modell von Lisbeth

## 6.2 Besonderheiten der empathischen Konfrontation beim Bully & Attack-Modus

Patienten in einem Bully & Attack-Modus bedrohen ihr Gegenüber und können diesem auch körperlichen Schaden zufügen. Dies kann im therapeutischen Setting zu erheblichen Problemen führen, sodass es sinnvoll ist, Grenzen unmittelbar und deutlich zu setzen. Das Setzen von Grenzen wird im schematherapeutischen Kontext häufig als Limit Setting bezeichnet und dient der Sicherheit sowohl des Therapeuten als auch des Patienten. Grenzsetzungen sind auch dann sinnvoll, wenn Modi eines Patienten die Therapie untergraben, wie dies z. B. bei einigen forensischen Modi oder einem negativistisch gefärbten distanzierten Beschützer (Abwertung aller Interventionen/der Therapie, beharrliche Aussagen »Nichts wird mir jemals helfen«) der Fall ist. Das Setzen von Grenzen im Therapiekontext basiert auf der persönlichen Sicherheit sowie den persönlichen Rechten des Patienten und des Therapeuten. Dementsprechend können unterschiedliche Patienten an unterschiedlichen Stellen Grenzen benötigen und ebenso unterschiedliche Therapeuten unterschiedliche Grenzen setzen. Während ein Therapeut beispielsweise laute Drohungen eines Patienten als grenzüberschreitend erlebt (»Wenn Sie jetzt noch einmal nachfragen, dann flippe ich aus …«), empfindet ein anderer Therapeut Invalidierungen von Seiten eines Patienten als grenzüberschreitend (»Sie sind doch gar nicht in der Lage zu verstehen, wie es mir geht …«) und ein dritter Therapeut empfindet möglicherweise beides als grenzüberschreitend. Dies gilt auch innerhalb eines Behandlungsteams, etwa im stationären Setting, da auch dort unterschiedliche Therapeuten unterschiedliche Grenzen haben können (z. B. ist es möglich, dass ein Therapeut Telefonkontakt nach Dienstschluss erlaubt, ein anderer aber nicht). Wichtig ist, Grenzen persönlich und nicht rigide oder an abstrakten Regeln orientiert zu formulieren. Wenn es hilfreich erscheint, können Therapeuten eigene Gefühle ansprechen. In der Schematherapie werden Grenzen und Regeln erst dann eingeführt, wenn sie überschritten wurden. Entgegen anderer Therapieformen wird also vor Beginn der Therapie auch bei Patienten mit Persönlichkeitsstörungen kein Behandlungsvertrag gemacht. Dies entspricht dem Konzept des Limited Reparenting. Konsequenzen aus Grenzüberschreitungen sollten stets geplant und in verschiedenen Abstufungen erfolgen, sodass dem Patienten die Möglichkeit einer Verhaltensanpassung gegeben wird.

**Beispiel**

### Negatives Fallbeispiel

T: Hallo Quentin. Ich wollte kurz nach Ihnen sehen, das Pflegepersonal hat mir mitgeteilt, dass es Ihnen nicht gut geht.

P: Das beschissene Pflegepersonal kann mich mal.

T: Haben Sie sich über jemanden geärgert?

P: Die wollen mich fertigmachen, aber die werden schon lernen, dass sie sich das nicht trauen sollten, Alter. Elendes Pack.

►

T: Stopp, Quentin. Hier im Krankenhaus gibt es Regeln. Therapeuten werden mit ihren Nachnamen angesprochen und nicht mit »Alter« und Mitarbeiter der Pflege werden nicht bedroht oder als »elendes Pack« beschimpft.

P: Reden Sie nicht so mit mir, sonst passiert Ihnen auch noch was.

T: Therapeuten zu bedrohen ist im Krankenhaus ebenso nicht erlaubt. Sie sind hier Patient und Sie werden sich ab jetzt an die Regeln halten oder wir entlassen Sie disziplinarisch. Haben wir uns da jetzt verstanden?

In diesem Fallbeispiel geht der Therapeut auf die abstrakten Regeln einer Institution ein, die für den Patienten jedoch persönlich wenig greifbar sind. Die Grenzsetzung erfolgt unmittelbar und direkt, jedoch erscheint die Konsequenz einer disziplinarischen Entlassung sehr hart und dem Patienten wird nur eine sehr kurze Zeit zur Anpassung seines Verhaltens (»ab jetzt«) angeboten. Die Wahrscheinlichkeit, dass einem Patienten mit einer Persönlichkeitsstörung in einem solchen Fall eine Verhaltensanpassung derart schnell gelingt, ist niedrig.

**Beispiel**

**Positives Fallbeispiel**

T: Hallo Quentin. Ich wollte kurz nach Ihnen sehen, das Pflegepersonal hat mir mitgeteilt, dass es Ihnen nicht gut geht.

P: Das beschissene Pflegepersonal kann mich mal.

T: Haben Sie sich über jemanden geärgert?

P: Die wollen mich fertigmachen, aber die werden schon lernen, dass sie sich das nicht trauen sollten, Alter. Elendes Pack.

T: Stopp, Quentin. Ich möchte nicht, dass Sie mich »Alter« nennen, ich möchte gerne mit meinem Namen angesprochen werden. Für mich ist das ein wichtiges Zeichen gegenseitigen Respekts, o. k.?

P: Reden Sie nicht so mit mir, sonst passiert Ihnen auch noch was.

T: *(Schaut Quentin direkt an.)* Stopp, Quentin. Ich möchte auch nicht von Ihnen bedroht werden. Ich kann und ich will nicht mit Ihnen arbeiten, wenn ich Angst um meine Sicherheit haben muss und das gilt auch für die Sicherheit des restlichen Personals.

P: Aber …

T: *(Unterbricht:)* Nein, Quentin, darüber diskutiere ich nicht. Ich möchte, dass hier niemand respektlos angesprochen oder beschimpft wird und ich möchte auch nicht, dass irgendjemand bedroht wird. Das gilt für Sie, für die Pflege, für mich und auch für alle anderen. O. k.?

P: *(Nickt.)*

T: Gut. Ich glaube, eben waren Sie ganz schön im Bulldozer-Modus, oder?

P: *(Nickt.)*

T: Woran merken Sie das denn?

P: Ich merke eigentlich gar nichts. Ich denke immer noch, dass mich hier alle nur fertigmachen wollen.

T: Ah o. k., das finde ich ganz wichtig. In Bulldozer-Modus denken Sie also »Die wollen mich alle nur fertigmachen. Denen zeig ich's.« So?

►

P: *(Nickt.)*

T: Quentin, ich kann mir wirklich gut vorstellen, dass sich das bedrohlich angefühlt hat. Und früher, als Sie in der Schule waren und so gemobbt wurden von den anderen Schülern, da hat das sicherlich ganz viel Sinn ergeben, die abzuwerten und zu bedrohen, oder?

P: Nicht immer, manchmal haben die mich trotzdem gekriegt, aber manchmal hat es mir echt geholfen. Damals, als der eine Junge ins Krankenhaus kam, weil ich ihm den Kiefer gebrochen hatte, da habe ich den anderen gedroht, dass ich ihnen auch den Kiefer breche, obwohl ich gar nicht weiß, wie. Aber dann haben die erst mal ein paar Wochen die Bälle flach gehalten.

T: Damals hat der Bulldozer irgendwie geholfen, sich die anderen vom Leib zu halten, von denen sie bedroht wurden. Gleichzeitig macht Ihnen genau dieser Bulldozer-Modus heute in vielen Beziehungen Schwierigkeiten. Vorhin zum Beispiel, als Sie mich bedroht haben.

P: Dafür fliege ich jetzt raus, oder? Ich weiß, dass das scheiße war.

T: Nein, das nicht, aber ich denke, wir sollten uns überlegen, was eine sinnvolle Konsequenz ist, falls das wieder vorkommt und wie wir dafür sorgen können, dass das nicht wieder vorkommt.

P: Und ich fliege nicht raus? Wirklich?

T: Nein, ich will nicht, dass Sie gehen, aber ich will, dass Sie den Bulldozer in den Griff bekommen.

P: Ich doch auch. Aber wenn sie so deutlich Stopp sagen, wie vorhin, dann ist das schon gut. Ohne gemein zu werden. Die meisten sind dann gemein zu mir.

T: O. k. und dürfen das die anderen auch so machen? Die Pfleger zum Beispiel?

P: Ja, aber ohne gemein zu werden. Das ist ganz wichtig.

T: Habe ich verstanden. Und wenn Sie trotzdem in den Bulldozer fallen und jemanden bedrohen, dann wäre vielleicht eine gute Konsequenz, wenn Sie an dem Abend nur bis um 20 Uhr statt bis um 22 Uhr Ausgang haben.

P: Oh nee, das ist aber gemein.

T: Ist auch gemein, andere zu bedrohen, oder?

P: Hm, ja, na gut.

In diesem Fallbeispiel setzt der Therapeut unmittelbar und klar die Grenze und verteidigt diese Grenze auch, als der Patient erneut die Kontrolle über das Gespräch übernehmen möchte. Der Therapeut macht die Grenzen zudem persönlich bedeutsam, sowohl für sich selbst als auch für den Patienten. Daraufhin schließt der Therapeut eine empathische Konfrontation an, indem er gemeinsam mit dem Patienten die Vor- und die Nachteile des Bully & Attack-Modus (im Fallbeispiel als Bulldozer-Modus bezeichnet) herausarbeitet. Wichtig im Sinne des Limited Reparenting erscheint, dem Patienten die korrektive emotionale Erfahrung zu vermitteln, dass der Therapeut ihn nicht »fertig machen« oder »loswerden« möchte. Patienten, die einen Bully & Attack-Modus haben, erfahren aufgrund dieses Modus in bestimmten Milieus einerseits eine erhebliche Verstärkung dieses Modus, andererseits erfahren sie von vielen gesunden Menschen und auch therapeutischem Personal eine erhebliche Ablehnung, die sie typischerweise auf sich als Person und nicht auf diesen Modus attribuieren. Es ist Aufgabe des Therapeuten, dem Patienten den Unterschied zwischen einem maladaptiven Modus und der Person als Ganzes zu vermitteln.

Im Umgang mit dem Bully & Attack-Modus spielen sowohl das Limit Setting als auch die empathische Konfrontation eine Rolle. Die Wahl der Intervention hängt hierbei von der Schwere der Aggression ab. Je schwerwiegender die Aggression aus dem Bully & Attack-Modus ist, desto wahrscheinlicher ist der Therapeut geneigt, erst Grenzen zu setzen, bevor der Hintergrund für das Auftauchen dieses Modus erarbeitet wird.

Im Anschluss an eine empathische Konfrontation könnten im oben beschriebenen Fallbeispiel nun einzelne der am Ende des Kapitels befindlichen Handouts bearbeitet werden.

## 6.3 Fallstricke und typische Schwierigkeiten in der Umsetzung

### 6.3.1 Benennen des maladaptiven Bewältigungsmodus und des maladaptiven Verhaltens

Das Erkennen eines Bully & Attack-Modus fällt Therapeuten üblicherweise nicht schwer, da man sich vor allem am eigenen Gefühl der Bedrohung orientieren kann. Die Identifikation des Bully & Attack-Modus wird dann erschwert, wenn Patienten zwischen diesem und dem Modus des wütenden Kindes wechseln, was vor allem bei forensischen Patienten vorkommt. Jedoch gilt bei beiden Modi das Prinzip der Grenzsetzung, sollte die Aggression für den Patienten oder den Therapeuten gefährlich werden. Erst im Anschluss an das Limit Setting unterscheiden sich die Interventionen: Bei einem Bully & Attack-Modus erfolgt eine empathische Konfrontation, bei einem wütenden Kindmodus erfolgt die Ventilation des Ärgers.

### 6.3.2 Verstärken der Bindung

Wie auch beim Modus des ärgerlichen Beschützers kann es im Rahmen des Limited Reparenting zu Schwierigkeiten kommen, wenn der Therapeut maladaptive Bewältigungsstrategien zeigt, statt im gesunden Erwachsenenmodus und mit Grenzsetzung sowie Fürsorge zu reagieren. Beispiele hierfür finden sich in Kapitel 5.

Die größte Gefahr im Umgang mit dem Bully & Attack-Modus besteht in einer zu späten Grenzsetzung durch den Therapeuten. Dies kann emotional oder physisch gefährlich für den Therapeuten werden. Gerade forensische Patienten, die häufig Bully & Attack-Modi und wütend-impulsive Kindmodi zeigen, sind häufig in Umwelten aufgewachsen, in denen das kindliche Kernbedürfnis nach Grenzen nicht erfüllt wurde. Typischerweise erlebten diese Patienten in ihrer Entwicklung keine funktionale Grenzsetzung durch Bezugspersonen, sodass sie noch heute Schwierigkeiten damit haben, Frustrationen zu tolerieren und nicht lernen konnten, die Grenzen anderer zu respektieren. Dementsprechend ist es ein Therapieziel für diese Patienten, zu lernen, Konsequenzen des eigenen Verhaltens zu berücksichtigen und die Grenzen anderer zu respektieren. Folglich ist es sinnvoll, im Rahmen der Therapiebeziehung rechtzeitig

Grenzen aufzuzeigen und Patienten dahingehend zu leiten, Frustration sukzessive besser tolerieren zu können. Auch hier wird in der Schematherapie davon ausgegangen, dass gesundes Erwachsenenverhalten, das der Therapeut dem Patienten modelliert und nicht nur verbal vermittelt, vom Patienten internalisiert und somit später selbstständig gezeigt werden kann.

**Beispiel**

P: Ich habe heute dieser Trulla von der anderen Station mal deutlich gemacht, dass sie nicht immer bei uns auf Station den Kuchen wegschnorren kann.

T: Aha, wie haben Sie das denn gemacht?

P: Ich habe ihr Schläge angedroht. Das geht aber auch echt gar nicht, das macht die schon seit Wochen.

T: Lassen Sie uns mal überlegen, welcher Modus das sein könnte.

P: Sie sagen jetzt sicher, mein Bully, aber was soll denn das, dass die uns immer das Essen wegfrisst?

T: Ja, ich denke, das ist Ihr Bully, Nikola. Und was könnten Sie jetzt tun, um aus diesem Modus herauszukommen?

P: Wie? Ich? Sie ticken doch nicht ganz richtig. Sie stehen doch bestimmt wieder auf der Seite von der Ollen.

T: Ich denke, Sie überschreiten eine Grenze, wenn Sie jemandem Schläge androhen. Ich könnte mir vorstellen, dass es Ihnen hilft, wenn Sie sich klar machen, dass andere auch ein Recht darauf haben, angemessen behandelt zu werden.

P: Ich finde nicht, dass die auf irgendwas ein Anrecht hat. Und Sie sollten sich auch gut überlegen, zu wem Sie hier halten.

T: *(Missbilligend:)* Auch hier denke ich, es wäre sinnvoll, sich zu überlegen, ob Sie mit diesem Verhalten Ihres Bully & Attack-Modus nicht Probleme bekommen.

Im Fallbeispiel wird deutlich, dass der Therapeut selbst keine klare Position bezieht und als Person in der therapeutischen Beziehung kaum spürbar wird. Obwohl über Grenzverletzungen aus dem Bully & Attack-Modus gesprochen wird, macht der Therapeut nicht deutlich, dass die Patientin sich aktuell in diesem Modus befindet und Grenzen verletzt. Gerade in der Therapiebeziehung könnte die Patientin aber lernen, Grenzen, die ihr gesetzt werden, zu respektieren, ohne dass sie Abwertung aufgrund ihres Bully & Attack-Modus erfahren muss. Der Mangel an angemessener Grenzsetzung, den die Patientin vermutlich bereits in ihrer Kindheit und Jugend erfahren hat, setzt sich in der Beziehung zum Therapeuten also fort, sie kann keine korrektive emotionale Erfahrung machen, sondern wird vermutlich mittelfristig Ablehnung aufgrund dieses Modus erfahren und somit ihre maladaptiven Schemata bestätigen. Entsprechend wichtig erscheint die Modellierung eines gesunden Erwachsenen bzw. eines guten Elternteils im Sinne des Limited Reparenting durch den Therapeuten bei Patienten mit einem Bully & Attack-Modus.

### 6.3.3 Biographische Validierung und Empathie, Pro und Contra im aktuellen Leben des Patienten sowie konkrete Veränderungsvorschläge

Im Rahmen dieser Punkte bestehen keine wesentlichen Veränderungen zu den Vorschlägen aus den vorhergehenden Kapiteln.

> **!** Wichtig ist zu bedenken, dass der Bully & Attack-Modus Verhaltensweisen zeigt, die strafrechtlich relevant sind und dementsprechend nicht nur reduziert, sondern langfristig tatsächlich abgestellt werden müssen.

## 6.4 Materialien

- **Handout 17: Unterscheidung Bully & Attack-Modus und wütendes Kind**
  Erarbeiten Sie gemeinsam mit Ihrem Patienten, anhand welcher Kriterien der Patient den Bully & Attack-Modus vom Modus des wütenden Kindes unterscheiden kann. Achten Sie auf die unterschiedlichen Ebenen des Erlebens.
- **Handout 18: Unterscheidung Bully & Attack-Modus und ärgerlicher Beschützer**
  Erarbeiten Sie gemeinsam mit Ihrem Patienten, anhand welcher Kriterien der Patient den Bully & Attack-Modus vom Modus des ärgerlichen Beschützers unterscheiden kann. Achten Sie auf die unterschiedlichen Ebenen des Erlebens. Machen Sie Ihrem Patienten deutlich, dass der Bully & Attack-Modus sehr gefährlich sein kann.
- **Handout 19: Erinnerungen an Situationen, in denen mein Bully & Attack-Modus mir geholfen hat**
  Sammeln Sie mit diesem Handout mit Ihrem Patienten Situationen in der Vergangenheit, in denen der Bully & Attack-Modus für den Patienten hilfreich war. Achten Sie darauf, dass Ihr Patient Situationen aus verschiedenen Lebensphasen (Kindheit und Jugend) nennen kann. Wenn ihr Patient im aktuellen Leben keine Situation nennen kann, in der er im Bully & Attack-Modus war, ist das in Ordnung. Davon ausgehend können Sie mit Ihrem Patienten besprechen, welche Umstände sich im Leben des Patienten verändert haben, die möglicherweise eine Veränderung im Bully & Attack-Modus ermöglichen.
- **Handout 20: Pro und Contra Bully & Attack-Modus im aktuellen Leben**
  Sammeln Sie mit diesem Handout gemeinsam mit Ihrem Patienten Argumente für und gegen das Beibehalten des Bully & Attack-Modus im aktuellen Leben. Achten Sie darauf, dass Sie immer mit der Pro-Seite beginnen.

- **Handout 21: Wie mein gesunder Erwachsener mit meinem Bully & Attack-Modus umgehen kann**
  Sammeln Sie mit diesem Handout mit Ihrem Patienten kognitive, erlebens- und verhaltensbasierte Fertigkeiten des gesunden Erwachsenen, um auf den Bully & Attack-Modus angemessen reagieren zu können. Erarbeiten Sie positive Konsequenzen mit Ihrem Patienten, wenn es diesem gelingt, den Bully & Attack-Modus nicht zu zeigen.
- **Handout 22: Modus-Memo**
  Erstellen Sie mit diesem Handout eine Erinnerungskarte mit Ihrem Patienten, die Ihr Patient bei sich tragen und hervorholen kann, wenn er in den Bully & Attack-Modus zu fallen droht.

## Handout 17 Unterscheidung Bully & Attack und wütendes Kind

Obwohl beide Modi mit dem Gefühl Ärger einhergehen, sind der Bully & Attack-Modus und der wütende Kindmodus doch sehr unterschiedlich.

| | **Bully & Attack** | **Wütendes Kind** |
|---|---|---|
| Wenn ich in diesem Modus bin, dann fühle ich … | *Bsp.: … einen kalten Hass auf andere.* | *Bsp.: … mich echt sauer.* |
| Wenn ich in diesem Modus bin, dann denke ich … | *Bsp.: »Das wirst du nie wieder tun, das schwöre ich dir.«* | *Bsp.: »Du bist so fies.«* |
| Wenn ich in diesem Modus bin, dann habe ich folgende Körperreaktionen … | *Bsp.: … Anspannung im ganzen Körper …* | *Bsp.: … mein Kopf ist ganz heiß …* |
| Wenn ich in diesem Modus bin, dann bemerken andere bei mir … | *Bsp.: … dass ich sie bedrohe …* | *Bsp.: … wildes Gestikulieren, Schreien …* |
| Wenn ich in diesem Modus bin, habe ich folgendes Ziel … | *Bsp.: … dass der andere nie wieder so etwas tut …* | *Bsp.: … dass mein Bedürfnis respektiert wird …* |

## Handout 18 Unterscheidung Bully & Attack und ärgerlicher Beschützer

Obwohl beide Modi maladaptive Bewältigungsmodi sind, sind der Bully & Attack-Modus und der ärgerliche Beschützer doch an einigen Stellen unterschiedlich.

| | **Bully & Attack** | **Ärgerlicher Beschützer** |
|---|---|---|
| Wenn ich in diesem Modus bin, dann fühle ich … | *Bsp.: … einen kalten Hass auf andere.* | *Bsp.: … mich sehr reizbar.* |
| Wenn ich in diesem Modus bin, dann denke ich … | *Bsp.: »Das wirst du nie wieder tun, das schwöre ich dir.«* | *Bsp.: »Lass mich in Ruhe.«* |
| Wenn ich in diesem Modus bin, dann habe ich folgende Körperreaktionen … | *Bsp.: … Anspannung im ganzen Körper …* | *Bsp.: … Anspannung in den Schultern …* |
| Wenn ich in diesem Modus bin, dann bemerken andere bei mir … | *Bsp.: … dass ich sie bedrohe …* | *Bsp.: … einen starren, feindseligen Blick und verschränkte Arme …* |
| Wenn ich in diesem Modus bin, habe ich folgendes Ziel … | *Bsp.: … dass der andere nie wieder so etwas tut …* | *Bsp.: … dass der andere mich in Ruhe lässt …* |

**Handout 19** **Erinnerungen an Situationen, in denen mein Bully & Attack-Modus mir geholfen hat** (S. 1/2)

In meiner Kindheit hat mir mein Bully & Attack-Modus einmal geholfen, als …

..........................................................................................

..........................................................................................

..........................................................................................

..........................................................................................

..........................................................................................

Diese Situation war damals schwierig für mich, weil …

..........................................................................................

..........................................................................................

..........................................................................................

Damals hatte ich das Bedürfnis, dass …

..........................................................................................

In meiner Jugend hat mir mein Bully & Attack-Modus einmal geholfen, als …

..........................................................................................

..........................................................................................

..........................................................................................

..........................................................................................

..........................................................................................

Diese Situation war damals schwierig für mich, weil …

..........................................................................................

..........................................................................................

..........................................................................................

Damals hatte ich das Bedürfnis, dass …

..........................................................................................

Vor kurzem hat mir mein Bully & Attack-Modus einmal geholfen, als …

..........................................................................................

..........................................................................................

..........................................................................................

..........................................................................................

..........................................................................................

 

## Erinnerungen an Situationen, in denen mein Bully & Attack-Modus mir geholfen hat (S. 2/2)

Diese Situation war damals schwierig für mich, weil …

..................................................................................................................

..................................................................................................................

..................................................................................................................

..................................................................................................................

..................................................................................................................

..................................................................................................................

In dieser Situation hatte ich das Bedürfnis, dass …

..................................................................................................................

..................................................................................................................

..................................................................................................................

..................................................................................................................

..................................................................................................................

..................................................................................................................

 

## Handout 20 | Pro und Contra Bully & Attack im aktuellen Leben

**Bully & Attack**

| Pro | Contra |
|---|---|
| | |

Mein persönliches Fazit aus den Argumenten ist:

..............................................................................................................

..............................................................................................................

..............................................................................................................

## Handout 21 | Wie mein gesunder Erwachsener mit meinem Bully & Attack-Modus umgehen kann (S. 1/2)

Der Bully & Attack-Modus kann wirklich gefährlich werden. Für dich selbst und für andere. Am Anfang kann es schwierig sein, diesen Modus angemessen zu begrenzen und neue, gesunde erwachsene Verhaltensweisen zu finden, wie du dich in einer solchen Situation verhalten kannst. Deshalb kann es hilfreich sein, zunächst gemeinsam in der Therapie zu erarbeiten, wie der gesunde Erwachsene mit dem Bully & Attack-Modus umgehen kann und sich dies aufzuschreiben.

Mein gesunder Erwachsener kann zu meinem Bully & Attack-Modus sagen:

..........................................................................................................

..........................................................................................................

..........................................................................................................

..........................................................................................................

..........................................................................................................

..........................................................................................................

..........................................................................................................

..........................................................................................................

Mein gesunder Erwachsener kann Folgendes tun, um auf meinen Bully & Attack-Modus zu reagieren:

..........................................................................................................

..........................................................................................................

..........................................................................................................

..........................................................................................................

..........................................................................................................

..........................................................................................................

..........................................................................................................

..........................................................................................................

Mein gesunder Erwachsener kann folgendes Bild/folgende Vorstellung nutzen, um auf meinen Bully & Attack-Modus zu reagieren:

..........................................................................................................

..........................................................................................................

..........................................................................................................

..........................................................................................................

..........................................................................................................

..........................................................................................................

..........................................................................................................

..........................................................................................................

 

**Handout 21** **Wie mein gesunder Erwachsener mit meinem Bully & Attack-Modus umgehen kann** (S. 2/2)

Ich möchte, dass mein Bully & Attack-Modus weniger Raum in meinem Leben einnimmt, weil …

..........................................................................................
..........................................................................................
..........................................................................................
..........................................................................................
..........................................................................................
..........................................................................................
..........................................................................................
..........................................................................................

Wenn ich es schaffe, eine Situation zu bewältigen ohne in den Bully & Attack-Modus zu fallen, dann belohne ich mich, indem …

..........................................................................................
..........................................................................................
..........................................................................................
..........................................................................................
..........................................................................................
..........................................................................................
..........................................................................................
..........................................................................................

 

Stopp. Im Moment habe ich das Gefühl, ich müsste andere bedrohen oder fertigmachen, weil sie …

.......................................................................................................................

.......................................................................................................................

Das ist nicht o. k. und ich will mich so nicht mehr verhalten!
In meinem Körper fühlt es sich so an:

.......................................................................................................................

.......................................................................................................................

.......................................................................................................................

Ich denke gerade, dass …

.......................................................................................................................

.......................................................................................................................

.......................................................................................................................

Ich kenne das von früher, als …

.......................................................................................................................

.......................................................................................................................

.......................................................................................................................

.......................................................................................................................

Damals hat mir das gut geholfen,

.......................................................................................................................

.......................................................................................................................

nicht mehr aushalten/fühlen/ertragen zu müssen.

Heute passiert das, wenn …

.......................................................................................................................

.......................................................................................................................

.......................................................................................................................

Wahrscheinlich ist es deshalb gerade jetzt auch mein Bully & Attack-Modus, der mich vor …

.......................................................................................................................

.......................................................................................................................

schützen will.

 

Auch wenn ich verstehen kann, dass mein Bully & Attack-Modus mich schützen möchte, weiß ich aber trotzdem, dass er mir und anderen schadet, weil …

.......................................................................................................................

.......................................................................................................................

.......................................................................................................................

Deshalb möchte ich mein Bedürfnis nach .................................................. anders erfüllen, nämlich indem ich jetzt …

.......................................................................................................................

.......................................................................................................................

.......................................................................................................................

# 7 Empathische Konfrontation des narzisstischen Selbstüberhöhungsmodus

## 7.1 Beschreibung des narzisstischen Selbstüberhöhungsmodus

Der narzisstische Selbstüberhöhungsmodus (engl.: Self-Aggrandizer) ist ein Bewältigungsmodus, in dem einerseits die betreffende Person selbst als besonders, einzigartig oder grandios dargestellt wird und andererseits andere Personen abgewertet werden. Patienten in diesem Modus sind kompetitiv, egozentrisch und teilweise missbrauchend, um eigene Interessen zu erfüllen und zeigen sich wenig empathisch den Bedürfnissen anderer gegenüber. Überlappungsbereiche bestehen mit dem Modus des ärgerlichen Beschützers, der ebenfalls durch Zynismus, Feindseligkeit und Kälte im zwischenmenschlichen Kontakt geprägt ist. Während ein Patient im narzisstischen Selbstüberhöhungsmodus jedoch Distanz durch Ab- bzw. Aufwertung einer Person im zwischenmenschlichen Kontakt schafft, erzielt ein Patient im Modus des ärgerlichen Beschützers die Distanz eher durch Unfreundlichkeit, Irritation und Abweisung des Gegenübers. Die Abgrenzung zwischen den Modi kann allerdings schwierig sein und es ist möglich, dass die Modi im Verlauf einer Sitzung ineinander übergehen. Im Verhalten eines Patienten im narzisstischen Selbstüberhöhungsmodus können sich große Gesten (z. B. stilisierte Armbewegungen, auslandende Sitzpositionen) und mimische Ausdrücke, durch die Ablehnung signalisiert wird (z. B. Rollen der Augen, hochgezogene Augenbrauen), finden. Es kann jedoch auch sein, dass ein Patient im narzisstischen Selbstüberhöhungsmodus sozial kompetent und charmant wirkt und kurzfristig kaum von einem Patienten im Modus des gesunden Erwachsenen zu unterscheiden ist. Dieser Bewältigungsmodus erscheint sehr wandelbar in Abhängigkeit davon, ob das aktuelle Ziel (z. B. Verhinderung einer Abwertung der eigenen Person oder Kontrolle der Aufmerksamkeitslenkung des Gegenübers) zumindest teilweise erreicht wird oder nicht.

**Beispiel**

T: Hallo Heike, es tut mir leid, dass ich ein paar Minuten zu spät bin, ich hatte noch einen wichtigen Anruf.

P: *(Rollt mit den Augen.)* Ich kann nicht wirklich verstehen, welcher Anruf der Einhaltung eines vereinbarten Termins entgegenstehen sollte. Ich kann leider nur davon ausgehen, dass das an Ihrem schlechten Zeitmanagement liegt.

T: Moment mal, ich habe mich jetzt fünf Minuten verspätet und es tut mir zwar leid, dass Sie jetzt draußen warten mussten, aber es geht hier nur um wenige Minuten.

►

P: Verlässlichkeit ist ja nun eine therapeutische Kernkompetenz, nicht wahr? Ich habe ja auch Psychologie studiert, wie Sie wissen, und ich habe frühzeitig versucht, Verständnis für die Defizite anderer Menschen aufzubringen, auch wenn dies selbstverständlich zeitweilig eine hohe Belastung für mich darstellt. Gleichzeitig frage ich mich nach diesem Ereignis schon, ob ich bei Ihnen wirklich gut aufgehoben bin.

T: Ich bemühe mich wirklich um Pünktlichkeit.

P: Mit dem Bemühen ist es nur leider nicht getan. Ich halte mich ja auch an unsere Absprachen und ich bin zeitlich wirklich sehr eingespannt. Immerhin arbeite ich im Management eines internationalen Konzerns. Ich denke, es ist uns beiden klar, dass die zeitlichen Valenzen eines Therapeuten, der nur in freier Praxis arbeitet, größer sind als meine und dass es Ihr persönliches Versagen ist, einen wichtigen Anruf nicht präziser zu terminieren. Aber gut, es kann nun mal nicht jeder die Prinzipien der Zeitplanung und der Psychotherapie so verstanden haben, wie ich das getan habe. Aber wir sollten nun das Thema abschließen, sicherlich haben Sie noch weiteres mit mir zu besprechen.

Wie in anderen Bewältigungsmodi aus dem Bereich der Überkompensation kann ein Patient im Modus des narzisstischen Selbstüberhöhers die Bedürfnisse und Gefühle des Gegenübers systematisch ausblenden, sodass auch in diesem Modus die Verarbeitung von Emotionen beim Patienten gestört wird. Das systematische Ausblenden geschieht jedoch häufig nicht bewusst, sondern entspricht einer automatisierten Wahrnehmungsstrategie. In zwischenmenschlichen Beziehungen werden Patienten, die sich häufig in einem narzisstischen Selbstüberhöhungsmodus befinden (z. B. Patienten mit einer Narzisstischen Persönlichkeitsstörung), als unempathisch wahrgenommen. Tatsächlich sind diese Patienten in anderen Modi durchaus in der Lage, die Gefühle und Bedürfnisse anderer wahrzunehmen und Empathie zu empfinden, weswegen es in der Therapie unerlässlich ist, dem Patienten seine unterschiedlichen Modi und die Wirkung unterschiedlicher Modi in zwischenmenschlichen Beziehungen zu verdeutlichen. Die Patientin im Beispiel wertet sowohl sich selbst auf als auch ihr Gegenüber ab. Dieses Verhalten eines Patienten im narzisstischen Selbstüberhöhungsmodus ist für Beziehungspartner und Therapeuten gleichermaßen aversiv, was dazu führen kann, dass Beziehungen und Therapien von Seiten der Beziehungspartner und Therapeuten von Distanz geprägt sind oder abgebrochen werden. Dies verstärkt das Gefühl der Einsamkeit, das Patienten mit einem narzisstischen Selbstüberhöhungsmodus dann empfinden, wenn sie ihren eigenen vulnerablen Kindmodus spüren. Hier wird besonders deutlich, warum die empathische Konfrontation des narzisstischen Selbstüberhöhungsmodus für korrektive emotionale Erfahrungen im Rahmen der Therapiebeziehung sorgen und ein tatsächliches Verlassen des Patienten möglicherweise vermieden werden kann.

**Beispiel**

P: … dann habe ich meiner Frau erklärt, dass ich wirklich nicht mit zu diesem Elternabend von Henry kommen kann. Es ist nun mal so, dass ich arbeite.

▶

T: Ich habe den Eindruck, dass es Ihrer Frau wirklich wichtig ist, dass Sie sich mehr an Henrys und ihrem Leben beteiligen. Ich denke, deswegen wünscht sie sich, dass Sie an diesem Elternabend teilnehmen.

P: *(Aufgebracht:)* Jetzt ist es aber wirklich mal gut. Ich mache jetzt schon diese Stunden mit Ihnen und jetzt soll ich auch noch zu Elternabenden gehen? Ich habe wirklich Wichtigeres zu tun. Manchmal frage ich mich, ob die Frau glaubt, dass das Geld für ihre neuen Valentino-Pumps vom Himmel fällt. Ich verschwende hier wirklich schon genug Zeit und Geld an Sie.

T: Ich frage mich, ob das gerade der Modus ist, den Ihre Frau beschreibt, wenn Sie miteinander streiten?

P: *(Zieht die Augenbrauen hoch.)*

T: Mir persönlich geht es so, dass ich mich herabgesetzt fühle, wenn Sie sagen, dass Sie an mich Ihre Zeit und Ihr Geld verschwenden. Ich könnte mir vorstellen, dass es Ihrer Frau auch so geht, wenn sie mit diesem Modus konfrontiert wird. In so einem Moment würde ich am liebsten gehen. Ich weiß allerdings, dass genau dieser Modus für Sie ein Problem ist, weil Sie immer dann, wenn Sie in diesem Modus sind, andere Menschen herabsetzen und deren Anliegen für irrelevant erklären und diese Menschen dann aus Ihrem Leben verschwinden. Manche dieser Menschen sind Ihnen allerdings wichtig, Ihre Frau zum Beispiel. Sie wissen, dass Ihre Frau darüber nachdenkt, Sie zu verlassen, David. Deswegen sind Sie hergekommen.

P: Das will ich nicht. Ich will keine Scheidung.

T: O. k., ich denke, dann müssen wir beide uns mit dem Modus auseinandersetzen, der Sie so auftreten lässt wie eben.

P: Aber sie wird sich doch wohl nicht wegen eines versäumten Elternabends scheiden lassen? Das ist doch lächerlich.

T: Ich habe den Eindruck, dass Sie jetzt wieder in diesem Modus sind. Und ich würde gerne mit Ihnen über diesen Modus sprechen.

P: *(Kramt in seiner Jackentasche und zückt sein Smartphone.)* Ich denke, dass Sie diese Sache überbewerten. Das schafft Belinda [seine Frau] schon allein.

T: Darum geht es aber nicht, David. Es geht darum, wie Sie sich anderen gegenüber verhalten, wenn Sie in diesem Modus sind. Zum Beispiel nehmen Sie Ihr Handy und checken Termine, während ich mit Ihnen spreche. Das ist nicht in Ordnung.

P: *(Seufzt und steckt sein Smartphone zurück in seine Jackentasche.)* Ich habe gleich einen wichtigen Termin mit einem Kunden. Ich muss nachsehen, ob sich etwas an unserem Treffen verändert hat.

T: Nein, David, ich denke nicht, dass Sie das müssen. Ich bin mir recht sicher, dass Sie damit die Aufmerksamkeit von unserem Gespräch lenken. Wenn Sie das tun, dann könnte das bei mir so ankommen, als sei Ihnen unser Gespräch nicht wichtig und dann wäre eine logische Konsequenz, das Gespräch zu beenden. Ich möchte Sie aber nicht mit Ihren Schwierigkeiten allein lassen, sondern ich möchte Ihnen helfen. Deswegen sage ich es Ihnen noch einmal ganz deutlich, David. Dieser Modus, in dem Sie andere herabsetzen und deren Bedürfnisse und Anliegen für unwichtig erklären, ist heute ein Problem, weil andere Menschen irgendwann gehen werden und Sie allein zurückbleiben. Ich bin mir sicher, es gibt gute Gründe, warum dieser Modus heute immer wieder auftritt und ich möchte mit Ihnen die Gründe erarbeiten und verstehen. Zunächst einmal ist es mir aber wichtig, dass Ihnen klar wird, dass sich andere von Ihnen zurückziehen werden, wenn Sie diesen Modus genau so, wie er jetzt ist, beibehalten. Das ist da draußen so und das wird hier nicht anders sein.

P: *(Betroffen:)* Ich habe gehört, was Sie sagen. Ich werde Henry und Belinda verlieren, wenn ich so weitermache.

▶

T: Das kann passieren, David. Jetzt habe ich aber das Gefühl, dass Sie wirklich traurig sind. Sie sind jetzt ganz anders als eben noch und ich denke, dass das ein anderer Modus von Ihnen ist. Wenn Sie so sind wie jetzt, sind Ihnen die Anliegen anderer gar nicht unwichtig und das kommt auch bei mir an. Jetzt habe ich nicht mehr das Gefühl, schnell gehen zu müssen, sondern ich würde gerne mehr über diesen Teil von Ihnen erfahren.

P: Das ist mir unangenehm. Ich will mich lieber nicht weiter damit beschäftigen, wie es wäre ohne meine Frau. Schon der Gedanke daran macht mich krank.

Der Patient im Fallbeispiel stellt die eigenen Interessen im Modus des narzisstischen Selbstüberhöhers klar über die Interessen anderer und bewertet die Interessen anderer zudem als unwichtig. Er zeigt diesen Modus im Umgang mit seiner Ehefrau genauso wie er ihn im Umgang mit dem behandelnden Therapeuten zeigt. Der Therapeut verdeutlicht dem Patienten seinen eigenen Handlungsimpuls beim Auftreten dieses Modus und differenziert seinen Handlungsimpuls später, wenn der Patient den Modus wechselt und sich verletzlich zeigt. Zudem stellt der Therapeut Konsequenzen der Beibehaltung dieses Modus deutlich dar und hilft seinem Patienten, mit dem einsamen vulnerablen Kindmodus in Kontakt zu kommen.

Im Rahmen des schematherapeutischen Fallkonzepts können somit neben unterschiedlichen Strategien von Bewältigungsmodi auch die Gefühlsnuancierungen der Kindmodi Berücksichtigung finden.

**Beispiel**

**Modus-Konzept Jakob**

Jakob ist ein 36-jähriger Patient, der 20 Minuten zu spät zum Erstgespräch erscheint. Er berichtet, von einem äußerst wichtigen Termin zu kommen. Leider sei es auf der Autobahn sehr voll gewesen. Er sei in der Geschäftsführung eines internationalen Großkonzerns und sehr erfolgreich in seinem Job, jedoch leider stets unter Zeitdruck. Er habe geradezu niemals Zeit, sich zu entspannen. Immer wieder schaut er auf sein Smartphone, das er vor sich auf den Tisch gelegt hat. Auf Nachfrage gibt er an, eine wichtige Nachricht von seinem Investment-Banker zu erwarten. Jedoch sei dieser stets nachlässig und beantworte seine E-Mails nur mit Verzögerungen von mindestens 30 Minuten. So jemand würde es nie zu etwas bringen.

Er sei nun in die Therapie gekommen, weil er Schwierigkeiten mit Beziehungen zu Frauen habe. Dies sei schon seit frühester Kindheit so. Die Familie sei in eine Kleinstadt gezogen, als er noch ein kleiner Junge gewesen sei. Seine Mutter habe den Ort nicht gemocht und sich zusehends mehr zurückgezogen. Er habe Schwierigkeiten gehabt, Freunde zu finden, da er auch den dortigen Dialekt nicht gut verstanden habe und sich oft einsam gefühlt. Seine Mutter habe ihn jedoch nur »angestarrt«, wenn er versucht habe, ihr davon zu erzählen. Sie habe viel auf dem Bett gelegen und die Decke angesehen, er habe nicht verstanden, warum sie sich so verhalten habe. Wenn sein Vater mal da gewesen sei, habe dieser die Mutter ►

weitestgehend ignoriert. Von ihm habe er erwartet, dass er funktioniere und sich nicht »anstelle«. Bei guten Leistungen habe er ihn meist gelobt, bei schlechten habe er ihn geschlagen. Aber immerhin sei er da gewesen. Mit 17 habe er sein erstes eigenes Unternehmen gegründet. Sein Vater sei mit eingestiegen und habe ihn unterstützt. Dann seien einige Dinge schief gelaufen und man habe ihn wegen Betrugs verklagt. Eigentlich sei es dabei um Dinge gegangen, für die sein Vater verantwortlich gewesen sei. Der Vater habe jedoch entschieden, Jakob haftbar zu machen, weil er aufgrund seines Alters nicht voll geschäftsfähig gewesen sei und somit lediglich eine geringere (Jugend-)Strafe zu erwarten hatte. Natürlich sei das dumm gewesen, aber mit 17 solle man eben auch schon gelernt haben, dass man einfach niemandem vertrauen dürfe. Das sei eben so. Aber diese Erfahrung habe ihn wachsen lassen, deswegen sei er heute anderen im Business überlegen und durchschaue deren Strategien, dafür müsse er sich nicht mal anstrengen.

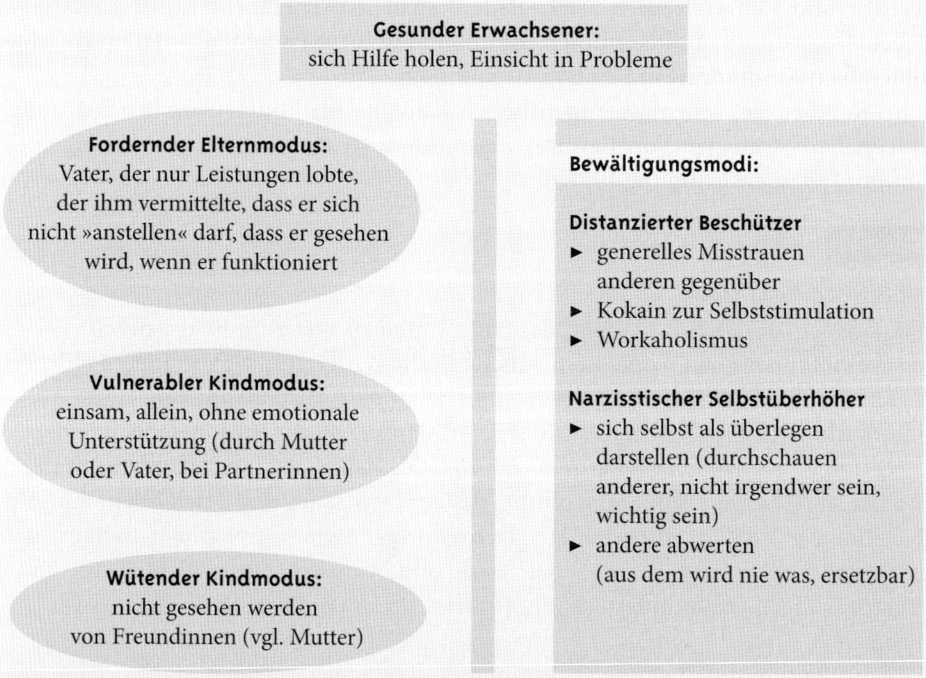


**Abbildung 7.1** Modus-Modell von Jakob

Seine zahlreichen Partnerinnen, die er in der Zwischenzeit gehabt habe, seien ihm gegenüber nicht ausreichend aufmerksam gewesen. Einmal sei er in der Vergangenheit ausgerastet und habe eine Ex-Freundin richtig angebrüllt. Meistens sei ihm allerdings klar, dass die Frauen eigentlich unwichtig seien, sie seien ersetzbar. Das sage er ihnen auch manchmal, was zu Schwierigkeiten führe, das sei ihm klar. Am Anfang der Beziehungen würden die Frauen auf ihn stehen und er könne nichts falsch machen; aber dann wandle sich das Blatt. Irgendwann seien sie desinteressiert oder zweifelten gar an ihm. Dabei gehe er jeden Abend ins Fitnessstudio und trainiere seinen Körper, er sei extrem erfolgreich im Job. Er hasse dieses Gefühl, dass Frauen eigentlich nie wirklich für ihn da sein wollten. Er sei doch nicht irgendwer.

Im Verlauf berichtet Jakob auch von schädlichem Gebrauch von Kokain, um sich besser zu fühlen.

Häufig ist es hilfreich, das schematherapeutische Fallkonzept sehr früh im Behandlungsverlauf zu erstellen, da es die Etablierung einer gemeinsamen (Modus-) Sprache mit dem Patienten dient. Üblicherweise kann die Erarbeitung des schematherapeutischen Fallkonzepts bereits in der vierten oder fünften Therapiestunde erfolgen und in späteren Sitzungen bei Bedarf erweitert oder verändert werden. Das schematherapeutische Fallkonzept ist zunächst nicht mehr als eine Arbeitshypothese, die gemeinsam mit dem Patienten entwickelt wird und dementsprechend nicht endgültig sein muss. Insbesondere beim Modus des narzisstischen Selbstüberhöhers ist eine gemeinsame Namensfindung erforderlich, die sowohl die positiven als auch die negativen Aspekte dieses Modus erfasst.

**Beispiel**

T: Schön, dass Sie heute wieder gekommen sind, Leonhard. Ich würde heute gerne mit Ihnen ein Modell erarbeiten, mit dem wir verschiedene Probleme, die Sie erleben, besser einordnen können. Ist das in Ordnung?

P: Nun ja, wenn das Teil dieser Psychotherapie ist, dann machen Sie mal.

T: Ich hatte Ihnen ja bereits ganz am Anfang der Therapie gesagt, dass ich gerne nach dem schematherapeutischen Ansatz mit Ihnen arbeiten würde, richtig?

P: *(Nickt mit hochgezogenen Brauen. Schaut demonstrativ auf die Uhr.)*

T: In der Schematherapie gehen wir davon aus, dass alle Menschen verschiedene Anteile haben, wir nennen diese Anteile Modi.

P: Aha.

T: Gerade jetzt zum Beispiel befindet sich jeder von uns in einem bestimmten Modus. Ein Modus ist immer so etwas wie ein Sammelsurium für bestimmte Gedanken, Gefühle und Verhaltensweisen. Ist das so weit verständlich?

P: Ich weiß nicht, wie es um Ihre Intelligenz bestellt ist, aber ich kann einfachen Sätzen folgen.

T: Gut. Erinnern Sie sich noch einmal an unser erstes Gespräch. Sie haben mir erzählt, dass Ihre Freundin Sie manchmal ganz wütend macht, wenn Sie ihr von Ihrem Tag berichten wollen und sie nicht zuhört. Können Sie mir noch mal beschreiben, wie Sie sich dann fühlen?

P: Ich könnte dann platzen vor Wut. Ich finde es echt so unverschämt. 1000 Mal nervt sie mich auf der Arbeit wegen irgendwelcher Lappalien und wenn ich dann mal was habe, hört sie nicht zu!

T: *(Nimmt ein Blatt hervor und malt einen Kreis auf.)* O. k., das kann ich nachvollziehen. Da kriegen Sie beide auch häufig Krach, richtig?

P: Klar, dann schreien wir uns an und manchmal artet das echt aus. Aber in so einem Moment kann man dann auch einfach nicht klar denken.

T: Genau. Das ist schwierig, wenn Sie in diesem Modus sind. Kennen Sie dieses Gefühl von früher?

P: Ja, das kenne ich wirklich schon immer. Wenn ich meiner Mutter nach der Schule etwas erzählen wollte und sie sich nicht mal vom Kochtopf abgewandt hat, da hätte ich auch ausflippen können.

T: Das fühlt sich also irgendwie kindlich an, verstehe ich das richtig?

P: Na ja, ich weiß nicht.

T: O. k., sollen wir diesen Modus zunächst mal den wütenden Leonhard nennen?

P: Ja, von mir aus.

T: *(Schreibt in Stichpunkten in den Kreis auf.)* Also der wütende Leonhard könnte platzen vor Wut, wenn seine Freundin nicht zuhört. Das kennt er schon von seiner Mutter. Er kriegt Streit und wird laut. Und kann nicht klar denken. Fehlt noch etwas?

P: Nein, so weit stimmt das ja. Aber das ist eher selten. Und wenn meine Freundin dann geht, tut es mir auch schon wieder leid.

T: Stimmt, Sie hatten gesagt, dass Sie sich dann ganz allein fühlen und wenn es richtig schlimm war, dann haben Sie auch Angst, dass die Beziehung auseinander geht.

P: Stimmt, aber das wird sie nicht.

T: O. k., wann kennen Sie denn dieses Gefühl der Einsamkeit noch?

P: Wirklich sehr selten. Ich bin ja recht erfolgreich im Leben. Nach dem Studium hatte ich das einmal häufiger, als ich noch keine Assistenzarztstelle hatte. Da ging es mir eine Zeitlang richtig schlecht und ich dachte auch wirklich, dass mich keiner will und dass ich auch meinen Freunden egal bin, weil die alle schon angefangen hatten. Das war wirklich schrecklich.

T: Hatten Sie denn das Gefühl, dass Sie versagt haben oder dass Sie unfähig sind oder so etwas?

P: Nein, das nicht. Eher so verloren, ganz allein, allen egal eben.

T: Ah, ich verstehe. Können wir das den einsamen kleinen Leonhard nennen, der sich verloren fühlt und so, als sei er allen egal?

P: Warum denn klein?

T: Weil ich vermute, dass Sie diesen Modus auch schon sehr lange kennen und dass dieses Gefühl Sie seit Ihrer Kindheit begleitet.

P: Die schlimme Kindheit also? Die hatte ich nur nicht.

T: Sie haben in der letzten Stunde erzählt, dass Sie sich oft allein gefühlt haben, auch wenn Ihre Mutter und Ihre Geschwister zuhause waren.

P: Sie hat ihren Versorgungsauftrag erfüllt. Und ansonsten musste ich mich eben um mich selbst kümmern. Sie hatte kein Interesse an uns Kindern, wir waren eben ihre eheliche Verpflichtung. Aber es ging mir nicht schlecht.

T: Und Sie haben sich allein gefühlt, was ja auch nachvollziehbar ist. Fühlt sich denn der Modus heute so an, wie Sie das von früher kennen?

P: Ich kann mich nicht erinnern. Nennen wir ihn doch einfach den einsamen Lenny.

T: *(Schreibt auf.)* Gut. Und dann haben Sie noch von einem anderen Modus berichtet, der vor allem im Bereich der Arbeit eine Rolle spielt. Einen, in dem Sie sich so richtig unter Druck fühlen.

►

P: Ja, das habe ich von meinem Vater. Für ihn musste ich gut in der Schule und leistungsfähig sein. Wenn er mal zuhause war, haben wir immer für die Schule geübt. Das war alles. »Du darfst das nicht auf die leichte Schuler nehmen, Junge. Ohne Fleiß kein Preis ...«

T: Hohe Anforderungen, die Sie übernommen haben.

P: Ich habe auch etwas erreicht. So wie mein Vater.

T: Das ist wohl richtig. Nur geht es Ihnen nicht gut, wenn Sie in diesem Modus sind, oder?

P: Nein, nicht immer. Es ist anstrengend. So wie das Leben mit meinem Vater. Aber immerhin sieht er heute, wer aus mir geworden ist. Er liest meine Paper, nicht umgekehrt.

T: *(Schreibt auf.)* O. k., also diese unerbittlichen Anforderungen sind Teil Ihres fordernden Modus. In diesem fühlen Sie sich unter Druck.

P: Aber ich bin deswegen besser. Besser als er, besser als die Loser, mit denen ich studiert habe. Besser als die anderen Oberärzte, die nur klinisch arbeiten. Klinisch, ha. Die werden auch in 10 Jahren noch zur gleichen Zeit in der gleichen Kantine sitzen.

T: Wie fühlt sich das jetzt an?

P: Gut.

T: Wie, glauben Sie, fühlen sich andere Menschen, wenn sie das hören?

P: Ehrlich gesagt ist mir das egal.

T: O. k., fühlt sich das an wie der wütende Leonhard? *(Leonhard schüttelt den Kopf.)* Oder wie der einsame Lenny? *(Leonhard schüttelt leicht den Kopf.)* Also vermutlich ist auch das ein Modus, richtig?

P: Vermutlich. Der schlaue Leonhard.

T: Ich weiß nicht, ob es einfach nur schlau ist. Ich habe das Gefühl, dass Sie, wenn Sie in diesem Modus sind, weder wahrnehmen, wie es dem einsamen Lenny geht, noch wie andere Menschen um Sie herum diesen Modus empfinden.

P: Das kann schon sein.

T: Ich glaube, dass das in Ihrer Kindheit und Jugend sinnvoll war und gleichzeitig bin ich mir sicher, dass Ihnen dieser Modus heute Probleme bereitet.

P: Wieso denn das?

T: Wenn Sie in diesem Modus sind, möchte ich mich am liebsten zurückziehen. In diesem Modus stellen Sie alle Ihre Leistungen und Qualitäten einseitig in den Vordergrund und werten manchmal auch andere Menschen ab. Wie eben zum Beispiel, als Sie über Ihre Kollegen gesprochen haben. Das fand ich ziemlich entwertend. Und ich kann mir vorstellen, dass Menschen, die Sie häufiger in diesem Modus erleben, wirklich unter diesem leiden und auch wenig Lust auf Kontakt haben.

P: Hmpf ...

T: Was heißt denn hmpf?

P: Immerhin weiß ich, was ich erreicht habe und was ich kann.

T: Das stimmt sicher. Ich denke dennoch, dass wir diesen Modus in Zukunft genauer beleuchten sollten, aber vielleicht brauchen wir heute erstmal einen Namen für ihn?

P: Wie wär's mit Dr. House – der ist doch irgendwie ein Genie und trotzdem manchmal auch ein Ekel.

T: *(Schreibt auf.)* O. k., also wenn Sie Dr. House sind, dann stellen Sie Ihre Leistungen in der Vordergrund, werten andere ab und manchmal passiert es Ihnen, dass sich andere dann von Ihnen abwenden, richtig?

P: Ja, vielleicht.

▶

T: Und das ist auch ein wichtiger Modus, in dem Sie jetzt gerade sind.

P: Der einsichtige Leonhard?

T: Der gesunde Leonhard, der seine Stärken und seine Schwächen gleichermaßen kennt. Der ein guter Arzt und Forscher ist und ein liebevoller Partner.

P: *(Lächelt.)* Na, jetzt übertreiben Sie mal nicht.

T: *(Lächelt zurück.)* Lassen Sie mich den gesunden Leonhard auch noch aufschreiben. Passt das Modus-Modell jetzt für Sie? Finden Sie sich und Ihre Schwierigkeiten darin wieder?

P: Ja, ich glaube, ich muss es noch mal überprüfen, aber ich kann Ihnen ja in der nächsten Woche Bescheid geben. Ich muss heute nämlich leider etwas früher weg, ich habe noch eine wichtige Telefonkonferenz.

Der Therapeut hilft dem Patienten im Fallbeispiel sowohl bei der Benennung der Modi als auch dabei, biographische Bezüge zu seinem aktuellen Erleben herzustellen. Gleichzeitig ist der Therapeut flexibel in der Benennung der Modi. Es ist wichtig, dass das schematherapeutische Fallkonzept vom Patienten als passend erlebt wird, um anschließend damit arbeiten zu können.

## 7.2 Besonderheiten der empathischen Konfrontation beim Modus des narzisstischen Selbstüberhöhers

### 7.2.1 Benennen des maladaptiven Bewältigungsmodus und des maladaptiven Verhaltens und Verstärken der Bindung

Zunächst einmal erscheint es wichtig, den Modus des narzisstischen Selbstüberhöhers sowie das damit einhergehende maladaptive Verhalten sofort und direkt anzusprechen und gemeinsam mit dem Patienten zu benennen. Eine häufige Schwierigkeit ergibt sich daraus, dass Therapeuten diesen Modus im Therapiesetting zu lange tolerieren, ohne ihn anzusprechen, auch dann, wenn sie ihn bereits frühzeitig in der Therapie bemerkt haben. Dies geschieht häufig aus einer Sorge, die therapeutische Beziehung durch das Ansprechen des Modus zu gefährden. Das Gegenteil ist jedoch der Fall: Indem der Modus nicht angesprochen wird und immer wieder in der Therapie auftritt, macht der Therapeut wiederholt negative Beziehungserfahrungen mit dem Patienten in diesem Modus. Dies kann dazu führen, dass der Therapeut sich in der Therapiebeziehung distanziert oder gar beginnt, den Patienten abzulehnen (»Oh nein, heute kommt wieder Herr H. – dann muss ich mir wieder seine Predigt über die bösen Firmenchefs anhören, die seinen Arbeitseinsatz nicht würdigen«) und schließlich die Therapie beendet (»Das geht ja gar nicht voran, das muss jetzt mal ein Ende haben«) oder selbst überkompensierend Grenzen setzt (»Also echt, Herr H.! Jetzt ist es jetzt langsam mal genug. Es kann ja wohl nicht sein, dass immer nur die anderen Sie nicht schätzen, das muss doch auch etwas mit Ihrem Verhalten zu tun haben!«). Dementsprechend wichtig ist es, möglichst frühzeitig und empathisch das Auftreten des narzisstischen

Selbstüberhöhungsmodus in der Therapie anzusprechen und im Rahmen der empathischen Konfrontation die Bindung zu verstärken.

**Beispiel**

P: Wissen Sie, ich habe meine Karriere für ihn zurückgestellt, habe die Kinder großgezogen und ihm immer den Rücken freigehalten. Und auf die Enkelkinder habe ich dann auch aufgepasst. Und was ist der Dank? Dass mein Mann alleine nach Südafrika fliegen möchte und die Kinder sich in dieser schweren Zeit auch keine Zeit für mich nehmen wollen.

T: Wie hatten Sie sich das denn vorgestellt?

P: Wissen Sie, es ist nicht so, als hätten die anderen Großeltern so viel Zeit in die Erziehung der Enkelkinder investiert. Ich war diejenige, die immer da war, die die Kinder zum Tennis gefahren hat, mit in den Rotary Club genommen hat, die das Mittagessen zubereitet hat. Alles habe ich gemacht, da kann ich doch wohl erwarten, dass sie sich drei Wochen Zeit nehmen, um sich um ihre Mutter zu kümmern, wenn deren Ehemann gedenkt, alleine nach Südafrika zu fliegen.

T: Ja, was heißt denn jetzt genau »Zeit nehmen«?

P: Ich wollte diese drei Wochen zu meinem Sohn und meiner Schwiegertochter ziehen. Sie haben ein Gästezimmer, das wäre überhaupt kein Problem gewesen. Aber sie haben ja andere Pläne. Drei Wochen seien eine zu lange Zeit, haben Sie gesagt. Sie bräuchten auch Zeit für sich. Wirklich unglaublich.

T: Ich kann verstehen, dass Sie sich gewünscht hätten, in der Zeit, in der Ihr Mann nicht bei Ihnen ist, wenigstens in der Nähe Ihres Sohnes zu sein, andererseits kann ich auch nachvollziehen, dass sich drei Wochen für Ihren Sohn und seine Familie sehr lang anhören.

P: Ach, sehr lang, ja? Für die eigene Mutter? Anstand und Höflichkeit sind Ihnen wohl nicht geläufig. In Ihrer Generation sind wahre Werte einfach nicht mehr vorhanden.

T: Wir sehen uns ja heute erst zum zweiten Mal und sind wirklich noch ganz am Anfang der Therapie. Dennoch glaube ich, dass dies hier eine wichtige Situation für uns beide ist. Wie fühlen Sie sich denn gerade?

P: Wie soll ich mich schon fühlen? Wie so häufig sitze ich wieder einmal einem intelligenten Menschen gegenüber, dem jegliche Werte fehlen.

T: Jetzt haben Sie mir beschrieben, wie Sie mich wahrnehmen, aber nicht, wie Sie sich fühlen.

P: Ich denke, dass mir glücklicherweise noch Anstand beigebracht wurde und Ihnen nicht.

T: Regina, ich habe den Eindruck, dass es einen Teil in Ihnen gibt, der sich und die eigenen Vorstellungen als anderen Menschen überlegen wahrnimmt. Gerade hat dieser Teil von Ihnen die Kontrolle und in diesem Teil werten Sie mich ab.

P: Ich schildere Ihnen Tatsachen, das ist alles. Sie verhalten sich wie ein kleines Kind, wenn es getadelt wird.

T: Tatsächlich überschreiten Sie meine Grenze, wenn Sie mich so behandeln wie gerade jetzt. Und ich sage Ihnen das so frühzeitig, weil ich denke, dass Sie in diesem Anteil nicht wahrnehmen können, dass mich das verletzt. Ich denke aber, dass das wichtig ist, weil das, was gerade hier passiert, sicherlich kein Einzelfall ist und es vermutlich Auswirkungen auf viele Ihrer Beziehungen hat.

P: Das ist ungeheuerlich.

T: Es tut mir leid, wenn ich Sie verletzt habe. Das war nicht meine Absicht. Sie sind viel mehr als dieser eine Anteil. Aber dieser Anteil kann zu einem Problem zwischen uns werden, nämlich dann, wenn ich immer wieder abgewertet werde und mich dann zurückziehe.

▶

P: Das wäre ein Problem.

T: Genau, deswegen spreche ich es jetzt schon an.

P: O. k., das kann ich nachvollziehen, obwohl ich den Anteil noch nicht ganz verstanden habe.

T: Das ist kein Problem, wir werden ihn uns in den kommenden Wochen noch genauer anschauen, in Ordnung?

Zudem ist es hilfreich, dem Modus die verschiedenen Bewältigungsstrategien oder maladaptiven Verhaltensweisen zuzuordnen, die sowohl im persönlichen Kontakt mit dem Patienten als auch aus Berichten des Patienten bekannt sind. Hierzu kann das Handout 24 »Problematische Verhaltensweisen meines maladaptiven Bewältigungsmodus« genutzt werden.

### 7.2.3 Biographische Validierung und Empathie, Pro und Contra im aktuellen Leben des Patienten und Entscheidungsfindung

Im Abschnitt der biographischen Validierung und Empathie ist vor allem auf die biographische selektive Verstärkung des heutigen maladaptiven Verhaltens und des maladaptiven Modus zu achten (z. B. nur Lob für ausgezeichnete Leistungen des Kindes, ansonsten keine Aufmerksamkeit). Bei der Erarbeitung der Vor- und Nachteile des narzisstischen Selbstüberhöhungsmodus ist wichtig, dass ein Patient durch sein maladaptives Verhalten häufig kurzfristig bestimmte Ziele erreicht, ohne dass er sich »schlecht« fühlt: Der eigene Selbstwert wird kurzfristig durch das maladaptive Verhalten stabilisiert, der Kindmodus wird vor Verletzungen geschützt. Jedoch wirken die maladaptiven Strategien des narzisstischen Modus nicht langfristig und haben zudem Nebenwirkungen auf andere Personen. Beziehungspartner ziehen sich von Patienten mit einem narzisstischen Selbstüberhöhungsmodus zurück, was zu weiteren Verletzungen des Kindmodus und einer Destabilisierung des Selbstwerts führt. Im Vergleich zur empathischen Konfrontation anderer maladaptiver Bewältigungsmodi erscheint es beim narzisstischen Selbstüberhöhungsmodus besonders wichtig, die negativen Konsequenzen des Verhaltens in Bezug auf relevante zwischenmenschliche Beziehungen in die empathische Konfrontation einzubeziehen, damit der Patient eine ausgewogene Entscheidung treffen kann.

### 7.2.4 Konkrete Veränderungsvorschläge

Für die Therapiesituation ist es hilfreich, mit dem Patienten ein Zeichen zu vereinbaren, dass ihn darauf hinweist, dass er sich wieder in seinem narzisstischen Selbstüberhöhungsmodus befindet (z. B. indem der Therapeut den Zeigefinger hebt oder eine andere Geste offensichtlich zeigt). Günstig kann es zudem sein, mit dem Patienten an bestimmten Gesten, seiner Mimik, seiner Sitzposition, Stimmlage, Inhalt und Formulierungen zu arbeiten. Videofeedback kann, wenn mit dem Patienten abgesprochen, eine gute Möglichkeit sein, konkrete Veränderungen zu erarbeiten und zu trainieren.

## 7.3 Fallstricke und typische Schwierigkeiten in der Umsetzung

### 7.3.1 Benennen des maladaptiven Bewältigungsmodus und des maladaptiven Verhaltens

Schwierigkeiten entstehen manchmal in der Identifikation des Modus des narzisstischen Selbstüberhöhers, insbesondere wenn der Patient gleichzeitig einen charmanten Lügenmodus (engl. Conning Mode) hat und zwischen diesen maladaptiven Bewältigungsmodi gewechselt wird.

**Beispiel**

P: Ja, es war nicht immer leicht zuhause, das ist wohl richtig.

T: Ich würde gerne eine Imaginationsübung zu diesem Thema machen.

P: Ach wissen Sie, ich halte nicht viel von diesen Imaginationsübungen, auch wenn ich viel von Ihnen halte.

T: Was genau ist denn schwierig an den Imaginationsübungen?

P: Nein, es geht nicht um die Schwierigkeit. Die Vorstellung, dass solche Übungen meine Erinnerungen verändern, ist doch lächerlich.

T: Es geht nicht um die Veränderung Ihrer Erinnerungen, sondern um die Bewertung bestimmter Ereignisse in Ihrer Vergangenheit.

P: Ich kann mir vorstellen, dass es vielen Ihrer Patienten hilft, in ihrer Vergangenheit rumzuwühlen, aber bei mir wird sich gar nichts tun.

T: Kann es sein, dass Sie gerade in einem Beschützermodus sind?

P: Ich? Wie kommen Sie denn darauf? Sicher nicht. Ich beschäftige mich gerade intensiv mit Ihrem Vorschlag. Dennoch kann ich keinen Nutzen darin finden, mich nochmal mit dieser Farce von meiner Kindheit zu beschäftigen.

T: Auf mich wirken Sie im Moment etwas zu bemüht, wissen Sie? Deswegen glaube ich, dass es Ihr Beschützermodus ist, der sich gerade zeigt. Und zwar derjenige Beschützermodus, der versucht, mich auf seine Seite zu bringen, damit ich von meinem Vorschlag mit der Imaginationsübung ablasse.

P: *(Kühl:)* Sie nehmen sich da wirklich ein bisschen zu wichtig. Diese Imaginationsübungen sind Nonsens, deswegen werde ich sie nicht machen. Versuchen Sie mir doch mal zu erklären, was sich dabei an meinen Hirnstrukturen oder -prozessen verändern soll?

T: Und jetzt, Mario, habe ich das Gefühl, sie wechseln in einen anderen Beschützermodus. Und zwar einen, in dem Sie überzeugt sind, dass Sie es besser wissen und mir überlegen sind.

P: *(Verärgert:)* Das bin ich tatsächlich. Wer von uns beiden beschäftigt sich denn täglich mit hirnphysiologischen Prozessen? Sie oder ich? Sie sitzen doch täglich nur hier in Ihrer Praxis und lassen sich von diesen Neurotikern die Ohren volljammern.

T: Ich finde es nicht in Ordnung, wie Sie gerade mit mir und über mich sprechen, auch wenn ich mir gut vorstellen kann, dass diese Art des Umgangs Ihnen früher sicher mal geholfen hat.

▶

P: *(Lächelt sanft.)* Selbstverständlich. Ich entschuldige mich. So war das nicht gemeint – ich weiß ja, dass Sie Großartiges leisten in Ihrem Job und dass es sicherlich häufig schwer ist.

T: *(Warm:)* O. k., Entschuldigung angenommen. Dieser Beschützermodus kann wirklich sehr verletzend sein.

P: *(Kühl:)* Verletzungen werden von Psychotherapeuten aber auch überbewertet. So schlimm wird es wohl nicht sein.

Problematisch ist im Beispiel, dass der Patient zwischen einem narzisstischen Selbstüberhöhungsmodus und einem charmanten, trickreichen Modus wechselt, sodass es schwierig ist, beide Modi in die empathische Konfrontation einzubeziehen.

### 7.3.2 Verstärken der Bindung

Sowohl im Rahmen der Benennung des narzisstischen Selbstüberhöhungsmodus als auch beim Verstärken der gegenseitigen Bindung ist es besonders wichtig, sich zu verdeutlichen, dass ein Patient in einem narzisstischen Selbstüberhöhungsmodus zu dem Zeitpunkt, in dem er sich in diesem Modus befindet, kaum negative Gefühle wahrnehmen kann – im Gegenteil geht es Patienten in diesem Modus häufig gut. Nur selten können sie auf die kindlichen Modi sowie die damit assoziierten Gefühle zugreifen; wenn sie dies tun, schreiben sie diese Gefühle dem Gegenüber zu (»Mit ihrer sinnlosen Fragerei versuchen Sie wohl, mich zu verärgern«). Hingegen fällt es einem Patienten in einem narzisstischen Selbstüberhöhungsmodus oft schwer, die Verfassung des Gegenübers adäquat zu beurteilen, da die Aufmerksamkeit systematisch von solchen Reizen, die der Wahrnehmung aus diesem Modus widersprechen, weggelenkt wird. Selbstverständlich geschieht dies nicht notwendigerweise bewusst. Dennoch ist es Aufgabe des Therapeuten, die Aufmerksamkeit des Patienten gezielt auf die Signale des Gegenübers zu lenken und die Bewertung mit objektiven Kriterien abzugleichen.

**Beispiel**

P: *(Sitzt zurückgelehnt im Sessel, beide Arme über den Armlehnen und zeigt ausladende Gestik.)* Ich habe mich geschwind etwas belesen hinsichtlich dieser Stuhltechniken. Wussten Sie, dass es da insgesamt nur sehr wenige Studien gibt? Und eigentlich gar keine Wirksamkeitsnachweise.

T: Aha.

P: Überhaupt ist es ja mit der Schematherapie auch so, dass es dazu nur sehr wenige Studien gibt. Das ist, nun ja, sagen wir mal, auch etwas kritisch.

T: Ich verstehe noch nicht so ganz, was Sie mir damit sagen möchten.

P: *(Lächelnd:)* Nun ja, ich habe Ihnen mal diese Paper ausgedruckt. Vorsorglich, wissen Sie. Ich weiß ja, dass die Kluft zwischen der Wissenschaft und der Praxis etwas breiter ist. Vielleicht können Sie das mal lesen und dann unterhalten wir uns beim nächsten Mal über diese Informationen.

▶

T: Adrian, ich würde mich mit Ihnen gerne über das unterhalten, was im Moment gerade passiert.

P: Ich weiß nicht, was Sie meinen? Möchten Sie diese Paper jetzt nicht lesen?

T: Nein, ich würde gerne bei der aktuellen Situation bleiben. Welchen Eindruck haben Sie im Moment davon, wie es mir gerade geht?

P: Ich verstehe Sie wirklich nicht. Ich dachte, in der Psychotherapie geht es um mich.

T: Jetzt gerade nicht. Ich würde gerne wissen, ob Sie bemerken, was bei mir passiert, wenn Sie sich so verhalten wie eben gerade.

P: Ich gehe davon aus, dass es Ihnen gut geht.

T: O. k., woran genau machen Sie das fest?

P: Hm, na ja, also – ich weiß es nicht.

T: Genau das ist mein Eindruck, im Moment können Sie nicht wahrnehmen, wie es mir geht. Und ich denke, das liegt an dem Modus, in dem Sie sich gerade befinden.

P: Sie hätten es doch auch einfach sagen können, wenn Sie die Paper nicht wollen.

T: Darum geht es gerade nicht, Adrian. Es geht darum, dass der Modus verhindert, dass Sie mitbekommen, wie es anderen Menschen wirklich geht. Nehmen Sie sich mal das weiße Blatt da drüben. *(Adrian nimmt das Blatt.)* Halten Sie es sich mal vor Ihre Augen, ja? Was bemerken Sie von dem, was ich tue?

P: Ja, nicht viel, ist doch klar. *(Nimmt das Blatt herunter.)*

T: Und so ein bisschen ist es so mit diesem Modus, in dem Sie gerade sind. Wenn Sie in diesem Modus sind, dann können Sie nicht gut wahrnehmen, wie es anderen geht.

P: Wollen Sie jetzt sagen, ich bin unempathisch?

T: Ich sage, dass Sie dann, wenn Sie in diesem Modus sind, die Mimik, Gestik und vielleicht sogar das, was andere sagen, durch den Filter dieses Modus wahrnehmen – und der verzerrt es. Ich glaube aber, es ist wichtig für Sie, angemessen auf andere reagieren zu können. Ich spreche das also nicht an, um Sie zu verärgern oder Ihnen zu schaden.

P: Warum denn dann?

T: Weil ich mir Sorgen mache, das dieser Modus Auswirkungen auf Ihre Beziehungen hat, z. B. auch die Beziehung zwischen uns. Ich möchte eigentlich für Sie da sein und gleichzeitig fällt mir das sehr schwer, wenn dieser Modus da ist, der mich so darstellt, als sei das, was ich mache, einfach nicht gut genug.

P: *(Sitzt in den Sessel gesunken und denkt nach.)* Hm.

T: Ich kenne auch andere Anteile von Ihnen, in denen sind Sie auch ganz anders und dann fällt es mir gar nicht schwer, für Sie und Ihre Anliegen da zu sein.

P: *(Sitzt aufrecht, die Arme hängend.)* Ich merke das wirklich gar nicht, wenn ich in diesem Anteil bin, in dem ich andere als nicht gut genug darstelle.

T: Das ist ganz normal, aber ich bin mir sicher, dass wir gemeinsam Zeichen erarbeiten können, wie ich Ihnen schnell zeigen kann, wenn Sie in diesem Modus sind und dann können wir auch erarbeiten, was Sie tun können, um aus diesem Modus herauszukommen. Lassen Sie uns mal bei Ihrer Sitzposition jetzt im Vergleich zum Anfang der Stunde anfangen, o. k.?

Zusätzlich kann es, wie beim Modus des ärgerlichen Beschützers, im Rahmen des Limited Reparenting zu Schwierigkeiten kommen, wenn der Therapeut sich durch den Modus des narzisstischen Selbstüberhöhers persönlich angegriffen fühlt. Auch hier erscheint es wichtig, dass der Therapeut sich eigener Bewältigungsstrategien bewusst ist.

Im Modus des narzisstischen Selbstüberhöhers stellen Patienten sich selbst als einzigartig dar oder werten andere ab, weil dieses heute maladaptive Verhalten auf einer alten Überlebensstrategie basiert. Als Therapeut kann es sinnvoll sein, sich zu verdeutlichen, dass dieses maladaptive und häufig unangenehme Verhalten in einem Bewältigungsmodus nicht der »freien Wahl« des Patienten entspricht, sondern seine beste und manchmal sogar einzige Möglichkeit war, in einer kalten, emotional deprivierenden Umwelt zu überleben. Dies kann ebenso wie die Tatsache, dass auch ein narzisstischer Selbstüberhöhungsmodus nur einer von mehreren Modi eines Patienten ist, den Aufbau einer fürsorglichen Therapiebeziehung im Sinne des Limited Reparenting erleichtern.

Bei Patienten mit narzisstischen Persönlichkeitsstörungen ist häufig ein weiterer »charmanter Bewältigungsmodus« zu finden, mittels dessen Patienten gezielt die Aufmerksamkeit anderer auf sich halten. Besonders hilfreich erscheint es, in empathischen Konfrontationen von Überkompensationsmodi einerseits die negativen Konsequenzen des Verhaltens in Bezug auf zwischenmenschliche Beziehungen näher zu beleuchten und andererseits zwischen kurz- und langfristigen Konsequenzen dieser maladaptiven Verhaltensweisen und Modi zu unterscheiden, da Patienten sich häufig kurzfristig gut fühlen oder ihr Ziel (z. B. die Aufmerksamkeitsfokussierung anderer) erreichen, jedoch dieses Verhalten langfristig zum Bruch zwischenmenschlicher Beziehungen, auch der therapeutischen Beziehung, führen kann.

### 7.3.3 Biographische Validierung und Empathie, Pro und Contra im aktuellen Leben des Patienten sowie konkrete Veränderungsvorschläge

Im Rahmen dieser Punkte bestehen keine wesentlichen Veränderungen zu den Vorschlägen aus den vorhergehenden Kapiteln. Wichtig ist zu bedenken, dass der narzisstische Selbstüberhöhungsmodus in bestimmten Kontexten (vor allem Arbeitskontexten) tatsächlich hilfreich sein kann, sodass möglicherweise eine selektive Reduktion für diesen Modus nur in bestimmten Kontexten nötig ist.

## 7.4 Materialien

- **Handout 23: Mein maladaptiver Bewältigungsmodus**
  Erarbeiten Sie gemeinsam mit Ihrem Patienten, anhand welcher Kriterien der Patient seinen narzisstischen Selbstüberhöhungsmodus erkennen kann. Beachten Sie, dass Sie in diesem Handout den Patienten den Namen, den sie gemeinsam für diesen Modus gefunden haben, eintragen lassen können. Achten Sie auf die unterschiedlichen Ebenen des Erlebens und die unterschiedlichen Reaktionen anderer.

- **Handout 24: Problematische Verhaltensweisen meines maladaptiven Bewältigungsmodus**
  Erarbeiten Sie gemeinsam mit Ihrem Patienten solche Verhaltensweisen, die Ihr Patient in verschiedenen Lebensbereichen zeigt, wenn er in seinem narzisstischen Selbstüberhöhungsmodus ist.
- **Handout 25: Erinnerungen an Situationen, in denen mein ................................ mir geholfen hat**
  Sammeln Sie mit diesem Handout mit Ihrem Patienten Situationen in der Vergangenheit, in denen der narzisstische Selbstüberhöhungsmodus für den Patienten hilfreich war. Beachten Sie, dass in diesem Handout der Patient den Namen, den Sie gemeinsam für diesen Modus gefunden haben, eintragen kann. Achten Sie darauf, dass Ihr Patient Situationen aus verschiedenen Lebensphasen (Kindheit und Jugend) und möglichst mit wichtigen Bezugspersonen nennen kann. Wenn ihr Patient im aktuellen Leben keine Situation nennen kann, in der der narzisstische Selbstüberhöhungsmodus hilfreich war, ist das in Ordnung. Davon ausgehend können Sie mit Ihrem Patienten besprechen, welche Umstände oder Bezugspersonen sich im Leben des Patienten verändert haben, die möglicherweise eine Veränderung im narzisstischen Selbstüberhöhungsmodus ermöglichen.
- **Handout 26: Pro/Contra ................................ im aktuellen Leben**
  Sammeln Sie mit diesem Handout mit Ihrem Patienten Argumente für und gegen das Beibehalten des narzisstischen Selbstüberhöhungsmodus in der gleichen Intensität im aktuellen Leben. Beachten Sie, dass Sie in diesem Handout den Patienten den Namen, den Sie gemeinsam für diesen Modus gefunden haben, eintragen lassen können. Achten Sie darauf, dass Sie immer mit der Pro-Seite beginnen.
- **Handout 27: Wie mein gesunder Erwachsener mit meinem ................................ umgehen kann**
  Sammeln Sie mit diesem Handout mit Ihrem Patienten kognitive, erlebens- und verhaltensbasierte Fertigkeiten des gesunden Erwachsenen, um auf den narzisstischen Selbstüberhöhungsmodus angemessen reagieren zu können. Beachten Sie, dass Sie in diesem Handout den Patienten den Namen, den Sie gemeinsam für diesen Modus gefunden haben, eintragen lassen können. Zudem kann der Patient am Ende des Handouts wichtige Bezugspersonen eintragen, bei denen der Patient besonders darauf achten möchte, in einem gesunden Modus zu reagieren.
- **Handout 28: Modus-Memo**
  Erstellen Sie mit diesem Handout eine Erinnerungskarte mit Ihrem Patienten, die Ihr Patient bei sich tragen und hervorholen kann, wenn er in den narzisstischen Selbstüberhöhungsmodus fällt. Beachten Sie, dass Sie in diesem Handout den Patienten den Namen, den Sie gemeinsam für diesen Modus gefunden haben, eintragen lassen können.

## Handout 23 Mein maladaptiver Bewältigungsmodus

Es ist nicht immer leicht, einen maladaptiven Bewältigungsmodus zu erkennen und ihn von einem gesunden Erwachsenenmodus zu unterscheiden. Verschiedene Kriterien können jedoch dabei helfen:

| | **Ich nenne diesen Modus: ..................................** |
|---|---|
| Wenn ich in diesem Modus bin, dann fühle ich … | *Bsp.: … mich gut … weiß ich gar nicht, wie ich mich fühle …* |
| Wenn ich in diesem Modus bin, dann denke ich … | *Bsp.: … »Was willst du eigentlich, du Anfänger.« … »Ohne mich wären die so was von aufgeschmissen« … »Was du willst, interessiert doch nicht«* |
| Wenn ich in diesem Modus bin, dann bemerke ich bei mir … | *Bsp.: … eine entspannte Körperhaltung … wie ich die Augen rolle … ein bestimmtes Lächeln …* |
| Wenn ich in diesem Modus bin, dann reagieren andere häufig so auf mich … | *Bsp.: … sind genervt und gehen, werden ärgerlich …* |
| Wenn ich in diesem Modus bin, habe ich folgendes Ziel … | *Bsp.: … dass der andere erkennt, dass er mich nicht übergehen kann …* |

 

## Handout 24 Problematische Verhaltensweisen meines maladaptiven Bewältigungsmodus

In der Therapie:

Im Job:

Im Privatleben:

| Handout 25 | Erinnerungen an Situationen in denen mein ......................... mir geholfen hat (S. 1/2) |
|---|---|

In meiner Kindheit hat mir mein ...................................... einmal geholfen, als ...

...........................................................................................................

...........................................................................................................

...........................................................................................................

...........................................................................................................

...........................................................................................................

...........................................................................................................

Diese Situation war damals schwierig für mich, weil ...

...........................................................................................................

...........................................................................................................

...........................................................................................................

...........................................................................................................

...........................................................................................................

Damals hatte ich das Bedürfnis, dass ...

...........................................................................................................

...........................................................................................................

...........................................................................................................

In meiner Jugend hat mir mein ........................................ einmal geholfen, als ...

...........................................................................................................

...........................................................................................................

...........................................................................................................

...........................................................................................................

...........................................................................................................

...........................................................................................................

Diese Situation war damals schwierig für mich, weil ...

...........................................................................................................

...........................................................................................................

...........................................................................................................

...........................................................................................................

...........................................................................................................

Damals hatte ich das Bedürfnis, dass ...

...........................................................................................................

...........................................................................................................

...........................................................................................................

 

## Erinnerungen an Situationen in denen mein .......................... mir geholfen hat

(S. 2/2)

Vor kurzem hat mir mein ....................................... einmal geholfen, als ...

..........................................................................................................................................

..........................................................................................................................................

..........................................................................................................................................

..........................................................................................................................................

..........................................................................................................................................

..........................................................................................................................................

Diese Situation war damals schwierig für mich, weil ...

..........................................................................................................................................

..........................................................................................................................................

..........................................................................................................................................

..........................................................................................................................................

In dieser Situation hatte ich das Bedürfnis, dass ...

..........................................................................................................................................

..........................................................................................................................................

..........................................................................................................................................

..........................................................................................................................................

## Handout 26 Pro und Contra ........................................ im aktuellen Leben

......................................................

| Pro | Contra |
|---|---|
| | |

Mein persönliches Fazit aus den Argumenten ist:

..............................................................................................................

..............................................................................................................

..............................................................................................................

 

**Handout 27** **Wie mein gesunder Erwachsener mit meinem .............................. umgehen kann**

Aller Anfang ist schwer … wenn der .............................. lange Zeit hilfreich war oder er viel Raum im Leben eingenommen hat, kann es schwierig sein, angemessen mit diesem Modus umzugehen. Deshalb ist es hilfreich, zunächst gemeinsam in der Therapie zu erarbeiten, wie der gesunde Erwachsene mit diesem maladaptiven Bewältigungsmodus umgehen kann und sich dies aufzuschreiben.

Mein gesunder Erwachsener kann zu meinem .............................. sagen:
..........................................................................................................................
..........................................................................................................................
..........................................................................................................................
..........................................................................................................................
..........................................................................................................................

Mein gesunder Erwachsener kann Folgendes tun, um auf meinen .......................... zu reagieren:
..........................................................................................................................
..........................................................................................................................
..........................................................................................................................
..........................................................................................................................
..........................................................................................................................

Mein gesunder Erwachsener kann folgendes Bild/folgende Vorstellung nutzen, um auf meinen ................................ zu reagieren:
..........................................................................................................................
..........................................................................................................................
..........................................................................................................................
..........................................................................................................................
..........................................................................................................................

Ich möchte, dass mein .................................. weniger Raum in meinem Leben einnimmt, weil …
..........................................................................................................................
..........................................................................................................................
..........................................................................................................................

Das ist mir besonders im Umgang mit folgenden Personen wichtig:
..........................................................................................................................
..........................................................................................................................
..........................................................................................................................

## Handout 28 Modus-Memo (S. 1/2)

Stopp. Im Moment habe ich das Gefühl, ich müsste mich übermäßig aufwerten oder andere abwerten.

In meinem Körper fühlt es sich so an:

..........................................

..........................................

..........................................

..........................................

..........................................

Ich denke gerade, dass …

..........................................

..........................................

..........................................

..........................................

..........................................

Ich kenne das von früher, als …

..........................................

..........................................

..........................................

..........................................

..........................................

..........................................

Damals hat mir das gut geholfen,

..........................................

..........................................

..........................................

..........................................

nicht mehr aushalten/fühlen/ertragen zu müssen.

Heute passiert das, wenn …

..........................................

..........................................

..........................................

..........................................

..........................................

Wahrscheinlich ist es deshalb gerade jetzt auch mein ...................................... , der mich vor ...

..........................................................................................................................

..........................................................................................................................

..........................................................................................................................

..........................................................................................................................

schützen will.

Auch wenn ich verstehen kann, dass mein .................................................. mich schützen möchte, weiß ich aber trotzdem, dass er mir meist auch schadet, weil ...

..........................................................................................................................

..........................................................................................................................

..........................................................................................................................

..........................................................................................................................

..........................................................................................................................

Deshalb möchte ich mein Bedürfnis nach .................................................. anders erfüllen, nämlich indem ich jetzt ...

..........................................................................................................................

..........................................................................................................................

..........................................................................................................................

..........................................................................................................................

..........................................................................................................................

..........................................................................................................................

 

# 8 Empathische Konfrontation des forensischen Trickser- und Manipulierer-Modus (Conning and Manipulative Mode)

## 8.1 Beschreibung des forensischen Trickser- und Manipulierer-Modus

Der Trickser- und Manipulierer-Modus (engl. Conning Mode) – im Folgenden kurz als »Lügenmodus« bezeichnet – ist ein maladaptiver Bewältigungsmodus, der vor allem im forensischen und eher selten im allgemeinen psychiatrischen und psychotherapeutischen Setting zu finden ist. Charakteristisch für diesen, im Bereich der Forensik etablierten maladaptiven Bewältigungsmodus, ist ein manipulierendes, betrügendes und tricksendes Verhalten der Patienten. Er findet sich vor allem bei Patienten mit Antisozialer und Narzisstischer Persönlichkeitsstörung. Werden die Bedürfnisse oder Wünsche eines Patienten nicht erfüllt bzw. findet der Patient keine funktionale Strategie, sich seine Bedürfnisse zu erfüllen, wechselt er in diesen Bewältigungsmodus und versucht durch Manipulation, oft in auffallend trickreicher und charmanter Art und Weise, seine Mitmenschen »um den Finger zu wickeln«. Häufig lügen Patienten in diesem Modus oder spielen andere gegeneinander aus, um ihr Ziel zu erreichen.

**Beispiel**

T: Hallo Ben. Ich möchte mit Ihnen über den Vorfall gestern Abend sprechen. Das Pflegepersonal hat mir berichtet, dass Sie aus dem Ausgang Alkohol mit auf Station gebracht haben. Ist das richtig?

P: Was, ich? Nein, ich war das nicht! Das ist doch streng verboten! Ich weiß doch, dass Sie das auch persönlich enttäuschen würde.

T: Ja, das ist verboten. Wie ist denn das Pflegepersonal auf Sie gekommen?

P: *(Zuckt mit den Schultern.)* Keine Ahnung, ehrlich.

T: O. k., wie war es denn gestern Abend aus Ihrer Sicht?

P: Also, ich war mit dem Jonny im Ausgang in der Stadt. *(Zwinkert dem Therapeuten zu und grinst).* Frauen aufreißen und so … so was machen wir gutaussehenden Kerle doch mal gerne am Wochenende … Sie doch auch, oder?

T: Bleiben wir mal bei gestern Abend, o. k.?

P: Ja. Da muss mir der Jonny den Brandy in die Tasche gesteckt haben, ohne dass ich es gemerkt habe …

T: *(Zweifelnd:)* Na, das klingt aber etwas unwahrscheinlich, finden Sie nicht auch?

▶

P: *(Klagend:)* Ja, so geht es mir immer. Immer gerate ich in so unwahrscheinlich klingende Stories. Ich sollte es mal in Hollywood versuchen, meinen Sie nicht auch? Na ja, so war es jedenfalls auch damals, als ich zu Unrecht das erste Mal in den Knast gewandert bin. Und keiner glaubt mir …!

T: Ich bin ja gerne bereit, mir Ihre Sicht der Dinge anzuhören. Es ist mir aber auch wichtig, die Sache zu klären.

P: Also, ich denke, es war wirklich so. Jonny und ich waren in einem Club und ich hatte, wie immer, mehr Glück bei den Mädels und hab mir so 'ne Blonde geangelt, auf die Jonny auch ganz scharf war. Das hab ich gleich gemerkt. *(Grinst).* So geht es einem halt, wenn man bei der Frauenwelt beliebt ist. Da ist der dann ganz stinkig geworden und hat mir schon böse Blicke zugeworfen.

T: Aha, und wie ging es dann aus Ihrer Sicht weiter?

P: Na ja, ich hab jedenfalls keinen Alk mit hier reingenommen, das war der Jonny! Aber es ist ja total leicht, so was hier reinzuschmuggeln …

T: Ach ja?

P: *(Grinst überlegen.)* Ja, schauen Sie doch mal in Ihre Tasche unter Ihrem Schreibtisch …? Na?

T: *(Schaut nach und entdeckt die besagte Flasche Brandy in seiner Tasche.)* Was soll das denn? Wie ist die denn hierher gekommen?

P: *(Triumphierend:)* Ha! Ich wollte Ihnen nur mal zeigen, wie der Jonny das gemacht hat. Sie haben ja auch nichts gemerkt!! Ich hab die Flasche einfach aus dem Stationszimmer genommen, die stand da gleich neben der Eingangstür auf dem Tresen, und habe sie zu Beginn unseres Gesprächs, als Sie noch kurz am Telefon waren, in Ihre Tasche gesteckt! So clever war ich schon immer! Das ist der Beweis, dass ich selbst den Alk nicht reingeschmuggelt habe!

Wie im Fallbeispiel gezeigt, verstricken sich Patienten im Lügenmodus meist in ihrem Lügengeflecht und versuchen, andere Menschen auszutricksen, ohne Rücksicht auf mögliche Konsequenzen für Dritte zu nehmen. Ziel des Modus kann sein, Konsequenzen eines bestimmten Verhaltens und damit verbundene negative Emotionen nicht spüren zu müssen. Ein weiteres Ziel kann zum Beispiel sein, ein vermeintlich oder tatsächlich drohendes Verlassenwerden zu vermeiden. Wichtig dabei ist der strategische und gezielte Einsatz von Lügen, Betrug oder Manipulation, der auch durchaus charmant sein kann. Er ist durch rücksichtsloses und unempathisches Verhalten charakterisiert. Tritt der Lügenmodus im Rahmen einer Narzisstischen Persönlichkeitsstörung auf, führt der Patient (wie im ersten Fallbeispiel) sein betrügerisches Verhalten auf seine besondere Cleverness und Überlegenheit zurück. In diesem Fall steht das Gefühl im Vordergrund, dass dem Patienten ein besonderes Recht zusteht und alle Mittel, dieses Recht durchzusetzen, legitim sind. Tritt der Lügenmodus eher vor dem Hintergrund einer Antisozialen Persönlichkeitsstörung auf, steht eine allgemeine Rücksichtslosigkeit im Vordergrund. Das Lügen wird dann eher als strategisch notwendiges Mittel zum Zweck eingesetzt.

Es kann hilfreich sein, den Lügenmodus von einem impulsiven Kindmodus abzugrenzen. Im impulsiven Kindmodus kann es dazu kommen, dass Patienten spontan die Unwahrheit sagen, um in einer bestimmten Situation ein Bedürfnis oder einen Wunsch sofort und ohne Aufschub erfüllt zu bekommen. Hierbei denkt der

Patient aber typischerweise nicht an die unmittelbaren Folgen der Lüge, sondern ähnelt eher einem Kind, das durch Schwindelei etwas sofort haben möchte. Die Lügen aus dem impulsiven Kindmodus sind kein regelmäßiges, strategisches Verhalten, sondern treten eher aus einer bestimmten Situation heraus auf. Sie sind für den Therapeuten auch leichter erkennbar, da es sich nicht um ein strategisches Lügenkonstrukt oder gezielte Manipulation handelt, in der Mitmenschen zum Teil animiert werden, aktiv am Lügenkonstrukt »mitzuarbeiten«. Gelegentlich sagen auch Patienten aus anderen Bewältigungsmodi heraus die Unwahrheit (z. B. im Modus des distanzierten oder ärgerlichen Beschützers), z. B. über ihr eigenes Befinden. Dies ist den Patienten aber nicht bewusst, sondern muss dem fehlenden Zugang zu den Gefühlen zugeordnet werden.

**Beispiel**

### Impulsives Kind

T: Wie geht es Ihnen heute, Conny?

P: *(Spricht schnell, fröhlich, aufgedreht:)* Super, ich habe mir gerade in der Stadt diese neue pinke Hülle für mein Handy gekauft. Die habe ich gesehen und wusste sofort: Die MUSS ich haben! Ist die nicht cool?

T: Oh ja, die sieht schick aus. Aber hatten wir nicht vereinbart, dass Sie sich bei größeren Geldausgaben vorher mit mir absprechen, damit Sie es schaffen, langsam Ihre Schulden abzubezahlen?

P: *(Immer noch aufgedreht, wird etwas rot im Gesicht.)* Ja, ja, ich weiß. Das war aber eine Ausnahme, ehrlich. Ich … Ich … äähh, hatte Geld über …

T: *(Zweifelnd:)* Ja? Wie kam es denn dazu?

P: Ach, weiß auch nicht, ist ja jetzt auch egal … *(Betrachtet verträumt die neue Handy-Hülle.)*

Wie im Fallbeispiel gezeigt, wirkt die Lüge unüberlegt, spontan und kindlich. Es wird für den Therapeuten leicht sein, die Lüge zu bemerken und mit der Patientin zu besprechen. Die Patientin wird ihre Lüge im Modus des impulsiven Kindes eventuell leicht einräumen.

Wie bei den anderen Bewältigungsmodi ist es auch beim Lügenmodus sehr hilfreich, die verschiedenen Strategien des Lügens, Betrügens und Manipulierens in das Fallkonzept aufzunehmen. Es ist insbesondere wichtig für den Therapeuten, diesen Modus frühzeitig erkennen und benennen zu können, wenn er beginnt, an der Glaubwürdigkeit seines Patienten zu zweifeln. Da dies in einer therapeutischen Beziehung das gegenseitige Vertrauen sehr beeinträchtigt, ist es im Fall des »Lügenmodus« für Patient und Therapeut sehr entlastend, diesen Modus nur als einen Anteil der Persönlichkeit einzuordnen.

**Beispiel**

**Modus-Konzept Cindy**

Cindy (23 Jahre) ist seit dem 3. Lebensjahr im Heim aufgewachsen und berichtet, seit ihrem 12. Lebensjahr unter starken Stimmungsschwankungen, selbstverletzendem Verhalten, häufigen Krisen, in denen sie auch Suizidgedanken habe, sowie einem Gefühl von innerer Leere zu leiden. Ihre Mutter habe das Sorgerecht für sie abgeben müssen, da sie sich nicht um sie habe kümmern können. Was da genau passiert sei, wisse sie aber auch nicht. Ihr Vater sei kurz nach ihrer Geburt abgehauen. Sie habe bereits im Alter von 8 Jahren begonnen, Katzen zu quälen, sei ab dem 10. Lebensjahr immer wieder aus dem Heim weggelaufen und habe früh gelernt, »richtig gut zu klauen«. Sie sei schon immer »für Ärger gut gewesen«, das sei heute noch so. Im Heim, so berichtet Cindy, habe man eigentlich nur durch Gewaltanwendung gegen andere überleben können. Sie habe auch Kleinere geschlagen, um sich Respekt zu verschaffen. Da sie selbst aber immer klein und zierlich gewesen sei, sei sie körperlich meist unterlegen gewesen. Daher habe sie »clevere Strategien entwickelt, sich anders durchzusetzen«. Früh habe sie gemerkt, dass sie gut lügen könne und dies auch bewusst eingesetzt, um sich Vorteile, wie z. B. Freizeit in der Stadt, zu verschaffen. Aufgrund ihrer »guten Menschenkenntnis« habe sie schnell gemerkt, welche Betreuer sie auf ihre Seite habe ziehen müssen, um damit erfolgreich zu sein. Dafür habe sie auch immer wieder »Stories für die Tränendrüse« erfunden, damit könne man vor allem solche »Gutmenschen« wie Sozialarbeiter und Therapeuten beeindrucken.

Bei einem ihrer zahlreichen Aufenthalte in einer Akutpsychiatrie seien die Diagnosen einer Narzisstischen, Antisozialen und Emotional-instabilen Persönlichkeitsstörung gestellt worden. Darüber hinaus habe sie bereits zwei depressive Episoden hinter sich.

Nun sitze sie aber seit 1,5 Jahren im Gefängnis und es ginge ihr so dreckig »wie nie«. Ihre langjährige Freundin habe sie als eine der letzten Bezugspersonen im Stich gelassen und melde sich seit Monaten nicht mehr, nachdem sie herausbekommen habe, dass ihre »Vergewaltigungsgeschichte« nur eine Erfindung gewesen sei. Überhaupt wolle sie inzwischen mit dieser Lügerei und Betrügerei aufhören und ein »Normalo«-Leben anfangen. Bis jetzt habe sie sich damit immer nur Ärger eingehandelt. Sie wünsche sich sogar Kinder und diese sollten mal nicht im Knast landen. Vor Jahren habe sie schon einmal während eines längeren Psychiatrie-Aufenthalts eine Therapie angefangen, da sie damals depressiv gewesen sei. Als sie aber versucht habe, ihren Therapeuten mit der erfundenen Geschichte, ihre Oma liege gerade im Sterben, dazu zu bringen, ein gutes Wort beim Oberarzt für sie einzulegen, um sich mehr Ausgang zu »organisieren«, habe dieser sich so aufgeregt, dass er die Therapie abgebrochen habe. Sie sei daraufhin ausgerastet, habe ihn beschimpft und einen Stuhl umgeworfen. Sie habe das eben für sehr übertrieben gehalten, aber in der »Normalo«-Welt werde es ja mit der Wahrheit sehr genau genommen, das habe sie ▶

auch schon gemerkt. Sie trinke regelmäßig zu viel Alkohol und kiffe, wenn es ihr »dreckig« gehe. Nun wünsche sie sich unbedingt Hilfe, indem sie nochmals eine Therapie mache, aber eigentlich glaube sie gar nicht mehr, dass es jemand mit ihr aushalten könne.

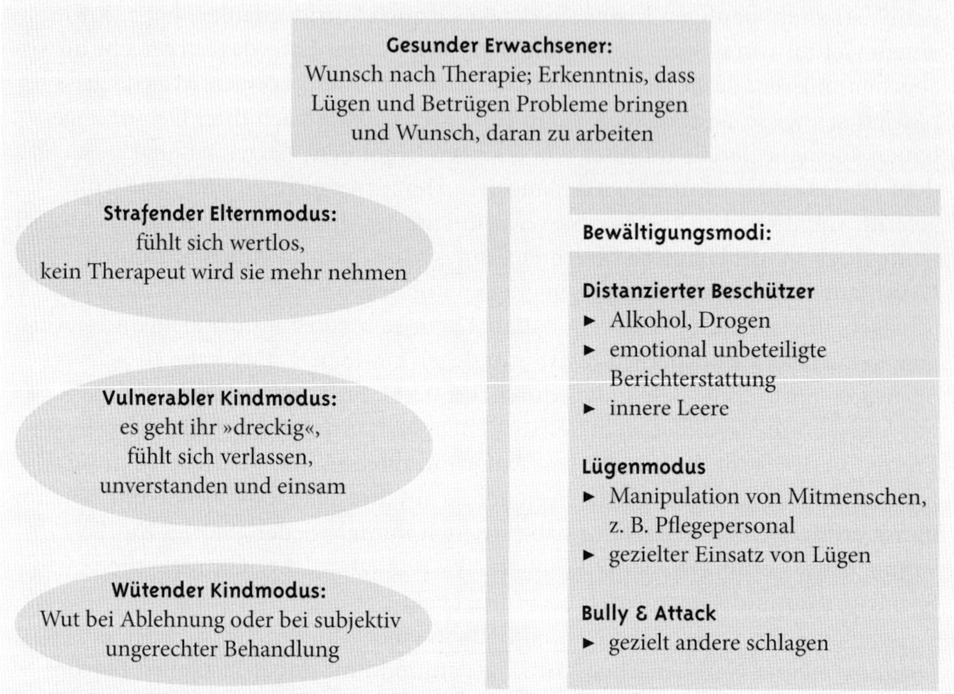


**Abbildung 8.1** Modus-Modell von Cindy

## 8.2 Besonderheiten der empathischen Konfrontation beim Lügenmodus

**Grenzen setzen.** Auch wenn Patienten im Lügenmodus ihr Gegenüber nicht wie in den anderen verbal oder körperlich aggressiven forensischen Bewältigungsmodi unmittelbar bedrohen, stellt das Verhalten ausgeprägten Lügens, Tricksens und Manipulierens ebenfalls eine massive Grenzüberschreitung dar. Daher ist es wichtig, mit den Patienten diese Grenzüberschreitung und deren Konsequenzen frühzeitig zu besprechen. Im Fall des Lügenmodus geht es weniger um die persönliche Sicherheit als vielmehr um die persönlichen Rechte des Therapeuten, die massiv verletzt werden. Hierzu gehört auch, den Modus als solchen zu definieren und einzuführen.

Wie in Kapitel 6 ausführlich dargestellt, ist bei – trotz wiederholter empathischer Konfrontation – immer wieder auftretendem Lügenmodus ein klares Limit Setting erforderlich. Auch hier ist es wieder wichtig, die eigenen Grenzen mit dem Patienten klar zu besprechen und zu vermitteln, dass Grenzen individuell sehr verschieden sind und daher innerhalb eines Behandlungsteams von einzelnen Behandlern unterschiedlich gesetzt werden können und müssen.

**Funktion des Modus in der Biographie.** Eine weitere Besonderheit bei Patienten mit einem Lügenmodus, wie auch bei den meisten forensischen Patienten insgesamt, ist häufig ein stark ausgeprägtes Schema *Misstrauen/Missbrauch*. Das ist biographisch meist gut einzuordnen, da gerade forensische Patienten mit Persönlichkeitsstörungen häufig gelernt haben, dass die Umwelt feindselig und gefährlich ist. Dies entsprach meist auch den tatsächlichen Umständen, in denen die Patienten aufgewachsen sind, sodass Gewaltanwendung oder Lügen/Betrügen in der Kindheit der Patienten eine sinnvolle Überlebensstrategie war. Gerade diese Patienten sind oft in realer Gefahr aufgewachsen und befinden sich manchmal auch heute noch in gefährlichen Milieus. Charakteristischerweise haben sie das Kernbedürfnis nach eigenen Grenzen nicht erfüllt bekommen, d. h., ihre Bezugspersonen haben nicht ausreichend Grenzen gesetzt. Die Patienten hatten dementsprechend nicht die Möglichkeit, Frustrationstoleranz aufzubauen. Daher ist es besonders wichtig, die Funktion des »Lügenmodus« im Rahmen der empathischen Konfrontation deutlich zu machen und gleichzeitig mit dem Patienten zu erarbeiten, dass es in einem »gesunden Milieu« möglich ist, sowohl zu vertrauen als auch die eigenen Bedürfnisse erfüllt zu bekommen, ohne dabei Schaden zu nehmen. Oft ist das therapeutische Setting tatsächlich die erste »sichere« Erfahrung für den Patienten, in der er lernen kann, dass Vertrauen und Ehrlichkeit zu »echten« Beziehungen führen und damit Lebensqualität mit sich bringen können. Dementsprechend sollte im Rahmen der empathischen Konfrontation des Lügenmodus die Balance zwischen biographischer Validierung des Schemas *Misstrauen/Misshandlung* und dem daraus entstandenen Lügenmodus auf der einen Seite und den Folgen eines solchen Verhaltens für das Leben des Patienten und anderer auf der anderen Seite herausgearbeitet werden. Darüber hinaus sollte der Therapeut sinnvolle Grenzen setzen, damit der Patient lernen kann, Frustrationstoleranz aufzubauen und sich an Grenzen zu halten, sodass die Rechte und Grenzen des Therapeuten gewahrt bleiben. Im Rahmen der Psychoedukation ist es wichtig, gemeinsam mit dem Patienten zu erarbeiten, dass gesunde Beziehungen nur möglich sind, wenn er Grenzen respektieren kann. Besonders wichtig dabei ist, dass der Therapeut die Tatsache, belogen oder manipuliert zu werden, nicht als »persönliche Beleidigung« aufnimmt, sondern sich stets bewusst macht, welche Funktion das entsprechende Verhalten für den Patienten in einer bestimmten Situation hat und welche Funktion der Modus lebensgeschichtlich hatte. Andernfalls kommt es häufig zu unangemessen harten Konsequenzen dem Patienten gegenüber, bis hin zum Therapieabbruch. Das wiederum aktiviert meist das ohnehin ausgeprägte Schema *Misstrauen/Missbrauch* beim Patienten, der Patient sieht seine eigene »Wahrheit« bestätigt (»Klar kann man keinem vertrauen«) und kann sich nicht weiter entwickeln.

**Beispiel**

**Negatives Fallbeispiel**

T: *(Ruhig, aber ärgerlich:)* Hallo Sandy, ich muss mit Ihnen reden. Schwester Gaby hat mir erzählt, dass Sie bei den Mitpatienten negative Dinge über mich und mein Privatleben erzählen, nachdem ich Ihre Ausgangserweiterung vor zwei Tagen nicht unterstützt habe. Stimmt das?

P: *(Lächelt freundlich.)* Das würde ich doch nicht tun. Ich mag Sie doch gerne! Im Gegenteil, Sie hatten bestimmt Recht damit, mir keine Ausgangserweiterung zu geben …

T: Sehen Sie, jetzt wollen Sie mich ja doch wieder nur dazu bringen, meine Meinung zu ändern, indem Sie Dinge sagen, über die ich mich freuen soll. Das ist nicht o. k.

P: Sie haben ja noch nicht mal gefragt, wie es aus meiner Sicht war …?

T: Ja, ich denke, die Therapie macht so keinen Sinn mehr.

P: Was soll das heißen?

T: *(Streng:)* Therapeuten zu belügen ist ein absolutes Tabu. Ich kann Ihnen jetzt nicht mehr vertrauen. Ich werde Sie daher an meine Kollegin abgeben. Da haben Sie eine neue Chance, ohne Lügen oder Manipulieren eine neue Therapie zu beginnen.

In diesem Fallbeispiel fühlt sich der Therapeut durch die Manipulation der Mitpatienten durch Sandy in seiner Abwesenheit verletzt. Statt diese massive Grenzüberschreitung und seine damit verbundenen persönlichen Gefühle zu thematisieren, verhält sich der Therapeut ähnlich wie die Patientin es immer wieder in ihrem Leben erlebt hat: indem er sie »verlässt«. Sandy wird keine Chance gegeben, die Angelegenheit aus ihrer Sicht zu schildern. Darüber hinaus bleibt der Therapeut wenig konkret, sodass Sandy nicht zu einzelnen Punkten Stellung nehmen kann. Die Grenzsetzung erfolgt hart und klar, aber die Patientin erhält keine echte Chance, an ihrem dysfunktionalen Verhalten zu arbeiten. Sie bekommt zwar eine »zweite Chance«, bei einer Kollegin eine neue Therapie zu beginnen, damit verbunden ist aber ein großer Druck (bei Therapeuten darf man nicht lügen, sonst wird man von ihnen verlassen), der es der Patientin noch schwerer machen wird, ein neues Vertrauensverhältnis aufzubauen. Damit wird ihr Schema *Misstrauen/Missbrauch* verstärkt und eine Anpassung des Verhaltens für die Patientin erschwert.

**Beispiel**

**Positives Fallbeispiel**

T: Hallo Sandy, es ist mir wichtig über etwas zu sprechen, was mir Schwester Gaby heute Morgen erzählt hat.

P: Ja?

T: Sie hat mir berichtet, Sie hätten Dinge in der Abendrunde über mich gesagt, die so nicht stimmen und die Sie auch nicht wissen können. Ganz konkret hat sie mir berichtet, Sie hätten behauptet, ich sei schon oft von Patienten wegen unprofessionellen Verhaltens angezeigt worden. Das ist eine schwerwiegende Unterstellung, die mich sehr verletzt und die nicht stimmt. Wie war das denn aus Ihrer Sicht?

▶

P: Ach was, Schwester Gaby war ja gar nicht in der Abendrunde. Da ist die nie. Da führt die immer Privatgespräche im Stationszimmer auf Klinikkosten. Wussten Sie das?

**Schritt 1: Benennen des Modus**

T: Sandy, ich habe gerade das Gefühl, Sie sagen mir nicht die Wahrheit. Könnte das Ihr Lügenmodus sein?

P: Was? Nein! Das war ehrlich so. Schwester Gaby ist nicht zu trauen, der dürfen Sie nichts glauben.

**Schritt 2: Limit Setting**

T: Wir können gerne nachher auch noch gemeinsam mit Schwester Gaby sprechen, aber eigentlich mag ich diese Art von »Gegenüberstellung« nicht. Mir ist viel wichtiger, dass Sie wissen: Wenn Sie solche Dinge über mich erzählen, ärgert und verletzt mich das sehr. Es kann mir sogar schaden. Und ich glaube eigentlich nicht, dass Sie mir schaden wollen.

P: Nein, aber es war ja anders …

T: *(Unterbricht:)* Sandy, Moment mal. Sie wissen, dass Sie sich in der Vergangenheit immer wieder in massive Schwierigkeiten gebracht haben, indem Sie in Ihrem Lügenmodus bewusst die Unwahrheit oder Halbwahrheiten gesagt haben. Unter anderem sitzen Sie ja deswegen jetzt hier in der Forensik, stimmt das?

P: *(Nickt.)*

T: *(Warm, empathisch:)* Und Sie wissen, dass ich Ihnen wirklich hier raushelfen will, nicht wahr?

P: *(Nickt.)* Ja, schon.

**Schritt 3: Biographische Validierung**

T: Und wir wissen ja beide, dass es in Ihrer Kindheit eine gute Strategie war, andere zu belügen und auszutricksen. Das haben ja alle in Ihrer Familie so gemacht. Und ich bin ehrlich froh, dass Sie das alles überleben konnten, egal wie. *(Therapeut lächelt Sandy freundlich an.)*

P: Ja, das war echt so … das war alles »Auge um Auge«, und da konnte man nur mitmachen oder untergehen.

T: Das glaube ich Ihnen!

P: *(Nickt.)*

**Schritt 4: Pro und Contra heute**

T: Aber heute macht Ihnen dieser Modus einfach viele Schwierigkeiten. Nicht nur, dass Sie hier in der Forensik sitzen … Sie haben ja auch schon mehrere Therapeuten damit verärgert, stimmt's?

P: Ja, das waren aber auch Weicheier …

**Zurück zum 2. Schritt: erneutes Limit Setting**

T: *(Klar, etwas lauter:)* Stopp, Sandy! Ich möchte nicht, dass Sie meine Kollegen als »Weicheier« bezeichnen. Das finde ich nicht in Ordnung. Ich verstehe, dass es Sie verletzt hat, dass diese die Therapie mit Ihnen beendet haben, nachdem Sie sie belogen haben. Aber ich möchte auch nicht gerne belogen werden – in der Therapie nicht und auch von sonst niemandem.

P: Na gut, Entschuldigung. Schießen Sie mich jetzt auch auf den Mond?

T: Nein. Ich möchte viel lieber mit Ihnen an diesem Lügenmodus arbeiten. Denn nur dann kann sich in Ihrem Leben was verändern. Ich weiß, dass dieser Modus nur EINEN Anteil von Ihnen repräsentiert. Wenn Sie in einem anderen Modus sind, finden Sie das auch nicht gut, andere Menschen zu belügen oder zu betrügen, nicht wahr?

P: Nein, ist es auch nicht. Aber ich habe Angst, dass man sonst total über den Tisch gezogen wird …

►

T: Das kann ich mir gut vorstellen. Man kann aber andere, gesunde Strategien lernen, in denen man nicht über den Tisch gezogen wird und trotzdem bei der Wahrheit bleibt. Wollen wir uns die mal anschauen?

**Schritt 5: Entscheidungsfindung**

P: *(Skeptisch:)* Wenn Sie meinen …? Eigentlich will ich das können!

T: Ja. Ich weiß, dass das geht! Aber ich bräuchte noch etwas, damit ich mich in unserer Therapiebeziehung wohl fühlen kann.

P: *(Misstrauisch:)* Ja, was denn?

T: Ich möchte mit Ihnen besprechen, was für eine Konsequenz sinnvoll sein könnte, wenn Sie mich anlügen oder schlimme Dinge über mich sagen. Denn da übertreten Sie meine Grenze, und wenn das immer wieder vorkommt, möchte ich mich von Ihnen distanzieren, obwohl ich eigentlich gerne mit Ihnen arbeiten will.

P: O. k., was soll das sein?

T: Das würde ich gerne mit Ihnen zusammen überlegen. Es ist mir wichtig, dass Sie in Ihrem Modus des gesunden Erwachsenen mit einer solchen Konsequenz einverstanden sind.

P: O. k., klingt gut.

T: Haben Sie denn eine Idee, warum Sie gestern in der Abendrunde in Ihrem Lügenmodus waren?

P: Ja, ich hab mich furchtbar geärgert, dass Sie mir den Ausgang vor zwei Tagen gestrichen haben! Da hab ich gedacht, wenn Ihr Ruf erst mal ruiniert ist, dann trauen Sie sich so was nicht mehr!

**Zurück zum 3. Schritt: Biographische Validierung**

T: Ja, so etwas hat früher in Ihrer Familie auch gewirkt, nicht wahr? Aber jetzt merken Sie, dass es andere Leute wie mich eher abschreckt. Also, lassen Sie uns an den Konsequenzen arbeiten, o. k.?

P: O. k.

**Schritt 6: Konkrete Umsetzung**

T: Ich würde vorschlagen, als Konsequenz etwas festzulegen, was Ihnen auf der einen Seite schwerfällt, bei der Sie aber gleichzeitig wissen, dass ich Sie nicht verlasse und nicht die Therapie beende. Was könnte das sein?

P: Hm. Es gibt ja nicht viel, was man einem in der Forensik noch wegnehmen kann.

T: Es geht ja auch nicht unbedingt darum, Ihnen etwas wegzunehmen. Wie würde denn ein Mensch im Modus des gesunden Erwachsenen reagieren, wenn er einen Fehler gemacht hat, wie z. B. über andere Personen die Unwahrheit verbreitet?

P: *(Fragend):* Entschuldigen?

T: Ja, ich würde das so machen. Wie könnte das denn in Ihrem Fall aussehen?

P: Dass ich mich bei Ihnen entschuldige? Und vielleicht auch den anderen sagen muss, dass ich Quatsch erzählt habe?

T: Ja, genau. Sie müssen das jetzt heute noch nicht machen, denn wir haben ja erst jetzt die Konsequenz eingeführt. Aber das nächste Mal könnte das doch eine Möglichkeit sein, oder?

P: *(Mit unsicherer Stimme:)* Ich weiß aber gar nicht, was man da so sagt … ich hab mich noch nicht oft entschuldigt in meinem Leben, wissen Sie!

T: *(Lächelt ermutigend.)* Das macht nichts. Ich unterstütze Sie gerne dabei, das zu lernen und damit Ihren gesunden Erwachsenenmodus zu stärken. Lassen Sie uns doch jetzt mal in einem kleinen Rollenspiel üben, wie Sie so was machen könnten.

In diesem Fallbeispiel zeigt der Therapeut durchgehend auf der einen Seite Verständnis für die Hilflosigkeit der Patientin, sich funktionaler Strategien zu bedienen, macht aber auf der anderen Seite klar deutlich, dass er nicht zulässt, dass seine Grenzen übertreten werden. Bei der Erarbeitung der Konsequenzen ist es wichtig, darauf zu achten, wenn möglich dem Patienten nicht eine seiner (manchmal geringen) Ressourcen zu nehmen, z. B. durch Streichen von Ausgang oder positiver Aktivitäten.

Im Anschluss an eine empathische Konfrontation könnten im oben beschriebenen Fallbeispiel nun einzelne der am Ende des Kapitels befindlichen Handouts bearbeitet werden.

## 8.3 Fallstricke und typische Schwierigkeiten in der Umsetzung

### 8.3.1 Benennen des maladaptiven Bewältigungsmodus und des maladaptiven Verhaltens

Das Einführen eines Lügenmodus ist nur dann sinnvoll, wenn sich ein systematisches Lügen, Betrügen und Tricksen, oft in charmanter Art und Weise, zeigt und dieses ein Problemverhalten darstellt. Eine typische Schwierigkeit von Therapeuten ist, aus Angst vor der Konfrontation zu lange damit zu warten, den Modus einzuführen und anzusprechen. Da es eine weit verbreitete und wichtige therapeutische Haltung ist, erst mal dem Patienten zu glauben und aufkommende Zweifel an der Wahrheit des vom Patienten Berichteten anfangs zu unterdrücken, wird der Patient zu lange in seinem maladaptiven Bewältigungsmodus belassen. Typischerweise kommt es dann zum kontinuierlichen Anstieg von Ärger beim Therapeuten oder auch zu Konflikten innerhalb eines Behandlungsteams. Das wiederum kann dann zu einem plötzlichen Ausbruch des schwelenden Konflikts mit für den Patienten ungerechtfertigt drakonischen Strafen (z. B. Therapieabbruch, Streichen von Ausgang, disziplinarische Strafen etc.) führen. Ferner kann es, gerade bei narzisstischen Patienten mit einem sehr charmanten Lügenmodus, dazu kommen, dass der Therapeut dem maladaptiven Bewältigungsverhalten nachgibt.

**Beispiel**

**Negatives Fallbeispiel**

P: Das ist wirklich das erste Mal, das ich mich so verstanden fühle.

T: Das freut mich, Pierre. Lassen Sie uns doch jetzt über Ihre Schwierigkeiten auf der Arbeit sprechen.

P: Ja, sehr gerne. Ich habe versucht, mit meinem Gruppenleiter über das Mobbing zu sprechen, das ich wirklich ständig über mich ergehen lassen muss.

T: Das ist wirklich gut.

►

P: Es war ganz und gar nicht gut. Er hatte kein Verständnis für mich. Ganz im Gegenteil – er wollte, dass ICH das Gespräch mit den anderen Teammitgliedern suche. Dabei bin ich doch das Opfer.

T: Wirklich?

P: Ja, so was passiert mir immer wieder. Dabei tue ich alles für dieses Team. So geht mir das echt immer. Ich reibe mich auf und erledige alle Aufgaben besser als die anderen und dann werden die anderen neidisch und mobben mich. Und diese Gruppenleiter wollen es einfach nicht verstehen. Sie verstehen doch meine Not?

T: Mhm.

P: Niemand außer Ihnen versteht mich. Ich bin so froh, dass ich zu Ihnen kommen darf.

T: Wenigstens fühlen Sie sich hier wohl. Es wäre ja schlimm, wenn es hier auch so wäre wie auf der Arbeit.

P: Ja, hier ist es wirklich ganz anders. Sie hören mir immer zu und zweifeln mich nicht ständig an, das tut so gut.

Intervision oder Supervision sind hilfreich in der Behandlung von Patienten mit charmantem Lügenmodus, um verschiedene Perspektiven sowohl auf den Patienten als auch auf das Verhalten des Therapeuten zu haben und somit negative Beziehungserfahrungen zu verhindern.

### 8.3.2 Verstärken der Bindung

Eine weitere häufige Schwierigkeit von Therapeuten im forensischen Setting allgemein und bei Patienten mit Lügenmodus im Besonderen ist ein zu ausgeprägtes Misstrauen auf Seiten der Therapeuten. Dies verhindert auf der einen Seite den Aufbau eines angemessenen Vertrauensverhältnisses in der therapeutischen Beziehung und verstärkt auf der anderen Seite das Schema *Misstrauen/Missbrauch* beim Patienten.

**Beispiel**

T: *(Distanziert:)* Hallo Ronny, wir haben die Häufigkeit Ihrer Atemalkohol-Kontrollen erhöht, nachdem Sie gestern Abend alkoholisiert aus dem Freigang zurückgekommen sind. Ich möchte auch, dass Sie vor den Einzeltherapie-Sitzungen mit mir pusten, damit ich ganz sicher sein kann, dass Sie ganz nüchtern sind.

P: Aha, reicht es also nicht mehr, wenn ich Ihnen sage, dass ich nichts getrunken habe?

T: Na ja, ich würde Ihnen ja schon gerne glauben. Aber Sie wissen ja, dass Ihr Lügenmodus immer wieder aktiviert wird, und ich mich gerne vor Ihren Lügen schützen möchte.

P: Tja, so einem Knasti wie mir kann man wohl nichts glauben …

T: Nein, so meine ich das nicht, das wissen Sie doch. Wie war es denn mit Ihrer Freundin am Wochenende?

P: Ja, ganz gut.

T: Wollen Sie mir das nicht etwas ausführlicher berichten?

P: Ach, da gibt es nicht viel zu sagen …

Im Fallbeispiel wird deutlich, dass der Therapeut dem Patienten eigentlich nicht glaubt, dieses Problem und damit verbundene eigene Gefühle aber nicht anspricht und keine vertrauensvolle Therapiebeziehung mit dem Patienten möglich ist. Der Patient spürt, dass ihm nicht geglaubt wird und befindet sich auch in einer misstrauischen, abwartenden Haltung. So ist ein sinnvolles Arbeiten am Lügenmodus nicht möglich. Der Patient kann im Rahmen der Therapie nicht, wie in der Schematherapie vorgesehen, eine korrektive emotionale Erfahrung machen.

Wichtig ist für den Therapeuten, durch Einführen des »Lügenmodus« das maladaptive Verhalten des Lügens, Betrügens, Tricksens und Manipulierens nicht moralisch zu bewerten, sondern ähnlich den aggressiven überkompensierenden Bewältigungsmodi die Funktionalität und biographische Einordnung in den Vordergrund zu stellen. Da dies in der Realität des Therapiealltags oftmals eine Herausforderung darstellt, kann in der Arbeit mit diesen Patienten eine regelmäßige Super- und Intervision hilfreich sein.

### 8.3.3 Biographische Validierung und Empathie, Pro und Contra im aktuellen Leben des Patienten, Entscheidungsfindung sowie konkrete Veränderungsvorschläge

Im Rahmen dieser Punkte bestehen keine wesentlichen Veränderungen zu den Vorschlägen aus den vorhergehenden Kapiteln. Wichtig ist zu bedenken, dass das maladaptive Verhalten im Lügenmodus strafrechtliche Konsequenzen haben kann und daher im Therapieverlauf hohe Priorität haben sollte. Ferner ist es hilfreich, zwischen kurzfristigen positiven Konsequenzen eines charmanten Lügenmodus, der leicht und schnell die Sympathien von anderen gewinnt, und negativen langfristigen Konsequenzen, wenn dieses charmante, aber manipulative Bewältigungsverhalten häufig gezeigt wird (z. B. »Ja, ja, der verspricht dir das Blaue vom Himmel, aber das ist alles nur Show«), klar zu unterscheiden, sodass eine abgewogene Entscheidung stattfinden kann.

## 8.4 Materialien

- **Handout 29: Erinnerungen an Situationen, in denen mein Lügenmodus mir geholfen hat**
  Sammeln Sie mit diesem Handout mit Ihrem Patienten Situationen in der Vergangenheit, in denen der Lügenmodus für den Patienten hilfreich war. Achten Sie darauf, dass Ihr Patient Situationen aus verschiedenen Lebensphasen (Kindheit und Jugend) nennen kann. Wenn ihr Patient im aktuellen Leben keine Situation nennen kann, in der der Lügenmodus hilfreich war, ist das in Ordnung. Davon ausgehend können Sie mit Ihrem Patienten besprechen, welche Umstände sich im Leben des Patienten verändert haben, die möglicherweise eine Veränderung im Lügenmodus ermöglichen.

- **Handout 30: Pro/Contra Lügenmodus im aktuellen Leben**
  Sammeln Sie mit diesem Handout mit Ihrem Patienten Argumente für und gegen das Beibehalten des Lügenmodus im aktuellen Leben. Achten Sie darauf, dass Sie immer mit der Pro-Seite beginnen.
- **Handout 31: Modus-Memo**
  Erstellen Sie mit diesem Handout eine Erinnerungskarte mit Ihrem Patienten, die Ihr Patient bei sich tragen und hervorholen kann, wenn er in den Lügen- Modus zu fallen droht.

## Handout 29 Erinnerungen an Situationen, in denen mein Lügenmodus mir geholfen hat (S. 1/2)

In meiner Kindheit hat mir mein Lügenmodus einmal geholfen, als …

..........................................................................................

..........................................................................................

..........................................................................................

..........................................................................................

..........................................................................................

..........................................................................................

Diese Situation war damals schwierig für mich, weil …

..........................................................................................

..........................................................................................

..........................................................................................

..........................................................................................

..........................................................................................

Damals hatte ich das Bedürfnis, dass …

..........................................................................................

..........................................................................................

In meiner Jugend hat mir mein Lügenmodus einmal geholfen, als …

..........................................................................................

..........................................................................................

..........................................................................................

..........................................................................................

..........................................................................................

..........................................................................................

Diese Situation war damals schwierig für mich, weil …

..........................................................................................

..........................................................................................

..........................................................................................

..........................................................................................

..........................................................................................

Damals hatte ich das Bedürfnis, dass …

..........................................................................................

..........................................................................................

 

| Handout 29 | Erinnerungen an Situationen, in denen mein Lügenmodus mir geholfen hat (S. 2/2) |
|---|---|

Vor kurzem hat mir mein Lügenmodus einmal geholfen, als …

..............................................................................................................

..............................................................................................................

..............................................................................................................

..............................................................................................................

..............................................................................................................

..............................................................................................................

Diese Situation war damals schwierig für mich, weil …

..............................................................................................................

..............................................................................................................

..............................................................................................................

..............................................................................................................

In dieser Situation hatte ich das Bedürfnis, dass …

..............................................................................................................

..............................................................................................................

 

| Handout 30 | Pro und Contra Lügenmodus im aktuellen Leben |
|---|---|

**Lügenmodus**

| Pro | Contra |
|---|---|
| | |

Mein persönliches Fazit aus den Argumenten ist:

..........................................................................................................................

..........................................................................................................................

..........................................................................................................................

Stopp. Im Moment habe ich das Gefühl, ich müsste andere belügen oder austricksen, weil sie ...

..........................................................................................

..........................................................................................

Das ist nicht o. k. und ich will mich so nicht mehr verhalten!
In meinem Körper fühlt es sich so an:

..........................................................................................

..........................................................................................

..........................................................................................

Ich denke gerade, dass ...

..........................................................................................

..........................................................................................

..........................................................................................

Ich kenne das von früher, als ...

..........................................................................................

..........................................................................................

..........................................................................................

..........................................................................................

Damals hat mir das gut geholfen,

..........................................................................................

..........................................................................................

nicht mehr aushalten / fühlen / ertragen zu müssen.

Heute passiert das, wenn ...

..........................................................................................

..........................................................................................

..........................................................................................

Wahrscheinlich ist es deshalb gerade jetzt auch mein Lügenmodus, der mich vor ...

..........................................................................................

..........................................................................................

..........................................................................................

schützen will.

 

Auch wenn ich verstehen kann, dass mein Lügenmodus mich schützen möchte, weiß ich aber trotzdem, dass er mir und anderen schadet, weil …

………………………………………………………………………………………………

………………………………………………………………………………………………

………………………………………………………………………………………………

Deshalb möchte ich mein Bedürfnis nach ……………………………………… anders erfüllen, nämlich indem ich jetzt …

………………………………………………………………………………………………

………………………………………………………………………………………………

………………………………………………………………………………………………

# 9 Empathische Konfrontation in der Gruppenschematherapie

Joan M. Farrell • Ida A. Shaw

Wie in den vorhergehenden Kapiteln für Schematherapie im Einzelsetting beschrieben, ist die empathische Konfrontation eine therapeutische Interventionsstrategie, die sowohl Teil des Limited Reparenting ist als auch eine eigenständige Veränderungsstrategie von Modi darstellt.

Empathische Konfrontation kann als Herangehensweise des Therapeuten definiert werden, bei der frühe maladaptive Schemata und dysfunktionales Verhalten eines Modus angesprochen werden. Die Empathie für die Entstehung des Modus wird balanciert mit einer Konfrontation seiner Verhaltensweisen, um die Notwendigkeit einer Veränderung für den Patienten zu verdeutlichen. Ziel dabei ist, dass der Patient ein gesundes Leben führen kann. Es ist eine Intervention von entscheidender Bedeutung, um das übergeordnete Ziel der Schematherapie – dem Patienten zur Erfüllung seiner erwachsenen Kernbedürfnisse auf gesunde Art und Weise zu verhelfen – zu erreichen. Da gerade diese Intervention auf die negativen Effekte der aktuell vorhandenen ungesunden Schemata und modusrelevanten Verhaltensweisen hinweist, wird der Patient beim Lernen und der Anwendung von adaptiverem Verhalten unterstützt. Die empathische Konfrontation wird als Antwort auf maladaptive Bewältigungsmodi verwendet. Sie ist nur im Kontext der im Sinne des Limited Reparenting gestalteten Bindung zum Patienten effektiv.

In diesem Kapitel wird die Implementierung der empathischen Konfrontation in der Gruppenschematherapie diskutiert:

- die Wege, auf denen die einzigartigen therapeutischen Wirkfaktoren der Gruppe die Intervention verstärken können und
- zusätzliche Erwägungen, die notwendig sind, wenn die Intervention in Anwesenheit Dritter durchgeführt wird – im Vergleich zur Privatsphäre in der Einzeltherapie.

Schematherapeutische Gruppentherapien mit sechs bis zwölf Patienten stellen eine ökonomische und effektive Behandlungsalternative zu den im Vergleich zeitlich aufwendigen und kostenintensiven Einzelbehandlungen dar, die sowohl im ambulanten und stationären Behandlungskontext als auch bei unterschiedlichen, mit Schematherapie behandelbaren Störungsbildern Anwendung findet. In der schematherapeutischen Gruppentherapie wird wie im Einzelsetting mit dem Modus-Modell gearbeitet, jedoch werden die schematherapeutischen Interventionsstrategien (s. Kap. 1) auf das Gruppensetting übertragen. Hierfür müssen Adaptationen, insbesondere im Rahmen der Therapiebeziehung, vorgenommen werden. Während sich der Therapeut im schematherapeutischen Einzelsetting ganz auf das Bedürfnis und den Modus eines

Patienten konzentrieren kann, können im Gruppensetting konfligierende Bedürfnisse und Modi mehrerer Patienten bestehen, auf die entsprechend eingegangen werden muss, was die erfolgreiche Gestaltung der Therapiebeziehung im Sinne des Limited Reparenting erschwert. Hierfür wird empfohlen, ein Co-Therapeuten-Team zur Leitung von schematherapeutischen Gruppen einzusetzen. Bei zwei Therapeuten besteht die Möglichkeit, dass ein Therapeut eine Intervention zu einem Modus eines einzelnen Patienten durchführen kann, während der zweite Therapeut die Bindung zu den anderen Gruppenteilnehmern aufrechterhält und diese sobald wie möglich in die angefangene Intervention integriert. Es ist stets notwendig, das Potential der Gruppe für das Individuum zu nutzen und der Arbeit mit dem einzelnen Patienten eine Relevanz für die gesamte Patientengruppe zu geben.

#### Schematherapie in der Gruppe gibt die Möglichkeit zur empathischen Konfrontation durch andere Gruppenmitglieder

Die empathische Konfrontation, die andere Gruppenmitglieder sich gegenseitig geben können, gehört zu den einzigartigen therapeutischen Wirkfaktoren von Gruppenschematherapie, von denen angenommen wird, dass sie zur Effektivität dieses Therapieformats beitragen. Sie sind eine Art Erweiterung des Limited Reparenting von der Dyade der Einzelpsychotherapie zu zwei »Elternteilen« und einer gesamten »Familie«, was zu zusätzlichen korrektiven zwischenmenschlichen Erfahrungen führen kann. Empathische Konfrontation von anderen Gruppenmitgliedern kann häufig leichter akzeptiert werden als solche, die von einem Therapeuten in einer »Elternteil«-Funktion kommt. Sie wird als weniger einschüchternd wahrgenommen und reduziert möglicherweise das Risiko einer Trennung vom Therapeuten. Manchmal kann auch eine Bindung zu einem anderen Gruppenmitglied stärker sein als die zu den Therapeuten. Andere Patienten können die empathische Konfrontation für Therapeuten erleichtern, aber sie können sich nicht darauf verlassen, dass diese die Stärke oder die Verhaltensfertigkeiten haben, sie durchzuführen. Wenn die Gruppe nicht empathisch konfrontieren kann, muss der therapeutische »Elternteil« diese Rolle einnehmen.

Die grundlegende Formel der empathischen Konfrontation ist dieselbe, unabhängig von Einzel- oder Gruppensetting. Empathische Konfrontation gründet auf einen Therapeuten, der sich in den tieferliegenden Schmerz und das Bedürfnis des Patienten einfühlt, während er gleichzeitig das Verhalten des Modus in Frage stellt. Es bedarf einer ausreichend starken Bindung zum Patienten, sodass der Patient eine bestimmte Menge an Vertrauen in den Therapeuten hat, dass dieser das Beste für ihn will und ihn nicht grundlegend kritisiert. In der Gruppenschematherapie könnte es noch wichtiger sein, die guten Intentionen des Therapeuten hervorzustellen, um Gefühle der Scham auf Seiten des betroffenen Patienten zu vermeiden, wenn die empathische Konfrontation in der Gegenwart anderer geschieht und somit ein zusätzlicher sozialer Kontext entsteht.

Wir als Therapeuten bekräftigen unsere positive Verbindung und unsere Intention, indem wir direkt sagen: »Ich sage dies nicht, um kritisch zu sein. Ich sage es, weil ich mir Sorgen mache, dass Ihr altes Schutzverhalten Ihre Bedürfnisse heute nicht erfüllen wird.« Wir erkennen die Quelle des Verhaltens an: »Ich verstehe, dass Ihr Bully & Attack-Modus die Kontrolle übernimmt, wenn Sie sich heute verletzt fühlen, weil Sie als Kind immer gemobbt wurden.« Dann verdeutlichen wir, warum das Verhalten des maladaptiven Bewältigungsmodus das Bedürfnis nicht erfüllt: »Aber ich mache mir Sorgen, dass diese Strategie dazu führt, dass andere Angst vor Ihnen haben und Sie meiden und Ihre Bedürfnisse nach Gemeinschaft und Liebe deswegen niemals erfüllt werden.« Daraufhin bieten wir eine Korrektur an, ein Verhalten, das das Bedürfnis erfüllen könnte: »Sie könnten entscheiden, dass Sie andere Teilnehmer der Gruppe, die Ihnen sicher erscheinen, wissen lassen, wenn sie Ihre Gefühle verletzen und dann schauen, ob diese das wollten oder ob es ein Missverständnis war, bevor Ihr alter Bewältigungsmodus die Kontrolle übernimmt und Sie beschützt, indem er andere verletzt. Dadurch hätte Ihr Bedürfnis nach Gemeinschaft eine Chance, erfüllt zu werden. Durch den alten Weg werden Sie allein bleiben.« Wir bieten Hilfe mit dem korrigierten Verhalten an: »Wir können daran arbeiten, wie man jemand anderen wissen lassen kann, dass man verletzt ist und das sogar in einem Rollenspiel in der Gruppe ausprobieren.«

Dementsprechend sind die »Formeln« oder die Schritte der empathischen Konfrontation:

(1) Verstärken Sie Ihre Bindung zum Patienten und verdeutlichen Sie Ihre Absichten.
(2) Benennen Sie das maladaptive Verhalten (später in der Behandlung kann es sinnvoll sein, ebenfalls den Modus zu benennen).
(3) Empathie: Erkennen Sie die Gründe an, aus denen ein bestimmtes Verhalten entstanden ist (biographische Validierung) und drücken Sie Besorgnis darüber aus, dass es die Bedürfnisse heute nicht erfüllt (die Ergebnisse des Verhaltens konfrontieren).
(4) Bieten Sie eine Korrektur an – ein Verhalten, das die Bedürfnisse heute erfüllen kann.
(5) Unterstützen Sie in der bewussten Entscheidungsfindung in Hinblick auf eine Verhaltensänderung.
(6) Bieten Sie Unterstützung an hinsichtlich des Lernens, wie das Verhalten verbessert werden kann und Möglichkeiten, dies zu üben.

Alle sechs Schritte sind essentiell, um die empathische Konfrontation effektiv zu nutzen. Andere Psychotherapieansätze tendieren dazu, auf die Schritte 2, 4, 5 und 6 zu fokussieren und die Schritte 1 und 3 auszulassen. Schematherapie postuliert, dass eine durch Limited Reparenting gekennzeichnete Therapiebeziehung bestehen muss, bevor andere Schritte effektiv implementiert werden können. Schritt 3 ist der wichtigste Schritt für Patienten und motiviert überhaupt erst zur Veränderung, da sich Patienten verstanden fühlen. Wer würde sich nicht wünschen, seine Bedürfnisse erfüllt zu bekommen? Unsere Patienten denken zwar manchmal, dass sie es nicht

»verdienen«, ihre Bedürfnisse erfüllt zu bekommen, aber sie reagieren positiv auf unsere Anstrengungen.

## 9.1 Schritt 1: Verbindung zum Patienten und positive Absicht deutlich machen

*Festigen oder stärken Sie Ihre Verbindung mit Ihrem Patienten und Ihre positive Absicht, wenn Sie das Verhalten Ihres Patienten in Frage stellen.*

### Grundlegende verbale und non-verbale Signale

Die grundlegenden Wege, eine Verbindung mit einem Patienten in der Gruppe zu festigen, sind eine weiche und sanfte Tonlage in der Stimme, ein positiver Gesichtsausdruck, Herstellung von Augenkontakt und Erhöhung der physischen Nähe zu ihm oder ihr. In vielen Fällen ist es vollkommen ausreichend, sich auf dem eigenen Stuhl nach vorne in Richtung des Patienten zu lehnen. Manchmal ist es erforderlich, vom eigenen Platz aufzustehen und sich physisch zu ihm oder ihr zu bewegen, insbesondere wenn empathische Konfrontation und Grenzsetzungen kombiniert werden.

### Erlebensbasierte Herangehensweisen, um eine Verbindung zu repräsentieren oder zu stärken

In der Gruppe nutzen wir unterschiedliche Übungen, um Patienten und Therapeuten in Verbindung zu bringen. Diese Verbindungen entsprechen teleologischen Entwicklungsniveaus, auf denen Patienten in ihren kindlichen Modi sein können.

**Beispiel**

**Das »Gruppennetz«**

In dieser Übung aus einer der frühen Gruppenstunden werfen wir ein Wollknäuel vor und zurück innerhalb der Gruppe und um die Gruppe herum, wickeln es jedes Mal um unsere Hand, wenn wir das Knäuel fangen, bis ein überlappendes Netz aus Verbindungen geschaffen ist. Daraufhin experimentieren wir mit dem Ziehen an dem Netz, indem wir es erschlaffen lassen, es straffen, es fallen lassen und so weiter – während wir stets unsere Aufmerksamkeit darauf ausrichten, wie sich diese Variationen anfühlen. Wir verwenden zudem eine Variation dieser Übung mit Streifen von sehr weichem Fleece, was an ein Baby, das eine Decke erhält, erinnert. Wir nutzen dies, wenn wir gefahrlos eine Verbindung zum vulnerablen Kindmodus aufbauen möchten oder dem wütenden Kindmodus dabei helfen möchten, sich zu beruhigen oder auf den Boden zurückzukommen. Das Netz kann auch dazu genutzt werden, eine Verbindung zu verdeutlichen, wenn wir ein Verhalten empathisch konfrontieren, sowohl in der Gruppe als auch mit einem einzelnen Patienten. Die Verbindung der Gruppe als Ganzes kann dem Patienten, der empathisch konfrontiert wird, dabei helfen, sich zugehörig zu fühlen. Die Erinnerung an die Verbindung der Gruppe zu dem Patienten kann den anderen Gruppenteilnehmern ▶

dabei helfen, dem Patienten gegenüber empathisch zu bleiben. Um die Verbindung zu uns zu stärken oder den Patienten an diese zu erinnern, bitten wir die Patienten, uns direkt anzusehen und geben ihnen mitunter ein Ende des Fleece-Stücks, um es festzuhalten. Diese physische Bewegung hat einen großen Einfluss und scheint die zwischenmenschliche Verbindung zu verstärken. Das Gruppennetz ist eine Übung für die Gruppenschematherapie, aber die Verbindung mittels des Fleece kann auch im Einzelsetting genutzt werden. Diese physischen Verbindungen sind ein sicherer Weg, die Verbindungen zwischen den Gruppenteilnehmern, den Therapeuten und der Gruppe als Ganzes zu verdeutlichen.

**Nutzen einer greifbaren Verbindung, um den wütenden Kindmodus zu erreichen**
Wenn Patienten im Modus des wütenden Kindes sind, sind sie nicht in einem Zustand, in dem sie mit Worten allein erreicht werden können. Wir ziehen häufig ein Handtuch oder ein Fleece-Stück hervor und werfen es dem Patienten zu. Normalerweise wird das Ende des Handtuchs oder Fleece-Stücks automatisch gegriffen und wir initiieren ein Tauziehen für eine kurze Zeit, um zu kommunizieren, dass wir für sie da sind, dass wir auf sie achten und zuhören. Dadurch führen wir Schritt 1 durch, die Stärkung der Verbindung.

## 9.2 Schritt 2: Das maladaptive Verhalten des Patienten benennen

Der nächste Schritt, der Konfrontationsteil der Intervention, ist ein Teil, den unerfahrene Therapeuten häufig als schwierig empfinden. Gruppentherapeuten berichten uns, dass sie befürchten, dass dieser Schritt den Patienten angreift oder verstimmt und dass dadurch ein Verlassen der Sitzung oder gar der Therapie ausgelöst wird. Dennoch sind die empathische Konfrontation maladaptiver Modi sowie das Setzen von Grenzen zentrale Interventionen des Limited Reparenting. Wenn wir unsere Patienten in Gruppensitzungen nicht konfrontieren, werden ihre selbstvernichtenden Verhaltensweisen, die Teil ihrer Persönlichkeitsstörung sind, andauern.

In Gruppensitzungen muss das Benennen des Verhaltens immer dann mit Grenzsetzung kombiniert werden, wenn andere Gruppenteilnehmer auf negative Art und Weise beeinflusst werden, zum Beispiel bei Verhaltensweisen aus dem Bully & Attack-Modus. Kombinationen von empathischer Konfrontation und Grenzsetzung werden in einem separaten Abschnitt in diesem Kapitel beschrieben.

## 9.3 Schritt 3: Empathie

*Validieren Sie die Gründe, aus denen ein bestimmtes maladaptives Verhalten in der Kindheit entstanden ist, als nur begrenzte Verhaltensalternativen zur Verfügung standen. Stellen Sie aber auch klar, dass das Verhalten heute nicht zur Erfüllung wichtiger Bedürfnisse führt.*

Im Gruppensetting gibt es zwei wichtige Wege, um dies zu erreichen – verbale Beschreibungen und Demonstrationen. Die letztere Möglichkeit, die auf einem erlebensbasierten Level arbeitet, hat meist eine größere Wirkung. Schematherapie integriert kognitive, erlebensbasierte und verhaltensverändernde Interventionsstrategien, sodass alle drei Komponenten im Rahmen einer empathischen Konfrontation berücksichtigt werden sollten.

**Die Umsetzung des Ziels der empathischen Konfrontation mittels einer erlebensbasierten Übung in der Gruppe**

**Beispiel**

**Das Gruppen-Modus-Rollenspiel**

In dieser erlebensbasierten Übung im Gruppensetting (beschrieben in Reiss et al., 2013) spielen die Patienten die Rollen verschiedener Modi, indem Skripte bzw. Texte für die Rollen verwendet werden, die in der Gruppe zuvor entwickelt wurden. Es wird jeweils ein Skript bzw. Text für einen der dysfunktionalen Elternmodi, einen der maladaptiven Bewältigungsmodi, für den wütenden Kindmodus, für den vulnerablen Kindmodus, für den gesunden Erwachsenenmodus sowie für den guten Elternteil des Patienten erarbeitet. Zwei Patienten spielen die Eltern- und Bewältigungsmodi und zwei Patienten schließen sich den Therapeuten als »Hilfspersonen oder Trainees« des gesunden Erwachsenen und guten Elternanteils an (diese Patienten befinden sich also sozusagen »in Ausbildung« für diese Modi). Dieses Arrangement ist in Abhängigkeit von den in der Patientengruppe vorherrschenden Modi variabel. Alle Gruppenmitglieder spielen folglich eine Rolle. Der Therapeut, der den gesunden Erwachsenenmodus spielt, fungiert als Regisseur und leitet die erlebensbasierte empathische Konfrontation. Die Stühle werden so aufgestellt, dass sie die Beziehung zwischen den Modi repräsentieren: Die kindlichen und die Elternmodi schauen sich gegenseitig in einem Abstand von etwa 3,5 Metern an. Die Bewältigungsmodi sitzen vor den kindlichen Modi, schauen aber von diesen weg. Ihre Aufgabe ist es, zu versuchen, die kindlichen Modi zu schützen. Da sie augenscheinlich die Elternmodi fokussieren, sehen sie aber die kindlichen Modi nicht. Der Modus des gesunden Erwachsenen und der gute Elternteil und deren Assistenten sitzen von den kindlichen Modi durch die Bewältigungsmodi getrennt. Zu Beginn bringen die Elternmodi kritische und strafende Behauptungen zum Ausdruck und die kindlichen Modi äußern ihren Schmerz (vulnerabler Kindmodus) und Ärger (wütender Kindmodus). Diese Phase dauert einige Minuten. Daraufhin »entwickeln« sich die Bewältigungsmodi und beginnen ebenfalls, sich zu äußern, in dem Bemühen, die Kindmodi zu schützen. Das ist Schritt 3 der empathischen Konfrontation – die Demonstration der Gründe, warum Bewältigungsmodi entstanden sind. Als nächstes werden die Elternmodi weggenommen und in die Vergangenheit geschickt, wo sie laut dem Therapeuten hingehören. Jetzt wird klar, dass die Bewältigungsmodi den guten Elternteil und den gesunden Erwachsenen- ▶

modus von den kindlichen Modi fernhalten, wenn sie ihr altes schützendes Verhalten beibehalten. Die Bedürfnisse der kindlichen Modi werden nicht erfüllt – dies ist der Schritt »Klären, dass das alte Verhalten die heutigen Bedürfnisse nicht erfüllt«. Wenn das Rollenspiel weitergeführt wird, werden die Bewältigungsmodi überzeugt, zur Seite zu treten, um den gesunden Erwachsenen und dem guten Elternteil Zugang zu den kindlichen Modi zu geben. Das ist die »Korrektur«. Nachdem dies passiert ist, wird der Kontakt hergestellt und zunächst stellt der gute Elternanteil und schließlich der Modus des gesunden Erwachsenen die Verbindung zu den kindlichen Modi her und erfüllt deren Bedürfnisse, indem sie dem wütenden Kindmodus zuhören, seinen Ärger validieren und den vulnerablen Kindmodus trösten. Üblicherweise werden Fleece-Streifen beiden Patienten angeboten, die die kindlichen Modi spielen, um die neuen Bindungen zwischen den gesunden Anteilen und den kindlichen Modi zu repräsentieren.

Patienten geben an, dass dieses Rollenspiel ihre Erfahrungen gut widerspiegelt. Es wirkt wie eine sehr effektive empathische Konfrontation. Viele Variationen des Rollenspiels sind möglich, abhängig davon, in welchem Modus das maladaptive Verhalten, das empathisch konfrontiert werden soll, besteht.

**Erlebensbasierte Interventionen in der Gruppe zur Demonstration, dass das aktuelle Verhalten das Bedürfnis des Patienten nicht erfüllt**

Am Anfang einer schematherapeutischen Behandlung wird mehr als ein einfaches Statement des Therapeuten oder die Bewertung durch die Gruppe, dass das Verhalten eines alten Bewältigungsmodus das Bedürfnis des Patienten nicht erfüllt, benötigt, um Zweifel im Patienten an diesem zu wecken. Wir haben eine Anzahl von erlebensbasierten Gruppeninterventionen entwickelt, um Patienten im Rahmen ihrer eigenen Erfahrungen zu demonstrieren, dass dieses Statement stimmt.

**Beispiel**

**Effekte des distanzierten Beschützers in der Gruppe demonstrieren**

In dieser Übung fungieren zwei oder drei Patienten als Freiwillige. Sie spielen den Modus des distanzierten Beschützers, indem sie ein Stück Papier vor ihr Gesicht halten, während sie nebeneinander in einer Art Block sitzen. Ihre Aufgabe ist, nicht auf irgendwelche Anstrengungen anderer Gruppenmitglieder oder der Therapeuten einzugehen, die sie zu beeinflussen versuchen, diese Papier-Masken fallen zu lassen. Im Verlauf der Übung verändern sich die Fragen der anderen Patienten von direkten Bitten, dass sie zur Gruppe zurückkehren, zu Schmeicheleien, zu Ärger und schließlich dazu, die Patienten hinter dem Papier zu ignorieren. Die Übung führt folgenden Schritt der empathischen Konfrontation durch: Demonstrieren, dass das Verhalten des alten Bewältigungsmodus nicht das aktuelle Bedürfnis erfüllt und ▶

sogar Ärger und Abweisung hervorrufen kann – das Gegenteil des Bedürfnisses. Es ist möglich, von dieser Übung zu den nächsten Schritten der empathischen Konfrontation überzugehen.

## 9.4 Schritt 4: Korrigierendes Verhalten anbieten

*Bieten Sie eine Korrektur an – ein Verhalten, das das darunterliegende Bedürfnis im heutigen Erwachsenenleben erfüllt.*

Wir müssen Patienten häufig demonstrieren, dass eine Korrektur dazu führen wird, dass ihr Bedürfnis erfüllt wird, weil die Korrektur üblicherweise Gefühle der Verletzlichkeit auslöst. Das beschriebene Modus-Rollenspiel hilft bei der Entwicklung eines Verständnisses, warum das Verhalten entstanden ist und demonstriert, dass eine Korrektur – in diesem Fall ein Beiseiteschieben des distanzierten Beschützers – dazu führen würde, dass das Bedürfnis erfüllt würde. Wir erklären, dass die Korrektur, in der Gruppe Vulnerabilität zu riskieren und das Ergebnis, dass die Bedürfnisse erfüllt werden, eine der kritischen korrektiven emotionalen Erfahrungen in der Gruppenschematherapie ermöglicht. Die Form der Korrektur hängt von dem involvierten Modus und den Fähigkeiten des Patienten ab.

**Beispiel**

**Einem Patienten in einem narzisstischen Selbstüberhöhungsmodus eine Bindung anbieten**

In einer Gruppensitzung begann ein Patient mit narzisstischen Persönlichkeitszügen eine selbstüberhöhende Schimpf-Tirade, die eine herabsetzende Attacke gegenüber der Therapeutin darstellte. Die andere Therapeutin, die neben dem schimpfenden Patienten saß, bewertete dies als überkompensierendes Modus-Verhalten, das ausgelöst wurde, weil der Patient die Einsamkeit seines vulnerablen Kindmodus spürte. Ohne etwas zu sagen, lehnte sie sich hinüber und drapierte einen Fleece-Streifen über sein Knie und lächelte ihn an, während sie dies tat. Er nahm den Fleece-Streifen in einem Reflex auf und während er dies tat, wurde sein Gesicht weicher und er kam von einem »aufgeblasenen« Zustand zu einem Absinken seiner Schulter und einem tiefen Einatmen. Er sagte: »Das war genau das, was ich gebraucht habe. Es hat mir den Wind aus den Segeln genommen.« Die Gruppe konnte diese Erfahrung gut bearbeiten und feststellen, dass dieses alte Bewältigungsverhalten andere von dem Patienten weggestoßen hatte, während sein vulnerabler Kindmodus die Verbindung zu den anderen gebraucht hatte. Eine einfache Korrektur seitens der Therapeutin war es, eine Handlung vorzunehmen, die den Patienten stärker die Verbindung spüren ließ, wie z. B. durch den Fleece-Streifen. Manchmal, wenn keiner der Therapeuten neben dem Patienten in einem ▶

solchen Modus sitzt, werfen wir einen Fleece-Streifen zu dem Nachbar-Patienten, der Bescheid weiß, dass wir ihn mit dieser Handlung darum bitten, eine »Fleece-Verbindung« herzustellen.

## 9.5 Schritt 5: Entscheidung zur Veränderung des Verhaltens treffen

*Die Entscheidung, das maladaptive Verhalten des Bewältigungsmodus zu verändern, ist Teil des Korrekturprozesses der empathischen Konfrontation.*

Beispiele finden sich in den Handouts »Pro und Contra« der maladaptiven Bewältigungsmodi (vergleiche vorherige Kapitel). Diese Handouts können mit den Patienten bearbeitet werden und diese können am Ende die Entscheidung treffen, ob sie daran arbeiten möchten, die Intensität ihrer Modi zu reduzieren.

**Beispiel**

**Empathische Konfrontation mittels einer Demonstration des Compliant Surrenderer-Modus bei einem Selbstaufopferungsschema**

Dieser Modus ist ein Bewältigungsmodus, den andere möglicherweise nicht bemerken, aber er hält den Patienten davon ab, das eigene Bedürfnis erfüllt zu bekommen. Er kann zur Ausbeutung und sogar unerwünschter sexueller Intimität führen. Wir demonstrieren die Wirkung des Compliant Surrenderer, sich unterzuordnen oder selbst aufzuopfern, mit einer Übung, in der Patient und Therapeut aufstehen und der Patient kennzeichnet, wo die Grenze zu seinem oder ihrem persönlichen Raum ist (d. h. der Raum, in dem sich ein Mensch nicht mehr wohl fühlt, weil ein anderer zu nahe kommt). Der Therapeut bittet den Patienten, ihm mitzuteilen, wann die Grenze erreicht ist. Dann geht der Therapeut bis zu dieser Grenze. Ein Patient in einem Bewältigungsmodus wird üblicherweise in einer weichen Stimme sagen »Hier ist die Grenze«. Der Therapeut zweifelt diese Grenze an, indem er beginnt, sie zu übertreten. Der Patient kann in diesem Fall etwas sagen oder auch nicht. Sollte der Patient nichts sagen, fragt der Therapeut, warum der Patient nichts gesagt habe. Als nächstes zieht der Therapeut alle Aufmerksamkeit auf ein Kleidungsstück oder ein Schmuckstück des Patienten und beginnt, dieses zu kommentieren und Fragen dazu zu stellen. In diesem Verlauf kommt der Therapeut näher, übertritt bewusst die definierte Grenze, und kommt so nahe an den Patienten heran, wie es dieser erlaubt, bis er »Stopp« sagt.

Typischerweise kommentiert Ida ein Schmuckstück und kommt näher, »weil sie es besser sehen möchte«. Am Ende wird der Patient gefragt, warum er den Therapeuten nicht an der Grenze gestoppt habe. Die übliche Antwort ist: »Ach, Sie waren so nett und wollten es sich doch nur näher ansehen, deswegen habe ich gedacht, dass meine Grenze jetzt nicht so wichtig ist.« Ida antwortet: »Also bedeutet ▸

das, dass jeder, der nett und interessiert ist, über deine Grenzen treten darf?« Dies fasst das Verhalten des Patienten gut zusammen. Der nächste Schritt ist die Einübung der Korrektur. Dies kann mithilfe der Gruppe erreicht werden, indem gemeinsam mit dem Patienten »Stopp« gesagt wird, mit ihm/ihr z. B. aufgestanden wird oder eine andere Art benötigter Unterstützung gegeben wird.

In der Gruppe waren wir in der Lage, zwischenmenschliche Korrekturen direkt zu geben, mit weniger oder mehr Coaching des Patienten hinsichtlich seines Verhaltens.

## 9.6 Wichtige Prinzipien der empathischen Konfrontation in der Gruppe

### Sollte die empathische Konfrontation in der Gruppe erfolgen oder in der Einzelsitzung?

Als »Eltern« einer großen Familie müssen wir alle »Kinder« bedenken. Beispielsweise ist es wichtig, die Grenzen von Verhalten zu klären, das beängstigend oder verletzend sein kann, z. B. mancher Ausdruck von Ärger. Erhobene Stimmen können Bewältigungsmodi bei anderen Gruppenmitgliedern auslösen. Empathische Konfrontation sollte lieber im Einzelsetting durchgeführt werden, wenn ein Patient nur einen gering ausgeprägten gesunden Erwachsenenmodus besitzt und sich durch die Exposition vulnerabel in der Gruppe fühlt, speziell in den frühen Phasen der Bindung in der Gruppe.

Wenn störendes Verhalten wiederholt in der Gruppe stattgefunden hat, muss die empathische Konfrontation in der Gruppe stattfinden. In diesem Fall finden wir es hilfreich, die »Voraussetzungen zu schaffen«, bevor wir mit einer empathischen Konfrontation beginnen. Wir etablieren Gruppenregeln, z. B. dass »Ich«-Sätze verwendet werden, die wir aktiv durchsetzen, dann lassen wir Raum für andere Gruppenmitglieder, um sich einzubringen, so lange dies empathisch und konstruktiv erfolgt. Ein Therapeut muss dann intervenieren, wenn das, was als empathische Konfrontation beginnt, sich in einen »Zusammenschluss« gegen den Patienten wandelt. Die Gruppe kann einem Mitglied ein Feedback darüber geben, wie sie sich nach einer Bully & Attack-Modus-Attacke durch ein Gruppenmitglied fühlen, nachdem dieser sie beschimpft hat. Therapeuten können selektive Selbstöffnung einsetzen, um selbst ein Feedback zu geben. Das Feedback von Therapeuten kann die Form von »Wir mögen dich, aber wir fühlen uns verletzt und sind verärgert über diese wiederholten verbalen Attacken« annehmen.

### Schritte einer empathischen Konfrontation in der Gruppe

- Die Gruppe gibt Feedback darüber, wie ein Bully & Attack-Modus in der Gruppe sie berührt.

- Die Therapeuten nutzen selektive Selbstöffnung, um adäquat Feedback über die Effekte des Modus auf sie zu geben (z. B.: »Ich fühle mich überwältigt, wenn Sie …«, nicht »Ich fühle mich verärgert und angegriffen von Ihnen, wenn Sie …«)
- Therapeutenfeedback kann folgende Form annehmen: »Wir mögen Sie und möchten, dass Sie in der Gruppe bleibe, aber ich fühle mich verletzt und verärgert über diese wiederholten verbalen Attacken.«
- Eine kurze Diskussion der Absicht, Effekte und Differenzen zwischen Handelndem und den Beobachtern hinsichtlich Attributionen kann eine nützliche Grundlage für das Feedback sein. In der Arbeit mit einer Gruppe von Patienten mit Persönlichkeitsstörungen ist es wichtig, dass Patienten auf der kognitiven Ebene den Unterschied zwischen der Absicht und dem Effekt verstehen. Die Therapeuten sollten ihnen aber verdeutlichen, dass sie für ihre Handlungen dennoch verantwortlich sind.
- Wir coachen die Ausübung von konstruktivem, moduliertem Ausdruck von Ärger, zum Beispiel einem milderen Ausdruck von Ärger für kleine Irritationen.

Die Therapeuten können betonen, dass in der Gruppe nichts passieren kann, was nicht auf irgendeine Art und Weise hilfreich ist. Als letztes Mittel könnte eine Situation dienen, in der ein Therapeut mit einem individuellen Patienten arbeitet und der andere Therapeut die Bedürfnisse der Gruppe erfüllt, bis ein Punkt erreicht ist, an dem alle wieder an der Gruppeninteraktion teilnehmen können.

Es gibt Situationen, in denen die Antwort eines vermeidenden Patienten auf eine empathische Konfrontation dennoch Rückzug ist und einer der therapeutischen Faktoren von Gruppen – das Modellernen – eine bessere Möglichkeit der empathischen Konfrontation bietet.

Es ist ein einfacher Fakt, dass dann, wenn empathische Konfrontation in der Gruppe implementiert wird, soziale Konsequenzen für den Patienten erfolgen, weil andere Mitglieder anwesend sind. Das kann zu erhöhter Sensitivität bezogen auf maladaptive Schemata wie Unzulänglichkeit/Scham führen. Diese Schemata können das Erleben des Patienten davon, was Sie zu ihm gesagt haben, verzerren, sodass dies geprüft werden sollte, falls Zweifel bestehen. Das kann dadurch geschehen, dass gefragt wird: »Was haben Sie gehört, was ich gesagt habe?« Oft basiert die Antwort des Patienten stärker auf seinen maladaptiven Schemata als auf einer gemeinsamen Realität.

**Beispiel**

**Sicherstellen, dass die Korrektur adäquat wahrgenommen wird**

Im Korrekturschritt der empathischen Konfrontation mit einem stationären Patienten mit einer schweren Borderline-Persönlichkeitsstörung sagte ich: »John (Ex-Mann, mit dem die Patientin noch eine gute Beziehung hatte) liegen Sie am Herzen« und »Joan liegen Sie am Herzen«. Ich schrieb beide Aussagen auf eine Karte und setzte mich dann hin in Erwartung einer positiven Reaktion von Seiten der Patientin, nachdem sie die Karten gelesen hatte. Zu meiner Überraschung schien es ihr eher noch schlechter zu gehen. Ich verfiel einen Moment in Panik, da ich Angst ►

hatte, aus Versehen etwas Falsches auf die Karte geschrieben zu haben. Ich bat sie, die Karte noch einmal sehen zu dürfen. Sie war korrekt beschrieben, aber die Verzerrung im Sinne ihres Schemas verleitete sie dazu, die Worte »liegen Sie nicht am Herzen« zu sehen, statt den Worten, die ich geschrieben hatte.

Bitten Sie deswegen Ihre Patienten, Ihre Worte in einer empathischen Konfrontation zu wiederholen, falls ihre Reaktion vermuten lässt, dass die Worte nicht richtig wahrgenommen wurden.

#### Modelllernen als eine erlebensbasierte empathische Konfrontation

Die vermeidenden Bewältigungsmodi in Patienten mit Borderline-Persönlichkeitsstörung werden oft dann stärker, wenn sie direkt konfrontiert werden, manchmal selbst bei einer empathischen Konfrontation. Wir haben die Erfahrung gemacht, dass durch Modelllernen in der Gruppe die Verbindung von Patienten mit den Therapeuten und Gruppenmitgliedern gestärkt werden kann und dass dadurch die Voraussetzungen für die empathische Konfrontation geschaffen werden. Beispielsweise können Patienten von einem Gefühl oder einer Handlung eingeholt werden, wenn sie Therapeuten oder andere Gruppenmitglieder in einem Modus-Rollenspiel sehen und somit aus ihrem vermeidenden Bewältigungsmodus gezogen werden. Dies erhöht ihre Bindung und schafft somit die Voraussetzungen für eine empathische Konfrontation.

**Beispiel**

**Empathische Konfrontation, die mit Modelllernen beginnt**

Jane war sehr resistent darin anzuerkennen, dass sie einen strafenden Elternmodus hatte, obwohl die Therapeuten wussten, dass sie als Kind von ihren Adoptiveltern für Sex »verkauft« worden war. Janes Bewältigungsmodus war meist der ärgerliche Beschützer. Sie begann eine Gruppensitzung zum Modus des strafenden Elternteils im ärgerlichen Beschützer. Wenn sie in der Vergangenheit in diesem Modus war, antwortete sie auf die Intervention der empathischen Konfrontation (wie schonend diese auch immer war) damit, dass sie verärgert die Gruppe verließ oder indem sie zusehends verärgerter wurde und alle komplett von sich abstieß. Eines Tages, als wir geplant hatten, am Modus des strafenden Elternteils zu arbeiten, stürmte sie in die Sitzung und verkündete in einem aggressiven Ton gegenüber Joan: »Heute beantworte ich überhaupt gar keine Fragen!« Joan bestätigte, dass sie sie gehört habe. Die Gruppe führte ein Modus-Rollenspiel aus, in dem eine andere Patientin, Diana, ihren eigenen strafenden Elternmodus und Joan den guten Elternanteil spielte, der den vulnerablen Kindmodus verteidigte (der wiederum von einem anderen Patienten gespielt wurde). Nach einer kurzen, aber intensiven Interaktion sagte Joan »Es ist an der Zeit, dass du gehst, du altes Miststück. Verzieh dich von hier und lass Diana in Ruhe!« (Diese Sprache und dieser Ansatz waren angemessen für die ►

Erfahrungen der Patientin und den schweren Missbrauch durch ihre Adoptivmutter). Der Rest der Gruppe applaudierte und die Patientin, die ihren eigenen strafenden Elternmodus spielte, nickte und lächelte. Ida fragte sie: »Was hat Ihnen am besten an Joans Verteidigung gefallen?« Jane, die auf der Kante ihres Stuhls gesessen hatte, während die »Verbannung des strafenden Elternmodus« passierte, ergriff sofort das Wort und sagte: »Ich fand es ganz super, als Sie gesagt haben: ›Es wird Zeit, dass du gehst, du altes Miststück!‹« Sie berichtete darüber, wie sehr sie sich wünsche, sie könne ihrer Mutter dies sagen, aber zu große Angst habe. Diana sagte: »Ich kann das verstehen, ich hatte zuerst auch Angst. Ich fand alles toll, was Joan gesagt hat und das ›alte Miststück‹ war am besten, weil das wirklich das ist, was sie ist. Ich bin es so leid, mit ihr in meinem Kopf zu leben, ich möchte sie für immer los sein.« Als die Sitzung weiterging, teilte Jane einige Informationen über ihre Kindheit, die weder die Gruppe noch die Therapeuten zuvor gehört hatten. Sie sagte, dass sie wirklich keine Ahnung gehabt habe, dass irgendjemand anderes vielleicht ihre Schmerzen und ihren Ärger über ihre eigene Adoptivmutter nachvollziehen könne. Dies erlaubte es Ida herauszuarbeiten, dass die Patientin die Stunde damit begonnen hatte, alle von sich wegzustoßen, was ihr Bedürfnis nach Unterstützung und Akzeptanz nicht erfüllte. Jetzt versuchte sie aber ein neues Verhalten, ihren Schmerz und ihren Ärger mitzuteilen, was eine Bindung zur Gruppe erlaubte und ihre Bedürfnisse erfüllte.

Natürlich sind Modelllernerfahrungen viel weniger vorhersehbar als eine vom Therapeuten initiierte empathische Konfrontation. Sie fallen in die Kategorie »erlebenbasierte Momente«, die Schematherapeuten nach Farrell und Shaw (2013) erfassen und nutzen sollten.

In Gruppen erlaubt Modelllernen den Patienten, zusätzlich zur Benennung des Problemverhaltens durch den Therapeuten, die Beobachtung von maladaptivem Verhalten und welche negativen Effekte dies auf andere hat. Einige Patienten haben uns erzählt, dass die Beobachtung von anderen Mitgliedern in einem narzisstischen Selbstüberhöhungsmodus oder in einem Bully & Attack-Modus den größten Einfluss auf sie hatte in Bezug auf die Entscheidung, ihr eigenes Verhalten zu verändern.

#### Empathische Konfrontation kombiniert mit Grenzsetzung

Die Effekte eines maladaptiven Verhaltens eines Patienten in der Gruppe können nicht ignoriert werden. Viele solcher Verhaltensweisen beziehen sich auf Verstöße gegen die Grundregeln, die Teil eines stabilen und sicheren Umfelds sind, das Therapeuten schaffen müssen, um die Gruppe als Ganzes zu erhalten. In Abhängigkeit von dem Modus, aus dem heraus Gruppenregeln brechendes Verhalten geschieht, müssen Therapeuten den Patienten empathisch konfrontieren, Grenzen setzen oder beides kombinieren. Die vermeidenden und sich unterwerfenden Modi verhalten sich ruhiger, mit weniger Wirkungen auf zwischenmenschliche Beziehungen als überkompensierende Bewältigungsmodi, die andere negativ beeinflussen und negative Reaktionen aus der sozialen Umwelt hervorrufen. Natürlich sind alle drei Bewältigungsstile dysfunktional bezogen darauf, dass die Bedürfnisse des individuellen Patienten nicht erfüllt werden und sollten deswegen im Verlauf der Schematherapie empathisch konfrontiert werden. Interventionen des Limited Reparenting bezogen auf den Bully & Attack-Modus beinhalten Grenzsetzungen und empathische Konfrontation mit sich steigernder Direktivität. Wie zuvor beschrieben involviert empathische Konfrontation den Therapeuten, der sich in den darunterliegenden Schmerz und das Bedürfnis des Patienten einzufühlen versucht, während er gleichzeitig das Verhalten des Modus infrage stellt und in der Gruppe Grenzen setzt. Patienten in störenden Bewältigungsmodi, wie dem Bully & Attack-Modus, werden an die Gruppenregeln erinnert und gewarnt, dass, sollte ihr maladaptives Verhalten nicht stoppen, sie gebeten würden, die Sitzung für eine bestimmte Zeit zu verlassen oder sich in einen zuvor gekennzeichneten »sicheren Ort« im Gruppenraum zu begeben. Dieser »sichere Ort« ist ein Ort im Gruppenraum, in dem Kissen, Decken, Stofftiere etc. liegen. Hier können Patienten eine kurze Auszeit nehmen, um ihr störendes Verhalten oder ihr eigenes Stresslevel unter Kontrolle zu bekommen. Es ist eine sinnvolle Alternative dazu, dass der Patient den Raum verlässt (Details und Vorteile siehe Farrell & Shaw, 2013). Unsere Position ist, dass nicht erwartet werden kann, dass Patienten ihr gesamtes maladaptives Verhalten stoppen können, nur weil sie in einer Gruppensitzung sind, aber wir erwarten von ihnen, dass sie unseren Anweisungen folgen, die das Ziel haben, ihnen zu helfen. Sollten sie dazu nicht in der Lage sein, wird von ihnen erwartet, dass sie eine kurze Auszeit akzeptieren.

Bei Grenzsetzungen in der Gruppe kann es sein, dass der Therapeut aufstehen muss, um physisch eine emotional aggressive Interaktion zwischen Gruppenmitgliedern zu blockieren. Er sollte sich zunächst einmal darauf konzentrieren, die Interaktion zu stoppen.

Eine sanfte Stimmgebung (Lage, Timbre etc.), die Wärme und Authentizität ausdrückt, ist ein wichtiges Medium der empathischen Konfrontation. Entsprechend ist eine deutliche Stimme mit einer erhöhten Lautstärke für eine Grenzsetzung erforderlich. Grenzsetzungen und empathische Konfrontation werden in der Gruppe gebraucht, um sicherzustellen, dass unvermeidliche Konflikte zu einer Heilung und Stärkung des Patienten – angeleitet durch den Therapeuten – führen.

Wir bezeichnen diese maladaptiven Verhaltensweisen als »Elefanten im Raum«. Sie sind wie ein wilder Elefant, der, wenn er ignoriert wird, zügellos herumläuft und stört, eventuell sogar alles zerstört. Ein maladaptiver Ausdruck von Bedürfnissen in einem ärgerlichen Beschützer, in Überkompensationsmodi oder in den ärgerlichen oder impulsiven Kindmodi kann empathische Konfrontation oder Grenzsetzung durch den Therapeuten erfordern, wie man an den vorherigen Beispielen sehen kann. Mitpatienten in der Gruppe sind häufig nicht in der Lage, diese Modi, speziell den Bully & Attack-Modus, zu konfrontieren. Daher muss die Grenzsetzung durch die Therapeuten erfolgen. Es ist in einer Gruppe von Patienten mit Persönlichkeitsstörungen unwahrscheinlich, dass eine Konfrontation durch einen Mitpatienten aus der Gruppe akzeptiert wird. Es kann für einige Patienten schwierig sein, die Grenzsetzung im

Rahmen des Limited Reparenting durch den Therapeuten zu akzeptieren. Noch schwieriger oder unmöglich ist es allerdings, diese von anderen Gruppenmitgliedern anzunehmen.

**Beispiel**

**Was passiert, wenn Gruppentherapeuten maladaptives oder störendes Verhalten nicht empathisch konfrontieren?**

In einer von uns supervidierten Gruppe hatten unerfahrene Gruppentherapeuten große Schwierigkeiten damit, einem männlichen Patienten, der häufig in der Gruppe narzisstisches Selbstüberhöhungsverhalten zeigte, Grenzen zu setzen und ihn diesbezüglich empathisch zu konfrontieren. Andere Gruppenmitglieder versuchten erst gar nicht, ihn zu stoppen und die Versuche der Therapeuten waren nicht effektiv. Die Therapeuten befürchteten, ihn zu kränken und fühlten sich mit den Hinweisen aus der Supervision nicht wohl. Diese Situation führte dazu, dass zwei Gruppenmitglieder aus der Gruppe austraten. Als Gründe dafür gaben sie sein die Gespräche beherrschendes und die Gruppe »leitendes« Verhalten an. Die Dynamik änderte sich nicht. Schließlich verließen alle Gruppenmitglieder die Gruppe vorzeitig, außer dem »Monopolisierer« selbst. Die gesamte Gruppe musste etwa in der Mitte der geplanten Behandlungsdauer aufgelöst werden. Die Gruppenmitglieder waren in einer Abschlusssitzung verärgert über die Therapeuten, die dem Patienten keine Grenzen gesetzt hatten. Sie waren in der Lage, über ihre negative Gefühle bezüglich dieses Patienten zu berichten und auch über das Gefühl, dass ihre Bedürfnisse von den Therapeuten nicht erfüllt worden waren. Die Unterhaltung war produktiv und die Therapeuten beendeten sie damit, die Gruppenmitglieder zu fragen, ob sie in die Gruppe zurückkehren würden. Die Antwort war »Nein«. Die Abwesenheit der empathischen Konfrontation, die so dringend gebraucht worden war, so wie die mangelnde Grenzsetzung hatten sich zu lange fortgesetzt, als dass die Patienten erneut darauf vertrauen wollten, dass sich etwas ändern könnte, wenn die Gruppe wieder aufgenommen werden würde.

Dies ist ein extremes Beispiel, aber wir haben einige Ausstiege von Gruppenmitgliedern aus ähnlichen Gründen erlebt. Empathische Konfrontation geht gegen soziale Normen, indem Verhaltensweisen einer Person direkt als maladaptiv und problematisch für sie und zeitweise auch für die Gruppe identifiziert werden. Als Therapeuten sind wir manchmal dazu angehalten, soziale Normen in unserer therapeutischen Rolle zu brechen. Dies zu tun erfordert Übung, Selbstvertrauen und Bewusstsein dafür, wann eigene Schemata aktiviert werden – beispielsweise Suche nach Anerkennung, Unterwerfung, Unzulänglichkeit und Versagen. Empathische Konfrontation ist eine Intervention, die besonders schwierig für Therapeuten ist, weil sie eigene Schemata auslösen kann. In dem obigen Beispiel waren die Therapeuten deutlich jünger als der problematische Patient, der eher dem Alter ihrer Eltern ähnelte. Die Unterschiede im Alter können ein Unterwerfungsschema aktivieren und verhindern, dass der Therapeut als guter Elternteil für den Patienten handelt. Diese Schemaaktivierung und Modusauslöser für Therapeuten können in Gruppen, in denen mehrere Patienten anwesend sind, die uns an andere Personen in unserem Leben und unseren Lebensgeschichten erinnern, stärker wirken als im Einzelsetting. Es ist wichtig, sich dessen bewusst zu sein, wenn es passiert und als Co-Therapeut willens zu sein, dies dem anderen Gruppentherapeuten zu verdeutlichen. Manchmal kann dies eine Möglichkeit der selektiven Selbstöffnung bezüglich eigener Reaktionen sein. Es ist wichtig, einen Weg zu finden, selbst aus einem maladaptiven Bewältigungsmodus oder auch dem vulnerablen Kindmodus herauszukommen und bewusst auf den gesunden Erwachsenenmodus zuzugreifen. Ein Beispiel dieser Art von Selbstöffnung, die angemessen und therapeutisch für die Gruppe sein könnte, ist es, zu berichten, besonders sensibel dafür zu sein, wenn mit einem Finger vor dem Gesicht herumgefuchtelt wird und dass dies für einen Moment den vulnerablen Kindmodus aktiviert. Nach einer solchen Selbstöffnung kann es sinnvoll sein, nochmals die Gruppenregeln hinsichtlich dieses Verhaltens aufzugreifen. Eine in der Gruppe unangemessene Selbstöffnung könnte z. B. sein, dass ein Therapeut bemerkt, dass einer der Patienten ihn so an seine eigene Mutter erinnert, dass der Therapeut eine Abneigung spürt, wann immer er mit dieser Patientin interagiert. Das wäre ein Supervisionsanliegen, jedoch keine therapeutische Selbstöffnung.

Zwei Gruppentherapeuten zu haben ist hilfreich für die Kombination aus empathischer Konfrontation und Grenzsetzung. Wenn beides gebraucht wird, kann einer der Therapeuten die empathische Rolle und einer die Grenzsetzung übernehmen. Dennoch denken wir, dass es wichtig ist, dass ein Therapeut nicht immer die Konfrontations- und Grenzsetzungsrolle erhält, sondern manchmal auch die empathische Rolle übernehmen darf.

**Beispiel**

**Ein Gruppenmitglied wirft einen Stuhl**

In der ersten Sitzung einer neuen Gruppe für Patienten mit Borderline-Persönlichkeitsstörung stand Karen abrupt auf und warf einen Stuhl in Richtung der Therapeutin, die ihr auf der anderen Seite des Raumes gegenüber saß, und sagte: »Das ist Scheiße. Ich gehe jetzt.« Die Therapeutin, die neben ihr saß, stand ebenfalls auf, stellte schnell den Stuhl zurück und sagte: »Es ist hier nicht o. k., Dinge zu werfen – das verletzt unsere Grundregeln. So ist es nicht sicher hier.« Die andere Therapeutin sagte: »Bitte gehen Sie nicht, ich möchte meine Verbindung zu Ihnen nicht verlieren. Sie sind ein wichtiger Teil dieser Gruppe.« Karen saß – von der zweiten Aussage verblüfft – da und schaute zu Boden. Später in der Sitzung sagte sie, wie sehr diese Aussage sie berührt habe und dass sie den Eindruck habe, dass sie sich aufgrund dieser Aussage in der Lage gefühlt habe, in der Sitzung zu bleiben. Ihre ursprüngliche Überkompensations-Antwort, einen Stuhl zu werfen und zu gehen, konnte auf ihren Ursprung in der Kindheit und die Aktivierung des Misstrauen/ ▶

Missbrauch-Schemas zurückgeführt werden. Dies wurde immer dann aktiviert, wenn sie auf neue Leute traf. Die Aussage der zweiten Therapeutin bot die notwendige empathische Antwort und die Aussage der ersten Therapeutin war die notwendige Grenze, um die Grundregeln der Gruppe zu klären und Sicherheit herzustellen. Beide waren sowohl für die Patientin als auch für die Gruppe wichtig.

Diese Art der therapeutischen Intervention wäre ohne einen zweiten Therapeuten in der Gruppe schwierig. Die Wichtigkeit von zwei Therapeuten in der Gruppenschematherapie wird in Farrell und Shaw (2013) ausgeführt. Wir haben Ergebnisse aus Pilotstudien, dass ein einzelner Gruppentherapeut ohne Co-Therapeuten in einer schematherapeutischen Gruppe von Patienten mit Borderline-Persönlichkeitsstörungen eine negative Auswirkung auf die Effektstärke der Behandlung haben könnte (Reiss et al., 2013).

**Beispiel**

**Empathische Konfrontation eines Bully & Attack-Modus mit zwei Therapeuten**

Ein großer, physisch imposanter männlicher Patient (Jim) setzte sich manchmal sehr groß und überragend (bei einer Größe von 1,86 m) hin und sagte: »Ja, ich bin in meinem Bully-Modus und sende meine Messerspitzen.« Diese Aussage wurde von einem vernichtenden aggressiven Blick begleitet, der klar gegen einen anderen Patienten gerichtet war. Eine der Therapeutinnen streckte ihren Arm mit einer weit gespreizten Hand heraus, die den Blick auf Jim versperrte und sagte »Es ist nicht o. k. hier, Messerspitzen an andere zu senden.« Die andere Therapeutin saß neben Jim und tätschelte seinen Arm, während sie sagte »Wir wissen, dass Sie in Ihrem Bully & Attack-Modus fallen, wenn Sie sich zurückgewiesen fühlen und ich weiß, wie viel Schmerz Sie in Ihrer Kindheit durch Zurückweisungen erlebt haben.« Jim sagte »Hm«, aber drehte sich weg von dem Patienten, den er angestarrt hatte und sah die Therapeutin neben ihm an und lehnte sich sogar ein wenig zu ihr hinüber. Als die Gruppe fortdauerte, begann Jim wieder den Mitpatienten anzustarren und die neben ihm sitzende Therapeutin tätschelte wieder seinen Arm und sagte: »Ich weiß, dass Sie Angst haben. Ich bin genau hier neben Ihnen.« Jim stoppte das Anstarren erneut und Ida tätschelte seinen Arm immer wieder während der Sitzung. Die erste Therapeutin machte den generellen Punkt für alle, dass dies ein Beispiel eines Bewältigungsstils ist, der in der Kindheit zum Schutz entstanden ist, der aber aktuell andere fernhält und Jim sich so zurückgewiesen fühlen ließ. Die Gruppe konnte das Ereignis diskutieren, das Jim verletzt hatte, und die Gruppenmitglieder, die darin involviert waren, erklärten, dass sie ihn nicht hatten verletzen wollen und entschuldigten sich dafür, seine Gefühle verletzt zu haben. Mit zwei Gruppentherapeuten konnte ein Therapeut eine Grenze setzen, die Gruppe schützen und später die Diskussion erweitern, um andere Gruppenmitglieder zu integrieren, während ▶

der andere Therapeut Jims Schmerz validierte, den Ursprung seines maladaptiven Bewältigungsverhaltens anerkannte und sein zugrundeliegendes Bedürfnis nach Bindung durch das Tätscheln der Schulter erfüllte.

Dies ist ein gutes Beispiel einer sanften empathischen Konfrontation kombiniert mit einer Grenzsetzung. Es zeigt zudem die Adaptation einer empathischen Konfrontation an den Gruppenkontext. Der Ursprung des Verhaltens muss erklärt werden, und zwar nicht nur gegenüber dem Zielpatienten, sondern auch gegenüber der Gruppe. Das korrektive Verhalten muss ebenfalls die Gruppe einschließen. Die empathische Konfrontation von Jim bot zudem eine Modelllernerfahrung für den Rest der Gruppe und führte zu einer produktiven Diskussion über verschiedene maladaptive Bewältigungsmodi. Der empathischen Konfrontation in Jims Beispiel wurde durch die Verbalisierung des »Hm«, gemeinsam mit einer Bestätigung der gesetzten Grenze und einer gewissen Akzeptanz für die angebotene Empathie und das Verständnis begegnet. Jim widersprach nicht und hielt »seine Messerspitzen« zurück. Interventionen wie diese dienen verschiedenen Zwecken. Sie setzen der Gruppe als Ganzes eine benötigte Grenze, lassen den Patienten wissen, dass sein Gefühl zwar akzeptiert wird, aber aggressives Verhalten nicht. Darüber hinaus geben sie manchen der Gefühle, die den maladaptiven Bewältigungsmodi zugrunde liegen, einen Namen. Manchmal ist es ausreichend, dass, wenn der Therapeut das zugrundeliegende Bedürfnis des Patienten benennt, die Gruppe mit Mitgefühl und Verständnis antwortet. Dies kann sehr effektiv sein, um durch den Bewältigungsmodus zu kommen und den vulnerablen Kindmodus zu erreichen.

**Beispiel**

**Empathische Konfrontation durch die Gruppe bei einem ärgerlichen Beschützermodus**

Kris hatte einen starken distanzierten Beschützermodus, der in Gruppensitzungen zeitweise eher die Form eines passiv-aggressiven Beschützers annahm. In einer Sitzung saß sie in einer markanten Position in der Mitte des Raumes mit Kopfhörern auf den Ohren, während sie einen Brief schrieb. Als die Gruppe begann, kommentierte niemand dieses offensichtlich abgetrennt-distanzierende Verhalten. Schließlich rief die Therapeutin ihren Namen einige Male, sie steigerte ihre Lautstärke, um trotz der Kopfhörer zu ihr durchzudringen und fragte, was sie tue. Kris antwortete in einem feindseligen Tonfall: »Ich höre nur Musik – das hilft mir dabei, mich zu konzentrieren.« Joan stellte klar, dass es ein dreimaliges Rufen ihres Namens gebraucht hatte, bis sie ihre Aufmerksamkeit hatte bekommen können. Sie stellte in Frage, wie viel Hilfe Kris von einer Sitzung erhalten könne, wenn sie mit ihrem Verhalten so weitermache. Kris antwortete mit weiteren Entschuldigungen und einer sich steigernden Feindseligkeit. Glücklicherweise involvierten sich andere Gruppenmitglieder auf empathische Art und Weise, nachdem die Therapeutin Kris' ▶

Verhalten angesprochen hatte. Ein Mitglied sagte: »Aber wir können dich nicht erreichen oder wissen, ob du uns damit abschneidest.« Ein anderer Patient sagte: »Wir möchten dich kennen lernen. Wir haben einige Schwierigkeiten, die du auch hast, und wir können gemeinsam daran arbeiten, dass es uns besser geht.« Kris setzte ihre Kopfhörer nicht erneut auf und erzählte der Gruppe über eine Erfahrung von Zurückweisung durch ihre Familie, die sie gerade an diesem Tag gemacht hatte. Ihre Antwort auf die Gruppe war sehr viel positiver als die auf den Therapeuten.

Die Gruppe kann effektiv darin sein, vermeidende Bewältigungsmodi und den Compliant Surrenderer-Modus zu konfrontieren. Die überkompensierenden Modi, insbesondere der Bully & Attack-Modus, sind allerdings für andere Gruppenmitglieder schwieriger empathisch zu konfrontieren (vgl. die vorherigen Beispiele von Karen und Jim).

**Der Nutzen persönlicher Informationen in der Gruppe**

Manchmal hat die Gruppe keine ausreichende Information, sodass der Therapeut die Führung übernehmen und die Erlaubnis erhalten muss, persönliche Informationen mit der Gruppe zu teilen.

**Beispiel**

**Wenn die Gruppe mehr Information benötigt**

Es ist besonders wichtig, den Patienten zu bitten, zusätzliche Informationen teilen zu dürfen, wenn die ungeklärte Information die Gruppe negativ berührt. In einer Gruppe, zu der Sue eine Woche zuvor dazugekommen war, erklärte sie: »Ich dachte, dass diese Gruppe anders wäre. Ich habe mich wirklich akzeptiert gefühlt, aber diese Sache, die letzte Nacht passiert ist, hat mich daran erinnert, dass es nirgendwo sicher ist und dass ich nirgendwo dazugehöre.« Die Therapeuten und der Großteil der Gruppe hatten keine Ahnung, was geschehen war, aber auf Sues Aussagen folgten viele negative Reaktionen anderer Gruppenmitglieder. Die Aufgabe für die Therapeuten war es nun, dieses Geschehen zu stoppen und Sue dabei zu unterstützen, den anderen zu erzählen, was geschehen war. Nur so war es möglich zu beurteilen, ob der ärgerliche Beschützermodus ihr Bedürfnis nach Akzeptanz und Bindung erfüllen konnte. Sue teilte schließlich vorsichtig mit, was geschehen war und die empathische Konfrontation konnte erfolgen.

Eine Vorsichtsmaßnahme bei der Anwendung dieses Vorgehens ist, dass der Gruppentherapeut nur die persönliche Information nutzen sollte, die ein Patient bereits mit der Gruppe geteilt hat, außer der Patient erteilt explizite Erlaubnis. Im obigen Beispiel wurde die Information mit der Gruppe geteilt. Viele Gelegenheiten in der Gruppe, in denen ein Stück persönlicher Information nicht zuvor mit *jedem* in der Gruppe geteilt wurde, betreffen den biographischen Kontext des maladaptiven Verhaltens, das der

Therapeut empathisch konfrontieren möchte. Der Kontext könnte auch für die Gruppe wichtig sein, um die Modusreaktion zu verstehen und sich in den Patienten hineinversetzen zu können. In der Situation können Sie den Patienten fragen, ob es in Ordnung ist, etwas mit der Gruppe zu teilen, indem Sie die Information vage ansprechen (auf eine Art, die der Patient versteht, die aber der Gruppe nichts verrät, z. B. »John, würden Sie der Gruppe etwas über die Erfahrung erzählen wollen, die Sie hatten, die etwas mit dem zu tun hat, worüber wir gerade sprechen?«). Bei einem Patienten, von dem Sie denken, dass er/sie sehr zurückhaltend damit wäre, diese Informationen selbstständig zu teilen oder wenn der Patient nicht weiß, auf was Sie hindeuten, können Sie sagen »John, würden Sie der Gruppe mitteilen, welche Erfahrung Sie gemacht haben, die im Zusammenhang mit dem steht, worüber wir gerade sprechen?« Wenn es dem Patienten widerstrebt, die Information selbst mitzuteilen oder er nicht genau weiß, was der Therapeut meint, könnte man sagen: »John, möchten Sie der Gruppe etwas mehr darüber erzählen, oder soll ich der Gruppe etwas über die Erfahrungen erzählen, die damit zusammenhängen?« Wir erleben nur selten, dass Patienten verneinen – manchmal wussten sie aber auch gar nicht, welche ihrer Erfahrungen wir meinten. Indem Patienten unseren Vorschlägen folgen, zeigen sie uns ihr Vertrauen und den Glauben, dass wir nur ihr Bestes im Sinn haben. Allerdings unternehmen wir solche Interventionen auch nicht, bevor wir uns nicht (intuitiv) sicher sind, dass die Vertrauensbasis stabil genug ist.

## 9.7 Wenn empathische Konfrontation nicht effektiv ist

In der Gruppenschematherapie haben wir eine Daumenregel, dass jede von uns zwei Mal eine empathische Konfrontation versucht, bevor wir die Aufgabe an den anderen Therapeuten übergeben, der es ebenfalls zwei Mal probiert. Wenn keine von uns durchkommt, kann es sein, dass wir zu Grenzsetzungen übergehen müssen, wie im folgenden Beispiel. Ein Teil von Grenzsetzung kann es sein, den Patienten zu bitten, den Respekt, den sie erhalten, auch zurückzugeben.

**Beispiel**

**Ein Patient widersetzt sich den Versuchen einer empathischen Konfrontation in der ersten Gruppensitzung**

In Sitzung 1 nutzen wir üblicherweise das Gruppennetz. Bei diesem Anlass nahm eine der Patientinnen, Sue, das Wollknäuel nicht an, als es zu ihr geworfen wurde. Ida nutzte unsere übliche Antwort, die es ist, die Schnur um das Stuhlbein zu wickeln und zu sagen, dass wir unsere Verbindung zu der Patientin nicht verlieren wollen. Die Antwort der Patientin war: »Ach, diese Schnur bedeutet gar nichts.« Das zweite Mal, als das Wollknäuel zu ihr kam, lehnte sie es erneut ab. Ida gab das Wollknäuel weiter an die Patientin, die neben Sue saß, während Sue sich darüber beschwerte, dass das Wollknäuel über sie weitergereicht wurde. Als die Sitzung ►

weiterging, gab Sue negative Kommentare über andere Gruppenmitglieder ab, die Joan begrenzen musste, indem sie sie daran erinnerte, dass sie die Grundregeln der Gruppe verletzte. Einige andere Gruppenmitglieder begannen ihre Verärgerung über Sues Einstellung auszudrücken und ein Mitglied wirkte ängstlich. Ida nutzte unsere »Übertreibe dein Mitgefühl«-Intervention, als Sue sagte, dass sie keine Verbindung fühle, indem sie sagte: »Nein, natürlich nicht! Sie hatten ja noch nie eine sichere Verbindung, warum vergessen Sie das alles nicht einfach und vertrauen uns.« Sue sagte: »Das tue ich aber nicht.« Dies war Idas letzter Versuch für diese Sitzung. Wir beendeten die Gruppennetz-Übung, indem wir jedem Patienten eine Glasperle als ein Übergangsobjekt gaben, die ihre Mitgliedschaft in der Gruppe repräsentieren sollte. Sue lehnte die Glasperle ab, die Joan ihr zu geben versuchte. Joan sagte: »Wir haben Ihre Entscheidung respektiert, die Schnur-Verbindung nicht anzunehmen und Ihre Meinung darüber auszusprechen, was wir hier tun. Diesmal möchte ich, dass Sie mich respektieren und akzeptieren, was ich Ihnen gebe.« Sue sagte: »Sagen Sie mir, dass ich es annehmen muss?« Joan antwortete: »Nein, ich bitte Sie darum.« Sue antwortete »Warum sollte ich?« Joan sagte: »Na ja, ich weiß von unseren Gesprächen, dass Sie genau wie alle anderen Gruppenmitglieder keine Bindung in Ihrem Leben haben, wie Sie sie sich wünschen. Ich bin besorgt, dass Ihre Situation sich nicht verändert, wenn Sie alle Verbindungen ablehnen, die wir Ihnen anbieten.« Sue antwortete: »O. k., ich nehme es, aber ich denke trotzdem, dass es blöd ist.« Joan antwortete: »Das ist toll – alles, worum ich Sie bitte, ist die Glasperle anzunehmen und nicht etwas anderes diesbezüglich zu fühlen, als das, was Sie fühlen.« Diese Intervention war wichtig für Sue bezogen auf ihre Position in der Gruppe. Sie zog schnell viele negative Reaktionen auf sich (schon in der ersten Sitzung) und hätte deswegen leicht ein Sündenbock oder ein negativer Meinungsführer werden können. Keine dieser Rollen wäre für sie therapeutisch gewesen. Falls Sue die Glasperle zu diesem Zeitpunkt nicht akzeptiert hätte, hätte Joan gesagt: »O. k., ich werde das für Sie behalten, falls Sie sie irgendwann in der Zukunft doch haben möchten.« Beide Therapeuten hatten einige Male Versuche einer empathischen Konfrontation in dieser Situation durchgeführt, da das Anliegen, eine Bindung aufzubauen, oder zumindest eine gewisse Offenheit bezüglich dieser Idee zu entwickeln, sehr wichtig für die Gruppenschematherapie ist.

Es ist nicht immer möglich, durch den ärgerlichen Beschützer durchzukommen, selbst mit einer guten empathischen Konfrontation. Wenn alle Versuche, dem Patienten die Hand zu reichen, auf taube Ohren stoßen, ist es wichtig im Hinterkopf zu behalten, dass der vulnerable Kindmodus des Patienten hinter dieser aggressiven ärgerlichen Mauer dennoch zuhört, zusieht und sich nach Bindung sehnt und dass der ärgerliche Beschützer versucht, Sicherheit herzustellen. Eine warme und mitfühlende Haltung und ein solcher Tonfall werden wahrgenommen und zeigen eine Wirkung. Später in der Sitzung kann sich der Modus des Patienten durch die Arbeit in der Gruppe verändern oder der Patient ist in der Lage, in der Gruppe zu bleiben und die Arbeit der

Gruppe um ihn herum vor sich gehen zu lassen bis er mitarbeiten kann oder bis die Sitzung endet. Da die dem maladaptiven Bewältigungsmodus zugrundeliegenden Bedürfnisse die des vulnerablen Kindmodus sind, ist es wichtig, flexibel zu bleiben und kreative Wege zu finden, um das Bedürfnis zu erfüllen. Beispielsweise kann der Therapeut dem Patienten ein Kissen geben, das er halten kann.

Das Verstehen der Beziehung zwischen maladaptiven Verhalten, Bewältigungsmodi und biographischen Ursprüngen ist das, was es einer Gruppe erlaubt, die Verhaltensweisen in der Gruppe mit Patienten mit Persönlichkeitsstörungen zu tolerieren. Die in der empathischen Konfrontation eingenommene Perspektive erleichtert Gruppenkohäsion, die dazu führt, dass Gruppenmitglieder sich akzeptiert und zugehörig fühlen. Es gibt ihnen einen Weg, ihr maladaptives Bewältigungsverhalten zu verstehen und eine Entscheidung zu treffen, neue Verhaltensweisen auszuprobieren, die ihre Bedürfnisse wirksamer befriedigen.

## 9.8 Materialien

Übungen für die empathische Konfrontation in der Gruppenschematherapie:

- Das Gruppennetz
- Das Modus-Rollenspiel (Szene 1, Szene 2, Szene 3)

»Wir werden nun eine Übung mit einem Wollknäuel durchführen. Zuerst werde ich den Wollfaden zweimal um meine Hand wickeln, sodass ich da eine gute Verbindung habe. Dann werde ich das Wollknäuel einem von Ihnen zuwerfen. Während ich das mache, nenne ich meinen Namen und meine Funktion hier in der Gruppe/auf Station. Ich bitte jeden von Ihnen, ebenfalls seinen Namen zu nennen und wo er herkommt.

Wenn Sie bereit sind, das Wollknäuel zu werfen, achten Sie darauf, Augenkontakt zu der Person aufzunehmen, der Sie das Wollknäuel zuwerfen. Das macht es leichter, das Wollknäuel zu fangen. Die letzte Person, die das Wollknäuel zugeworfen bekommt, ist der Co-Therapeut.«

Patienten und Therapeuten werfen das Wollknäuel vor und zurück. Jedes Mal, wenn eine Person das Wollknäuel fängt, wickelt diese den Wollfaden um die eigene Hand. So entsteht ein Netz aus Verbindungen in der Runde der Gruppe. Abschließend wickelt sich jede Person nochmals den Wollfaden um die eigene Hand und gibt das Wollknäuel anschließend an seinen rechten Nachbarn weiter, bis das Wollknäuel wieder bei der Person, die begonnen hat, angekommen ist. Am Ende kommentieren Sie als Therapeut die Verbindung, die nun zwischen allen Teilnehmern der Gruppe entstanden ist. Achten Sie darauf, dass der Wollfaden lang genug ist, dass alle Personen eingebunden werden können.

»Achten Sie auf die Verbindungen, die nun zwischen uns allen bestehen. Fühlen Sie die Stärke, die davon ausgeht. (Die Therapeuten ziehen spielerisch an den verschiedenen Verbindungen und nehmen währenddessen mit allen Teilnehmern Augenkontakt auf und lächeln. Im seltenen Fall, dass ein Wollfaden reißt, knüpfen Sie rasch einen Knoten zwischen den gerissenen Enden und kommentieren Sie es folgendermaßen: »Glücklicherweise können Verbindungen, die reißen, rasch wieder repariert werden«.) Machen Sie einen Schnappschuss von diesem Gruppennetz für Ihr geistiges Auge, sodass Sie sich später an Ihren Platz innerhalb der Gruppe erinnern können. Betrachten Sie alle Verbindungen und bemerken Sie, wie wir alle miteinander verbunden sind. Jeder von uns ist ein wichtiger Teil dieser Gruppe. Jeder von uns ist wichtig und wird gebraucht, damit die Gruppe stark und vollständig ist.«

Der nächste Teil der Übung beginnt damit, dass einer der Therapeuten an einem der beiden Wollfäden, der ihn mit der Gruppe verbindet, zieht und sagt, was diese Verbindung für ihn bedeutet bzw. was diese Verbindung repräsentiert.

 

| **Übung** | **Das Gruppennetz** | (S. 2/2) |
|---|---|---|

»Ich möchte, dass diese Verbindung »Vertrauen« repräsentiert. (Dann sieht er zu seinem rechten Nachbarn.) Was soll Ihre Verbindung zur Gruppe repräsentieren? (Das wird wiederholt, bis alle einmal an der Reihe waren. Danach weist der Therapeut erneut auf die Verbindungen innerhalb der Gruppe hin.) Lassen Sie uns die Stärke der Verbindungen erneut wahrnehmen (spielerisch an den Fäden ziehen). Lassen Sie uns ausprobieren, was passiert, wenn einer von uns die Verbindung aufgibt. (Therapeut lässt Fäden locker, anschließend Diskussion darüber.) Haben Sie gespürt, was passiert? Was würde passieren, wenn noch jemand dasselbe tun würde? (Lassen Sie den Patienten Zeit zu antworten.) Das passiert auch, wenn einer von Ihnen nicht zur Gruppensitzung kommt – eine Verbindung geht verloren. (Nach kurzer Diskussion:) Lassen Sie uns nun unsere Verbindung wieder aufnehmen. Wie fühlt sich das an?« (Obwohl Patienten meist auf das Niederlegen des Verbindungsnetzes reagieren, kann es vorkommen, dass kein Patient seine Gefühle verbalisieren kann. Dann kann ein Therapeut eine Reaktion auf einen Verlust oder eine Veränderung in Stärke oder Wärme modellieren.)

**TIPP:** Dies ist üblicherweise eine positive Übung für die Patienten. Wenn ein Problem auftritt, reagieren Sie gemäß dem schematherapeutischen Modus-Modell. Wenn sich z. B. ein Patient mit dem Gruppennetz unwohl fühlt, drängen Sie nicht, sondern unterstützen Sie den Patienten darin, eine Verbindung auf dem Level herzustellen, der ihm möglich ist. Das könnte z. B. so aussehen, dass der Patient den Wollfaden um eines seiner Stuhlbeine statt um seine Hand wickelt. Wenn sich ein Patient nicht sicher fühlt in einer Verbindung mit der ganzen Gruppe, kann er aber vielleicht eine Verbindung zu einem der Therapeuten oder einem bestimmten Mitpatienten herstellen. Seien Sie kreativ, denn bereits der Versuch, eine Verbindung einzugehen, ist der Beginn einer echten Verbindung.

Das Modus-Rollenspiel demonstriert erlebensbasiert den Ursprung der maladaptiven Bewältigungsmodi und deren Funktion heute.

Patienten und Therapeuten spielen jeweils die Rolle eines Modus, um einmal zu erfahren, wie sich der Modus selbst und die Interaktion mit den anderen Modi anfühlen. Dies ist eine erlebensbasierte Version von Übungen wie z. B. dem Erstellen einer Pro- und Contra-Liste, da Patienten in den verschiedenen Rollen die positiven und negativen Auswirkungen der Modi selbst erfahren können. Wenn Sie möchten, können Sie die Rollen des Therapeuten und Co-Therapeuten tauschen, beide spielen im Verlauf der Übung eine wichtige Rolle. Diagramme in den Therapeuten-Unterlagen können als visualisierende Unterstützung für die abschließende Diskussion der Übung herangezogen werden.

»In dieser nächsten Übung werden wir ein Rollenspiel durchführen, in dem wir alle die Rollen der verschiedenen Modi einnehmen und damit erleben können, wie sie funktionieren. Bevor wir anfangen, brauchen wir für jeden Modus ein Skript. Lassen Sie uns Aussagen sammeln, was der jeweilige Modus sagen könnte. ... (Name des Co-Therapeuten) wird die Skripte am Flipchart notieren, sodass wir sie uns gemeinsam ansehen können.«

Sammeln Sie den Text bzw. die Aussagen für jeden Modus, die von der Gruppe genannt werden. Das erlaubt Ihnen, kleine Probleme im Verständnis der Modi auf empathische Weise zu korrigieren und den Teilnehmern die Skripte/Texte für das Rollenspiel auszuhändigen. Beginnen Sie mit den maladaptiven Bewältigungsmodi. Wählen Sie zwei, die bei den Patienten der Gruppe vertreten sind. Halten Sie es einfach, z. B. Vermeidender Beschützer, Compliant Surrenderer, Überkompensations-Modus. Ein Therapeut stellt den Modus des gesunden Erwachsenen dar und führt in der Übung »Regie«. Dadurch wird hervorgehoben, dass der Modus des gesunden Erwachsenen über die anderen Modi verfügen kann. Der Co-Therapeut spielt den Modus des guten Elternteils, der versucht, den Modus des vulnerablen Kindes zu beschützen, zu unterstützen und zu beruhigen.

»Ich spiele den gesunden Erwachsenenmodus. Dieser Modus ist der Regisseur der Übung und alle müssen meinen Anweisungen folgen. Der Co-Therapeut wird den Modus des ›guten Elternteils‹ spielen und er/sie wird versuchen, den vulnerablen Kindmodus mit den Botschaften zu erreichen, die wir vor Beginn der Übung gesammelt haben. Nun brauchen wir Freiwillige für die anderen Rollen – zwei von uns sollten die Bewältigungsmodi spielen, einer das vulnerable Kind, einer das wütende Kind, einer einen ›gesunden Erwachsenen in Ausbildung‹ und einer den ›guten Elternteil in Ausbildung‹«.

 

Fragen Sie zunächst nach Freiwilligen für die Rollen. Beginnen Sie mit den schwierigen Rollen (z. B. dem vulnerablen Kindmodus, dem Modus des strafenden Elternteils oder den Bewältigungsmodi). Das stellt sicher, dass nicht ein Patient, der sich als letztes oder gar nicht freiwillig meldet, am Ende die schwierigste Rolle spielen muss. Sollte sich ein Patient für eine Rolle melden, von der wir glauben, sie könnte ihn überfordern, versuchen wir dies subtil zu verhindern (z. B. indem wir sagen: »Möchten Sie in dieser Übung nicht besser den Beschützermodus übernehmen, da Sie diesen schon besonders gut wahrnehmen können? Ich denke, dass könnte für unsere Übung sehr hilfreich sein.«).

Versuchen Sie zu vermeiden, dass ein Patient, der sich zum Zeitpunkt der Übung gerade im Modus des vulnerablen Kindes befindet, auch die Rolle dieses Modus übernimmt, da dies überfordernd für ihn sein könnte (insbesondere in einer frühen Sitzung im Therapieverlauf). Typischerweise melden sich Patienten jedoch für Rollen, die sie sich auch ohne größere Schwierigkeiten zu spielen trauen. Wenn während der Übung zu viel Schmerz bei den Patienten aufkommt, beenden Sie die Übung und schließen Sie eine kurze Übung an, die den Stressabbau unterstützt. Aus unserer Erfahrung handelt es sich bei dem Modus-Rollenspiel nicht um eine schwierige Übung für die Patienten. Vielmehr werden die Funktionen der einzelnen Modi und das schematherapeutische Modus-Modell klarer. Es kann auch spielerische und spaßige Elemente enthalten.

Die maladaptiven Bewältigungsmodi werden danach ausgewählt, ob Patienten diese in der Gruppe zeigen. Die Darsteller des strafenden Elternmodus erhalten eine Maske, damit klar wird, dass sie nur eine Rolle spielen und nicht persönlich attackieren. Patienten, die diese Rolle spielen, berichten meist nicht von größeren Schwierigkeiten, da sie den strafenden Elternmodus selbst gut kennen. Manchmal berichten sie, dass die Reaktion des Modus des vulnerablen Kindes schmerzhaft für sie ist. Dies ist durchaus erwünscht, um Mitgefühl mit dem vulnerablen Kind entwickeln zu können. Wenn ein Patient keine Rolle annehmen möchte, fragen Sie ihn, ob er einen der Unterstützer darstellen möchte. Wenn er auch dies ablehnt, bieten Sie ihm die Rolle eines Beobachters an (z. B. Beobachtung der Interaktion der einzelnen Modi). Wenn das die einzige Rolle ist, die ein Patient annehmen kann, ersetzen wir den »gesunden Erwachsenen in Ausbildung« mit dieser Rolle. Es ist wichtig, dass jeder Teilnehmer eine Rolle annimmt, um die Verbindung innerhalb der Gruppe nicht zu verlieren.

»O. k., wer meldet sich freiwillig für die Rolle des vermeidenden Beschützers und des Überkompensationsmodus? Achten Sie darauf, dass es Ihre ursprüngliche Funktion war, das vulnerable Kind vor dem strafenden Elternteil zu beschützen. Das versuchen Sie also zu tun, indem Sie den Text mit den Aussagen nehmen, den wir ▶

für Sie entwickelt haben. Wir brauchen zwei von euch, die die Rolle des strafenden Elternteils darstellen und auch das entsprechende Skript für diese Rolle nehmen. Wir geben Ihnen eine Maske, weil wir nicht wollen, dass jemand Sie persönlich als den strafenden Elternmodus wahrnimmt und klar bleibt, dass Sie eine Rolle spielen. Wer fühlt sich heute in der Lage, die Rolle des vulnerablen Kindmodus zu übernehmen? In dieser Rolle sind die Gefühle spürbar, egal welche. Vielen Dank. Und das wütende Kind? Das wütende Kind sucht wie das vulnerable Kind nach Zuneigung und Aufmerksamkeit, tut dies aber in einer zu extremen Art und Weise, sodass es Probleme bekommt. Großartig. Jetzt brauchen wir nur noch einen ›gesunden Erwachsenen in Ausbildung‹ und einen ›guten Elternteil in Ausbildung‹, die mich und unseren Co-Therapeuten unterstützen. Sie (gesunder Erwachsener in Ausbildung) können sich von mir die Stärke ausborgen, die Sie brauchen, um dem strafenden Elternteil Grenzen zu setzen. Sie (guter Elternteil in Ausbildung) unterstützen den Co-Therapeuten in seinen Handlungen.

O. k., dann lassen Sie uns auf unsere Plätze gehen. Das vulnerable Kind sitzt hier, direkt neben dem wütenden Kind. Der distanzierte Beschützer und der vermeidende Beschützer sitzen direkt vor Ihnen, wenden aber ihr Gesicht in die Gegenrichtung. Sie sind auf den strafenden Elternmodus fokussiert. Lassen Sie uns den strafenden Elternmodus hier drüben ca. 2 Meter entfernt hinsetzen. Der gute Elternteil und der gute Elternteil in Ausbildung setzen sich nebeneinander, etwa so weit entfernt von den Kindmodi wie der strafende Elternteil.

Erinnern Sie sich bitte daran, dass der gesunde Erwachsene, also ich, wie ein Filmregisseur ist. Wenn ich eine Anweisung gebe oder den Ablauf stoppe, müssen mir alle folgen. Das ist ja auch die Aufgabe des gesunden Erwachsenen. Als erstes werden wir zeigen, wie die Modi in Ihrer Kindheit entstanden sind und damals waren. Wenn ich auf drei zähle, gehen Sie bitte alle in Ihre Rollen und sagen die Botschaften von eurem Skript laut. 1-2-3-los!«

Lassen Sie das jetzt entstehende Chaos einige Minuten andauern und ermutigen Sie in dieser Zeit das wütende Kind und den strafenden Elternmodus, lauter zu werden etc. Dann halten Sie die Szene an.

»Gut, halten wir mal an dieser Stelle an. Atmen Sie alle einmal tief durch. Lassen Sie uns besprechen, was gerade passiert ist. Wir starten mit dem vulnerablen Kind – wurde dein Bedürfnis wahrgenommen? Bist du beschützt worden? Und das wütende Kind – bist du gehört worden? Bewältigungsmodi – konntet ihr hören, was das vulnerable Kind sagt? Habt ihr das vulnerable Kind beschützt? Denn das war eure

►

 

Aufgabe, aber es scheint mir, als hättet ihr diese nicht erfüllt. Habt ihr das vulnerable Kind überhaupt gehört? Habt ihr gespürt, was das vulnerable Kind braucht?

Strafender Elternteil – warst du effektiv? Guter Elternteil – hast du das vulnerable und das wütende Kind erreicht?

Nun haben wir gezeigt, wie die einzelnen Modi entstanden sind und wie sie heute funktionieren. Bevor wir weitermachen, muss ich als gesunder Erwachsener eine Korrektur vornehmen. Die strafenden Elternmodi sind viel zu nah, obwohl sie heute ja gar nicht mehr physisch anwesend sind. Sie gehören der Vergangenheit an, daher werde ich sie rausnehmen (nimmt die Darsteller des strafenden Elternmodus und schiebt sie in eine weit entfernte Ecke des Raums). Eure Stimmen sind nun viel leiser. Ich lasse meinen ›gesunden Erwachsenen in Ausbildung‹ hier, um sicherzugehen, dass ihr auch in der Vergangenheit bleibt (lassen Sie den Patienten in der Nähe des strafenden Elternmodus bleiben, aber so, dass er das vulnerable Kind ansieht).

Nun lassen Sie uns sehen, was passiert, wenn der strafende Elternteil dort ist, wo er hingehört. Alle anderen bleiben bitte an der Stelle, wo sie alle waren. (Wiederholen Sie nun die Übung für ein paar Minuten)

O. k., was ist nun passiert? Das war noch kein allzu großer Unterschied, oder? Der strafende Elternteil ist zwar weg, aber die Bewältigungsmodi schauen ihn immer noch an und sind auf ihn konzentriert. Sie halten den guten Elternteil davon ab, das vulnerable Kind zu erreichen. Fühlen sich das vulnerable und das wütende Kind nun besser gehört? (Das vulnerable Kind sagt eventuell, dass es weniger Angst hat, seine Bedürfnisse aber immer noch nicht erfüllt werden.) So, dann müssen wir noch mehr verändern. Wie können wir dem guten Elternteil helfen, die Kindmodi zu erreichen? Aha, Sie meinen also, wir müssten etwas an den maladaptiven Bewältigungsmodi verändern? (Dem Darsteller des guten Elternteils zugewandt:) Was meinst du, was wir tun sollten? (Der Co-Therapeut wird aktiver als guter Elternmodus). Ich denke, die Bewältigungsmodi könnten sich ein wenig vom wütenden Kind entfernen, sodass ich ein wenig näher an die Kindmodi kommen kann. Würdet ihr das tun? (Die Bewältigungsmodi diskutieren ein wenig).«

Das Ziel des guten Elternteils ist es, die Bewältigungsmodi zu überzeugen ein wenig weg zu rücken, indem er sie beruhigt und ihnen zusichert, dass er dem wütenden Kindmodus zuhören wird und sie als Reserve für Notfälle weiter in der Nähe bleiben dürfen. Darüber hinaus validiert der gute Elternteil die Bewältigungsmodi, indem er ihnen sagt, wie wichtig sie für das Überleben des vulnerablen Kindes als Kind waren. Weiterhin sagt er ihnen, dass ihre Aufgabe in der Kindheit sehr schwierig war, heute aber der Modus des gesunden Erwachsenen da ist, um das vulnerable Kind zu schützen. An diesem Punkt kann der Therapeut, der den gesunden Erwachsenen repräsentiert, den strafenden Elternteil auffordern, etwas lauter zu sprechen, um das zu testen und unterstützt dann den »gesunden Erwachsenen in Ausbildung« den strafenden Elternmodus ruhig zu stellen.

Das demonstriert, dass der strafende Elternteil eventuell wieder kommt, aber ruhig gestellt werden kann, weil er nicht mehr dieselbe Macht hat wie in der Kindheit.

Der gute Elternteil nimmt nun Verbindung mit dem wütenden Kind auf, hört ihm zu und validiert es. Schließlich stärkt er die Verbindung, indem er ihm ein Ende eines Handtuchs oder Schals gibt und ein wenig »Seilziehen« mit ihm macht, um ihm im »Dampf ablassen« zu unterstützen. Im nächsten Schritt bittet der Co-Therapeut die Bewältigungsmodi, sich so weit zu entfernen, dass er das vulnerable Kind erreichen kann. Der Co-Therapeut rückt näher an das vulnerable Kind heran, bietet ihm an, einen Zipfel seiner Kleidung o. ä. in die Hand zu nehmen, um die Verbindung herzustellen. Diese positive fürsorgliche Interaktion dauert noch ein paar Minuten an, der »gesunde Erwachsene in Ausbildung« wird involviert und aufgefordert, das vulnerable Kind zu validieren (er kann sich dabei an das vorher erstellte Skript halten).

Der Therapeut leitet die weitere Diskussion über die Erfahrungen der einzelnen Patienten in ihrer jeweiligen Rolle und was sie beobachtet haben. Am Ende fasst der Therapeut die wichtigsten Ergebnisse der Übung kurz zusammen.

»Gut, lassen Sie uns zurück in unsere Gruppenrunde gehen und die Erfahrungen aus der Übung besprechen. Wir haben gesehen, wie sich die maladaptiven Bewältigungsmodi ursprünglich entwickelt haben, um den strafenden Elternmodus vom vulnerablen Kind fernzuhalten. Wir haben gesehen, dass sie das zwar erreichen, aber dabei nicht hören können, was das vulnerable Kind braucht.

Im Verlauf der Zeit haben die Bewältigungsmodi einfach jeden ferngehalten, obwohl der strafende Elternteil physisch gar nicht mehr da war, manchmal sogar gestorben ist.

Das wütende Kind versuchte ebenfalls die Bedürfnisse des vulnerablen Kindes auszudrücken, aber auch das wird nicht gehört.

Der gute Elternteil konnte keinen der beiden Kindanteile erreichen, bis die Bewältigungsmodi zur Seite gegangen sind. Dem gesunden Erwachsenen ist es gelungen, die Bewältigungsmodi zu überzeugen, ein Stück zur Seite zu treten, für den Notfall aber einsatzbereit zu bleiben. Daraufhin konnte der gute Elternteil beide Kindmodi erreichen, um das zu tun, was ein guter Elternteil in der Kindheit hätte tun müssen. Das erlaubte den Kindmodi, sich ein wenig zu entspannen und sie konnten Verbindung zum guten Elternteil aufzunehmen, was ihr Bedürfnis war. Das ist kurz zusammengefasst, was wir versuchen, in der Schematherapie zu tun.«

 

Dieses Rollenspiel ist meistens sehr wirkungsvoll für Patienten. Es hilft ihnen zu verstehen und zu erfahren, wie Modi funktionieren, und zwar nicht kognitiv, sondern erlebensbasiert. Sie melden oft zurück, erst jetzt die Bedeutung und Funktion der Modi wirklich verstanden zu haben. Die Diskussion kann nun in verschiedenen Richtungen weiter geführt werden, je nach Bedarf der Gruppe. Wenn noch Zeit bleibt, können Sie eine Pro- und Contra-Liste bezüglich der Beobachtungen aus der Übung am Flipchart erstellen.

# 10 Schematherapeutische Supervision

In diesem Buch wird die empathische Konfrontation als eine der wichtigen Techniken in der Schematherapie, die kognitive, behaviorale, emotionsfokussierte Interventionsstrategien und die durch Limited Reparenting geprägte Therapiebeziehung integriert, in ihren allgemeinen Grundzügen sowie in wichtigen Facetten vorgestellt und anhand verschiedener Fallbeispiele verdeutlicht. In den einzelnen Kapiteln wird auf die jeweiligen modusspezifischen Besonderheiten der empathischen Konfrontation im Einzel- und Gruppensetting eingegangen und der Übergang zur Grenzsetzung (Limit Setting) ausführlich diskutiert.

Die Schematherapie lebt von einer besonderen Gestaltung der therapeutischen Beziehung im Sinne des Limited Reparenting, wie in Kapitel 1 beschrieben. Während dies einerseits korrektive emotionale Beziehungserfahrungen für den Patienten ermöglicht, besteht gleichzeitig das Risiko einer belastenden emotionalen Beziehungserfahrung sowohl für den Patienten als auch für den behandelnden Schematherapeuten.

Hier wird deutlich, dass maladaptive Verhaltensweisen und -modi auch bei Therapeuten eine Rolle spielen können. Adaptives Verhalten kann hier im Rahmen von schematherapeutischer Supervision erlernt werden. Hierbei wird davon ausgegangen, dass die Interventionsebenen der Schematherapie auf den schematherapeutischen Supervisionsprozess übertragbar sind. Im Rahmen von schematherapeutischer Selbsterfahrung können dann zusätzlich Bezüge zwischen biographischen Erfahrungen des Supervisanden und eigenen adaptiven und maladaptiven Bewältigungsverhaltensweisen im aktuellen Leben und im therapeutischen Kontext hergestellt werden. Daher erscheint regelmäßige Super- oder Intervision sowie eine schematherapeutische Selbsterfahrung sinnvoll und notwendig, in der eine Auseinandersetzung mit den gerade im Rahmen der empathischen Konfrontation aktivierten Schemata und Modi des Therapeuten stattfinden kann.

**Beispiel**

**Positives Fallbeispiel aus der Supervision**

| | |
|---|---|
| Supervisand: | Also, ich weiß gar nicht mehr weiter mit der Patientin. Sie kommt jetzt immer öfter zu spät und hat immer eine andere Ausrede. |
| Supervisor: | Wie fühlst du dich denn, wenn sie immer öfter zu spät kommt? |
| Supervisand: | Na ja, sie hat ja schon Gründe, sie ist ja alleinerziehende Mutter, es ist bestimmt schwierig, da immer überall pünktlich zu kommen. |
| Supervisor: | Ja, schon. Aber wie fühlst du dich dabei? |
| Supervisand: | Ganz ehrlich, letzte Woche hat es schon angefangen, mich zu ärgern … |

▶

Supervisor: Ja, das kann ich gut verstehen. Ich ärgere mich auch manchmal, wenn Patienten regelmäßig zu spät kommen. Hast du deinen Ärger und die Vermeidung der Patientin angesprochen?

Supervisand: Nee, so oft war es ja auch wieder nicht …

Supervisor: Darf ich mal fragen, in welchem Modus du in der Therapie warst, wenn du deinen Ärger nicht angesprochen hast?

Supervisand: Ja, klar … *(Überlegt.)* … Könnte das vielleicht mein eigener Vermeidermodus sein?

Supervisor: Also, das hört sich für mich so an. Es ist ganz häufig so, dass in Therapiesituationen eigene Schemata und Modi bei uns Therapeuten aktiviert werden. Kennst du das auch sonst aus deinem Leben, dass es dir schwer fällt, Ärger auszudrücken? Vermeidest du das da auch?

Supervisand: *(Überlegt wieder.)* Tja, könnte wirklich gut sein. Vor allem bei meiner Freundin, da gehe ich oft aus der Wohnung, wenn wir streiten …

Supervisor: Das ist wichtig. Und weißt du, es ist ganz normal, dass auch wir Therapeuten unser Bewältigungsverhalten haben. Du kannst dir ja mal für dich überlegen, warum du in solchen Situationen vermeidest und ob das was mit deiner eigenen Vorgeschichte zu tun haben könnte. Vielleicht hast du ja Lust, mal schematherapeutische Selbsterfahrung zu machen, da kann auf so etwas noch genauer eingegangen werden. Aber nun zurück zur Patientin. Ich kann gut verstehen, dass es dir schwerfällt, deinen Ärger auszudrücken. Das geht vielen Therapeuten so. Und kurzfristig fühlt man sich ja auch besser, wenn man es erstmal nicht anspricht. Nicht wahr?

Supervisand: Ja, ich hab schon Ängste, wie die Patientin es auffassen würde, wenn ich sie mit meinem Ärger konfrontieren würde. Da ist es einfacher, an unserem derzeitigen Therapieziel weiter zu arbeiten…

Supervisor: *(Warm, empathisch:)* Das kann ich mir gut vorstellen. Was könnte denn der Nachteil an deinem Vermeidermodus sein?

Supervisand: Na ja, die Patientin wird ja einen Grund haben, warum sie vermeidet … und sie kann nichts lernen. Und ich ärgere mich immer mehr!

Supervisor: Ja, genau. Das heißt es gibt einen Anteil in dir, der Angst davor hat, seinen Ärger auszudrücken und dann gibt es einen anderen Anteil, der glaubt, dass die Patientin nichts lernen kann, wenn sie vermeidet und dass du dich immer weiterärgerst. Ist das richtig?

Supervisand: Ja, das passt.

Supervisor: Und wie fühlen sich diese unterschiedlichen Anteile für dich an?

Supervisand: Ah ja, das hilft mir jetzt. Ich setze den einen mal in der Vorstellung auf meine linke Stuhllehne und den anderen auf meine rechte.

Supervisor: Super.

Supervisand: Das, was sich gut und erwachsen anfühlt, ist das zweite. Der Angstteil fühlt sich nicht so an.

Supervisor: O. k., das heißt, du solltest deine Gefühle unbedingt ansprechen. Wie kann ich dich dabei unterstützen? Sollen wir das mal im Rollenspiel einüben, wie du der Patientin das sagen kannst?

Supervisand: Ja, super, das würde mir etwas Mut machen.

Der Supervisor in diesem Fallbeispiel geht angemessen auf die Bedürfnisse und Ängste des Supervisanden ein. Er hilft ihm, Zugang zu den eigenen Gefühlen zu erhalten und stößt den Selbstreflexionsprozess an. Zudem verdeutlicht er die verschiedenen Anteile des Supervisanden, dieser kann die Anteile so selbstständig einordnen. Der Supervisor in diesem Fallbeispiel greift behaviorale, kognitive und emotionsfokussierte Elemente der Schematherapie auf und bietet dem Supervisanden eine sichere Supervisionsbeziehung an.

**Beispiel**

**Positives Fallbeispiel aus der Supervision**

| | |
|---|---|
| Supervisor: | Wir hatten ja in der letzten Supervisionssitzung besprochen, dass du deine Patientin mit ihrer narzisstischen, selbstüberhöhenden Seite konfrontieren wolltest. |
| Supervisand: | Ja, genau. |
| Supervisor: | Hast du es denn versucht? |
| Supervisand: | Ich hatte es mir schon vorgenommen und damit begonnen, aber dann hat sie gesagt, sie müsse dringend erst von dem Telefonat mit ihrer Mutter erzählen. |
| Supervisor: | Mhm. Ist es o. k. für dich, wenn ich dir etwas spiegle, was mir bei dir auffällt? |
| Supervisand: | *(Etwas verunsichert:)* Ja, klar ... hab ich was falsch gemacht? |
| Supervisor: | Nein, darum geht es gar nicht. Manchmal werden ja auch bei uns Therapeuten bestimmte Modi aktiviert. Ich denke, dass hier in unserer Situation mir gegenüber und auch im Therapiekontext, z. B. mit dieser Patientin, ein maladaptiver Bewältigungsmodus bei dir auftritt, nämlich dein Compliant Surrenderer. Könnte das sein? |
| Supervisand: | Du meinst, dass ich mich zu sehr unterordne ...? |
| Supervisor: | Ja, genau. Ich habe das Gefühl, dass du dich in bestimmten Situationen Ratschlägen von mir unterordnest, ohne darauf zu achten, ob du Schwierigkeiten damit hast oder deine Bedürfnisse dabei nicht zu kurz kommen, z. B. dein Bedürfnis nach Unterstützung. |
| Supervisand: | Mhm, könnte sein. |
| Supervisor: | Wir haben schon mehrfach darüber gesprochen, dass es wichtig wäre, diese Patientin zu konfrontieren und du erklärst dich auch jeweils bereit dazu, es zu tun, setzt es aber nicht um. Ich frage mich gerade, was es für dich so schwer macht, es umzusetzen bzw. mir zu sagen, falls du Schwierigkeiten damit haben solltest. Ich sage das nicht, um dich zu verletzen oder bloßzustellen, sondern weil ich will, dass du von meiner Supervision profitierst. |
| Supervisand: | O. k. |
| Supervisor: | Ich kann auf der einen Seite sehr gut verstehen, wenn dir die Konfrontation dieser Patientin schwer fällt. Das ist für viele Therapeuten schwierig, gerade wenn sie noch in Ausbildung sind, so wie du. Das ging mir früher auch oft so. |
| Supervisand: | Mhm. |
| Supervisor: | Außerdem kann ich mir vorstellen, dass manche Supervisoren dankbar sind, wenn du deren Empfehlungen einfach »abnickst«. |

| | |
|---|---|
| Supervisand: | Ja, den Eindruck habe ich auch manchmal. |
| Supervisor: | Aber auf der anderen Seite kannst du ja dann gar nicht richtig von der Supervision profitieren, oder? |
| Supervisand: | Doch, doch! |
| Supervisor: | Ich glaube, du bist auch jetzt gerade in deinem Compliant Surrenderer-Modus, könnte das sein? |
| Supervisand: | Mhm, vielleicht. |
| Supervisor: | Ich möchte dir jedenfalls mitgeben, dass mir das sehr wichtig ist, wenn Supervisanden mir eine Rückmeldung zu meinen Vorschlägen geben. Hier darfst und sollst du mir sagen, was dir vielleicht Angst macht. Nur dann kann ich dir wirklich gut helfen. Vielleicht hast du ja Lust, in einer schematherapeutischen Selbsterfahrung mal zu überlegen, ob diese Probleme mit deiner eigenen Biographie in Zusammenhang stehen. |
| Supervisand: | *(Überlegt.)* Tja, könnte gut sein. Ich ordne mich oft auch meinen Patienten unter, z. B. meiner narzisstischen Patientin. Ich hab jedenfalls oft Angst, dass die die Therapie abbrechen. Wie würde das denn aussehen … |
| Supervisor: | Dann wäre das vielleicht hilfreich, erst mal zu schauen, was du bräuchtest. Vielleicht darüber zu sprechen, dass es Teil der Realität eines Therapeuten ist, dass Patienten eine Therapie abbrechen. |
| Supervisand: | Passiert dir das auch noch? |
| Supervisor: | Ja klar, es ist einfach ein Risiko, wenn man Patienten konfrontiert. Allerdings hilft man ihnen ja auch nicht, wenn man sie nicht konfrontiert … Soll ich dir mal eine solche empathische Konfrontation demonstrieren, wie ich sie durchführen würde? |
| Supervisand: | Ja, das wäre vielleicht wirklich hilfreich … |

In diesem Fallbeispiel benennt der Supervisor empathisch den Modus des Compliant Surrenderer und verdeutlicht dem Supervisanden, welche negativen Konsequenzen dieser Modus für ihn hat, sowohl in seiner Rolle als Therapeut als auch in der Rolle des Supervisanden. Dadurch gelingt es, das »Nichtbefolgen« der Empfehlung des Supervisors korrekt einzuordnen und die eigentliche Schwierigkeit für den Supervisanden zu verstehen (Angst vor Therapieabbruch). Abschließend bietet er ihm an, in Form eines Rollenspiels eine alternative Verhaltensstrategie zu erlernen.

### Negatives vs. Positives Fallbeispiel aus der Supervision

**Beispiel**

Supervisand und Supervisor sehen gerade gemeinsam ein Video einer Therapiesitzung des Supervisanden an.

| | |
|---|---|
| Supervisor: | Halt mal ganz kurz das Video an, ja? Wie geht es dir in dem Moment in dem Video? |
| Supervisand: | *(Runzelt die Stirn.)* Gut. Ein bisschen genervt vielleicht. |
| Supervisor: | O. k., mit welchem Anteil deiner Patientin sprichst du da gerade? |

| | |
|---|---|
| Supervisand: | Mit dem vulnerablen Kind, oder? |
| Supervisor: | Das sehe ich auch so. Jetzt achte mal auf deine Stimme und die Art und Weise, wie du mit der Patientin sprichst. Lass das Video mal kurz weiterlaufen. |
| Supervisand: | *(Video läuft weiter und wird kurz darauf angehalten.)* |
| Supervisor: | Was hast du jetzt erlebt? |
| Supervisand: | Also ich habe mit der Patientin erarbeitet, welche Skills sie anwenden kann, jetzt da sie im vulnerablen Kind ist. |
| Supervisor: | O. k. Und wie hast du das genau gemacht? |
| Supervisand: | Hast du doch gesehen. Ich habe sie gefragt, was sie jetzt noch machen könnte, statt nur zu weinen. |
| Supervisor: | Genau. Hast du auch bemerkt, welche Wirkung das auf deine Patientin hatte? |
| Supervisand: | Sie hat halt aufgehört zu weinen und wir konnten uns endlich funktionalerem Verhalten zuwenden. |
| Supervisor: | *(Nickt.)* Hm. Und wie ist es dir in dem Moment gegangen? |
| Supervisand: | Gut. Ich finde das gut, wenn wir arbeiten können. |

**Variante 1: negatives Beispiel**

| | |
|---|---|
| Supervisor: | Ja klar, das ist auch gut, wenn ihr arbeiten könnt. Ich glaube, deine Patientin ist in einen distanzierten Beschützer gerutscht, aber das könnt ihr ja dann beim nächsten Mal besprechen. |
| Supervisand: | Ah ja, stimmt. Das ist ein guter Tipp. Das hast du auch ganz richtig erkannt, sie distanziert sich echt oft von ihren Gefühlen. Das muss ich auch mal ansprechen. Da muss sie echt noch lernen, sich funktionaler zu verhalten. |
| Supervisor: | Wie willst du das dann angehen? |
| Supervisand: | Vielleicht so über Pro und Contra zum distanzierten Beschützer, oder? Sie muss sich ja auch erst einmal klar werden, was das für Nachteile hat, wenn sie mir nicht erzählt, wie es ihr geht. |
| Supervisor: | Ah ja, das ist doch mal ein Anfang. Ihr könnt ja dann später zu den emotionsfokussierten Techniken übergehen, die sind ja auch recht schwierig so am Anfang. |

**Variante 2: negatives Beispiel**

| | |
|---|---|
| Supervisor: | Ehrlich gesagt, ich finde überhaupt nicht, dass ihr arbeitet. Du achtest hauptsächlich auf deine Gefühle und nicht auf die deiner Patientin. |
| Supervisand: | Wie meinst du das denn? |
| Supervisor: | Also schau, deine Patientin weint und du fragst sie, was sie stattdessen machen könnte. Das ist natürlich Quatsch. Du musst dir mal überlegen, was du stattdessen machen kannst. |
| Supervisand: | Du, ich glaube, das macht so keinen Sinn. Ich glaube, ich muss auch mal Supervision bei jemand anderem ausprobieren. In der VT-Ausbildung fand ich die Supervision echt viel besser. |
| Supervisor: | Ja, es ist nie so leicht, mit Kritik zurechtzukommen. Das musst du halt noch lernen. |

**Variante 3: positives Beispiel**

Supervisor: O. k., dir ging es also in dem Moment gut, weil du das Gefühl hattest, dass ihr jetzt an wichtigen Dingen weiterarbeiten könnt.

Supervisand: Ja, genau.

Supervisor: Das kann ich nachvollziehen. Dir ist es wichtig, dass deine Patientin ihre eigenen Therapieziele erreicht, nicht?

Supervisand: Ja, klar.

Supervisor: Das finde ich wirklich toll an dir als Therapeut, dass du die Therapieziele nie aus den Augen verlierst. Und gleichzeitig glaube ich, dass du in genau diesem Moment etwas Wichtiges verpasst, weil du so stark auf die Verhaltensänderung deiner Patientin fokussierst.

Supervisand: *(Runzelt die Stirn.)*

Supervisor: Wie geht es dir denn jetzt gerade?

Supervisand: Weiß nicht. Ist nie angenehm, wenn man kritisiert wird, oder?

Supervisor: *(Lächelt.)* Ganz sicher nicht, da hast du Recht. Ich mag dich wirklich und halte viel von dir als Therapeut und genau deswegen ist es mir wichtig, dass du deine eigenen Verhaltenstendenzen kennst. Ich glaube, man kann nur lernen, mit den eigenen Anteilen und Bewältigungsstrategien umzugehen, wenn man sie ehrlich zurückgemeldet bekommt. Was denkst du?

Supervisand: Ja, da wirst du schon Recht haben. Es ist nur nicht so ganz einfach.

Supervisor: Das stimmt. Möchtest du mit mir noch mal anschauen, was bei deiner Patientin in dieser Videosequenz passiert ist?

Supervisand: Ja, schon.

Supervisor: Lass uns mal das Video zurückspulen zu der Stelle hier, an der sie weint und du anfängst, mit ihr zu sprechen. Achte mal auf ihre Mimik, ja? *(Video läuft ab.)*

Supervisand: Die verändert sich ja total, während ich spreche. Krass, das ist mir damals gar nicht aufgefallen.

Supervisor: Das ist gar nicht schlimm, deswegen schauen wir es uns ja jetzt an. Warum glaubst du, ist es dir nicht aufgefallen?

Supervisand: Pfft … keine Ahnung.

Supervisor: Achte mal auf deine Stimme, deine Mimik und die Art und Weise, wie du mit der Patientin sprichst. *(Video läuft erneut.)*

Supervisand: Hm, man merkt, dass ich genervt bin. Ich spreche irgendwie so kühl, aber auch ein bisschen harsch – nicht so richtig, nur ein bisschen. Und da runzle ich die Stirn. Mensch, das wollte ich gar nicht.

Supervisor: Das weiß ich. Versuch dich aber mal einen kurzen Moment in deine Patientin hineinzuversetzen. Am besten schließt du mal kurz die Augen und gehst imaginativ in die Szene zurück.

Supervisand: *(Schließt die Augen, öffnet sie nach kurzer Zeit wieder.)* Puh, verdammt. Ich glaube, sie hat mich in dem Moment so erlebt wie diese Lehrerin in der Schule, die ihr immer gesagt hat, sie soll halt nicht so eine Heulsuse sein, dann würden die anderen Kinder auch mit ihr spielen. Und klar, deswegen verändert sich auch ihr Gesichtsausdruck so arg – sie wechselt in den distanzierten Beschützer.

Supervisor: Das ergibt total viel Sinn für mich. So hat es sich für mich vorhin auch angefühlt, als ich das Video zum ersten Mal gesehen habe. Gut erklärt.

▶

Supervisand: Na danke, das habe ich ja toll hingekriegt. Voll die Gefühle meiner Patientin invalidiert.

Supervisor: So was passiert eben, auch wenn es nicht schön ist – jeder macht mal einen Fehler oder ist mal genervt in der Therapie, mach dir da keinen Kopf, ja? Dann entschuldigst du dich eben.

Supervisand: Bitte?

Supervisor: Ja, wenn man einen Fehler macht und man ihn erkennt, dann entschuldigt man sich eben, oder?

Supervisand: In der Therapie?

Supervisor: Ja, so wie im restlichen Leben auch, oder was denkst du?

Supervisand: Hm, habe ich mir noch nie so überlegt. Ich finde es aber echt so unverzeihlich, die Bedürfnisse meiner Patientin zu invalidieren.

Supervisor: Das ist es aber nicht! Es ist ein problematisches Verhalten in der Therapie, aber nicht unverzeihlich. Willst du dir das nochmal mit mir anschauen?

Supervisand: Ja, schon.

Supervisor: Dann geh noch mal imaginativ in die Szene zurück und versuche das Gefühl zu spüren, das du in dem Moment hattest, als deine Patientin weinte, vielleicht kannst du es sogar mit früheren Erinnerungen verknüpfen.

Supervisand: *(Schließt die Augen, öffnet sie kurz darauf wieder.)* Ich glaube, es macht mich hilflos, wenn jemand so von einem Gefühl überwältigt wird und das kenne ich tatsächlich von früher. Und dann habe ich, übrigens auch wie meistens, versucht, auf einer rational-behavioralen Ebene eine Lösung zu finden. Mein eigener fordernder Anteil kommt dann auch immer gleich und meint, dass es meine Verantwortung ist, das Problem zu lösen.

Supervisor: Ja, das erklärt die Situation gut.

Supervisand: Eigentlich weiß ich das auch, dass das nicht so ist, aber wie die Patienten immer so schön sagen – es fühlt sich halt nicht immer so an. Und dann ist es verdammt schwer, nicht der ersten Bewältigungstendenz nachzugeben.

Supervisor: Ja und das ist ganz normal.

Supervisand: Alles klar, ich glaube, jetzt hab ich's. Frau H. weint, ich fühle mich hilflos und denke, ich muss es sofort klären, quassle dann los von wegen Verhaltensfertigkeiten und mir geht es besser. Frau H. hat das Gefühl, sie sei eine Heulsuse und dürfe bei mir nicht weinen und wechselt in den distanzierten Beschützer und wir können auf einer distanzierten Ebene Verhaltensfertigkeiten erarbeiten.

Supervisor: *(Lächelt.)* Und? Was denkst du?

Supervisand: Frau H. fehlen zwar auch ein paar Verhaltensfertigkeiten für den Umgang mit Ihrem vulnerablen Kindmodus, aber vor allem glaubt sie immer, dass sie alles mit sich selbst ausmachen müsse – was ihr ja, u. a., immer wieder Depressionen beschert. Das heißt, ich muss eigentlich lernen, sie weinen zu lassen und ihr zu vermitteln, dass es auch o. k. ist, wenn sie weint. Dafür muss ich mein eigenes schnelles Problemlösen auf der Verhaltensebene in den Griff bekommen. Gut, dass ich wenigstens mal verstanden habe, wieso ich so schnell auf diesen Zug aufspringe.

Supervisor: Das machst du echt super. Und wie möchtest du das beim nächsten Mal angehen?

Supervisand: *(Zögerlich:)* Ich entschuldige mich?

Supervisor: Du weißt nicht so richtig, wie du das machen sollst, oder?

►

Supervisand: *(Nickt.)*

Supervisor: Ich zeige dir mal, wie ich es machen würde, ja? Spielst du Frau H.?

Supervisand: Ja, o. k.

Supervisor: Frau H. – ich habe mir nochmal viele Gedanken über die letzte Stunde gemacht und mir ist da etwas aufgefallen. Ich habe mich erinnert, dass es Ihnen letzte Stunde sehr schlecht ging und Sie stark geweint haben.

Supervisand: *(Als Frau H.:)* Ach, das war nichts.

Supervisor: Doch, ich glaube, das war etwas sehr Wichtiges. Und wissen Sie, ich wollte Ihnen gleich helfen und habe deswegen gleich versucht, Dinge zu erarbeiten, die Sie in dem Moment für Ihr trauriges Kind hätten tun können. Ich glaube, das war nicht richtig. Ich finde es vollkommen o. k., wenn Sie weinen und ich möchte auch dann für Sie da sein dürfen, wenn es Ihnen nicht gut geht.

Supervisand: *(Als Frau H. – schaut erstaunt:)* Aber Sie waren doch da.

Supervisor: Danke, das ist nett von Ihnen. Und gleichzeitig habe ich den Eindruck, dass ich Ihnen letzte Stunde nicht gezeigt habe, wie wichtig es mir ist, dass Sie hier traurig sein dürfen und wir immer noch genug Zeit haben werden, an anderen Dingen zu arbeiten. Ist es o. k., wenn wir uns nochmal diese Videosequenz vom letzten Mal anschauen?

Supervisand: *(Als Frau H.:)* Ja sicher. Aber wozu?

Supervisor: Weil ich glaube, dass wir daran vielleicht erkennen können, ob und wenn ja, wann Ihr distanzierter Beschützer getriggert wurde und Sie mir dann vielleicht sagen können, was Ihr Bedürfnis war, sodass ich beim nächsten Mal besser darauf eingehen kann. Sie sind mir nämlich wirklich wichtig und es tut mir leid, dass ich das beim letzten Mal versäumt habe – auch wenn ich weiß, dass das eben mal passiert in der Therapie.

Supervisand: *(Lacht.)* Das ist echt eine Erleichterung. Danke, auch für diesen veränderten Blickwinkel – das hilft mir wirklich.

Supervisor: *(Lacht auch.)* Sehr gerne.

Im Fallbeispiel wird zunächst in Variante 1 dargestellt, wie ein Supervisor vermeidet, den Supervisanden ausreichend empathisch zu konfrontieren. Er versucht den Supervisanden zu einem veränderten Verhalten anzuleiten, jedoch vermeidet er es einerseits, emotionsfokussierte Techniken mit dem Supervisanden selbst durchzuführen oder auch dem Supervisanden zu vermitteln, wie wichtig es ist, die emotionale Ebene in die Therapie einzubeziehen.

In Variante 2 des Fallbeispiels konfrontiert der Supervisor seinen Supervisanden zu hart und mit zu wenig Empathie. Der Supervisand blockiert daraufhin völlig und vermeidet die Bearbeitung eigener Emotionen (und vermutlich somit auch die seiner Patienten), sodass die Supervision ihr Ziel verfehlt.

In Variante 3 bezieht der Supervisor emotionsfokussierte Techniken in seine Supervision ein, ebenso wie die Gefühle sowohl seines Supervisanden als auch seiner Patientin. Er geht stark empathisch vor und konfrontiert den Supervisanden dennoch sanft mit seinen eigenen Bewältigungsstrategien, die es ihm erschweren, im Rahmen der Therapie auf die Bedürfnisse seiner Patientin einzugehen. Auch als deutlich wird, dass der Supervisand sehr hohe Anforderungen an sich als Therapeut stellt und sich scharf für eigene Fehler kritisiert, lässt der Supervisor ihn nicht im Stich, sondern modelliert einen »guten Elternteil«, der den Supervisanden vor der Kritik schützt und den Umgang mit eigenen Fehlern demonstriert. Gleichzeitig werden alle Schritte der empathischen Konfrontation in den Supervisionsprozess eingebunden.

In diesem kurzen Abriss zur empathischen Supervision wird deutlich, dass diese Technik sehr ähnlich zu den Therapiesituationen auch in der Supervision erfolgreich angewendet werden kann, da auch hier maladaptive Bewältigungsverhaltensweisen und -modi von Therapeuten zu Schwierigkeiten im Therapieprozess führen können.

Abschließend muss hervorgehoben werden, dass weite Bereiche der Schematherapie, insbesondere einzelne Techniken, bisher unzureichend in Studien evaluiert worden sind. Dies gilt im Besonderen auch für die Technik der empathischen Konfrontation. Dennoch zeigt die Erfahrung aus der psychotherapeutischen Praxis, dass es sich um eine in vielen Fällen sehr wirkungsvolle und facettenreiche Technik mit emotionsfokussierten, kognitiven und verhaltensbasierten Anteilen handelt, in der konkreten Therapie- oder auch Supervisionssituation einen maladaptiven Bewältigungsmodus zu überwinden und somit eine emotionale Verarbeitung auf Seiten der Patienten und Therapeuten zu ermöglichen.

# Literatur


Farrell, J. M., Shaw, I. A. & Webber, M. A. (2009). A schema-focused approach to group psychotherapy for outpatients with borderline personality disorder: A randomized controlled trial. Journal of Behavior Therapy and Experimental Psychiatry, 40,317–328.

Farrell, J. M. & Shaw, I. A. (2013). Schematherapie in Gruppen. Therapiemanual für die Borderline-Persönlichkeitsstörung. Mit Online-Materialien. Weinheim: Beltz.

Farrell, J., Reiss, N. & Shaw, I. A. (2013). The Schema Therapy Clinican's Guide: A Complete Ressource for Building and Delivering Individual, Group and Integrated Schema Mode Treatment Programs. Chichester: Wiley-Blackwell.

Giesen-Bloo, J., Van Dyck, R., Spinhoven, P., Van Tilburg, W., Dirksen, C., Van Asselt, T. et al. (2006). Outpatient psychotherapy for borderline personality disorder: Randomised clinical trial of schema-focused therapy versus transference-focused psychotherapy. Archives of General Psychiatry, 63, 649–658.

Lobbestael, J., Van Vreeswijk, M., Spinhoven, P., Schouten, E. & Arntz, A. (2010). Reliability and validity of the Short Schema Mode Inventory (SMI). Behavioural and Cognitive Psychotherapy, 38, 437–458.

Nadort, M., Arntz, A., Smit, J. H., Giesen-Bloo, J., Eikelenboom, M., & Spinhoven, P. (2009). Implementation of outpatient schema therapy for borderline personality disorder with versus without crisis support by the therapist outside office hours: A randomized trial. Behaviour Research and Therapy, 47, 961–973.

Reiss, N., Dominiak, P., Harris, D., Knörnschild, C., Schouten, E. & Jacob, G. A. (2012). Reliability and Validity of the German Version of the revised Schema Mode Inventory (SMI). European Journal of Psychological Assessment, 4, 297–304. doi: 10.1027/1015–5759/a000 110

Reiss, N., Lieb, K., Arntz, A., Shaw, I. A. & Farrell, J. (2013). Responding to the Treatment Challenge of Patients with Severe BPD: Results of Three Pilot Studies of Inpatient Schema Therapy. Behavioural and Cognitive Psychotherapy, 5, 1–13.

Van Vreeswijck, M., Broersen, J. & Nadort, M. (2012). Handbook of Schema Therapy: Theory, Research and Practice. Chichester: Wiley-Blackwell.

Young, J. E. (1990). Cognitive therapy for personality disorders: A schema-focused approach. Sarasota, Florida: Professional Resource Press.

Young, J. E., Klosko, J. S. & Weishaar, M. E. (2003). Schema Therapy: A Practitioner's Guide. New York: Guilford Press.

# Sachwortverzeichnis